人工智能与神经系统疾病
(Artificial Intelligence and Neurological Diseases)

李新钢　主编

山东大学出版社
SHANDONG UNIVERSITY PRESS
·济南·

图书在版编目(CIP)数据

人工智能与神经系统疾病/李新钢主编.—济南：
山东大学出版社,2022.8
ISBN 978-7-5607-7579-1

Ⅰ.①人… Ⅱ.①李… Ⅲ.①人工智能－应用－神经
系统疾病－诊疗－教材 Ⅳ.①R741-39

中国版本图书馆 CIP 数据核字(2022)第 147366 号

策 划 编 辑 徐翔
责 任 编 辑 徐翔
封 面 设 计 张荔

人工智能与神经系统疾病
RENGONG ZHINENG YU SHENJING XITONG JIBING

出版发行 山东大学出版社
社　　址 山东省济南市山大南路 20 号
邮政编码 250100
发行热线 (0531)88363008
经　　销 新华书店
印　　刷 山东新华印务有限公司
规　　格 787 毫米×1092 毫米 1/16
　　　　 12.25 印张 290 千字
版　　次 2022 年 8 月第 1 版
印　　次 2022 年 8 月第 1 次印刷
定　　价 62.00 元

《人工智能与神经系统疾病》
编委会

前言 PREFACE

　　近十余年以来，脑科学与类脑研究越来越受到世界各国的重视，一些国家相继出台了相关研究计划，以脑-机智能技术为代表的医工交叉研究越来越受到科学家的关注。尤其是近三年肆虐全球的新冠肺炎，再次使人们认识到医学科学技术对于生命健康的重要性，也使得以信息大数据技术、脑-机接口和医学工程技术等为代表的工科技术与医学领域的融合发展越来越深入。在此背景下，我国现代医学的高质量创新发展需要同时具有医学和工学知识背景的人才，医工交叉学科人才的培养迫在眉睫。

　　《人工智能与神经系统疾病》从中枢神经系统疾病临床外科治疗出发，引导读者发现临床医学与人工智能交叉融合的相关科学问题，启发读者探索人工智能技术在中枢神经系统疾病外科治疗中的临床应用。同时，该书对中枢神经系统疾病相关医学基础知识做了简介，使读者能够对中枢神经系统疾病的外科治疗概况具有初步的了解。

　　全书共包含十四章，分别从中枢神经系统肿瘤、脑血管病、功能神经外科疾病、脊柱脊髓疾病、颅脑外伤与脑出血、小儿神经外科疾病等专业领域选取典型病例，介绍人工智能技术在上述疾病外科治疗过程中发挥的重要作用，探讨目前亟待解决的临床技术问题，力求使读者对中枢神经系统疾病外科诊治中的医工交叉融合发展有基本了解，激发医工交叉研究的活力。书中个别外文单词或字母缩写暂无正式中文译名，为避免讹误，未翻译为中文。

　　该书最终能成稿出版，离不开山东大学出版社和山东大学齐鲁医院在书稿编

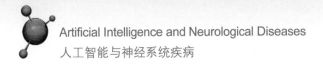

写过程中的指导与帮助,更离不开全体参编人员的辛苦工作,希望该书能对医工交叉领域的读者在实践中发现的问题有所帮助。

现代医学技术的发展日新月异,中枢神经系统疾病领域的医工交叉研究将大有所为,然而编者知识水平有限,书中难免会有不足之处,希望广大读者谅解、指正。

编　者
2022 年 8 月

目录 CONTENTS

第一章 胶质瘤的综合治疗

学习目的

1.了解胶质瘤的定义、病理生理、病因及发病机制。

2.熟悉胶质瘤的临床表现和诊断方法。

3.熟悉胶质瘤综合治疗医工结合的现状及进展。

案例

患者,女,71 岁,既往有冠心病病史 10 余年。约 1 个月前开始出现左侧肢体无力,以左下肢明显,行走时可见跛行,不伴有头痛、头晕、恶心、呕吐等其他不适,就诊于医院门诊后行颅脑磁共振检查提示右侧额顶叶占位性病变,考虑胶质瘤可能性较大。门诊以"右侧额顶叶占位性病变"收住入院,拟行手术治疗。

神经系统检查:患者神志清楚,精神一般,言语流利,对答正常,双侧瞳孔等大等圆,直径约 3 mm,直接及间接对光反射均灵敏,颈软无抵抗,四肢肌张力正常,右侧肢体肌力 5 级,左上肢肌力 4 级,左下肢肌力 3 级,右侧肢体浅感觉正常,左侧肢体浅感觉减退,双侧膝反射(＋＋),右侧巴宾斯基征(Babinski sign)阴性,左侧 Babinski sign 阳性。表 1-1 为四肢肌力分级标准。

表 1-1　四肢肌力分级标准

级别	标准
0	无可测知的肌肉收缩
1	可测知肌肉收缩,但不能引起关节运动
2	肢体能在床面平行移动,但不能抵抗自身重力抬离床面
3	肢体能克服自身重力抬离床面,但不能抵抗阻力
4	肢体可做抵抗外界阻力的运动,但不完全
5	肌力正常

颅脑磁共振检查(见图 1-1):右侧额顶部大脑镰旁见不规则形团块影,呈长 T1、长 T2
信号,液体衰减反转恢复(fluid attenuated inversion recovery,FLAIR)呈略高信号,扩散加权
成像(diffusion-weighted imaging,DWI)呈高信号,部分边界欠清,大小约 3.1 cm×2.3 cm×
3.1 cm,增强扫描边缘可见斑片状强化及环形强化,似见病灶部分与大脑镰相连,病灶周
围脑组织可见小片状水肿,中线结构居中。磁共振波谱分析显示上述异常强化区胆碱化
合物(Cho)峰明显升高,N-乙酰天门冬氨酸(NAA)峰明显降低,NAA/Cr(肌酸)值为
0.77(正常值 3±0.21),Cho/Cr 值为 3.31(正常值 1.3±0.15)。

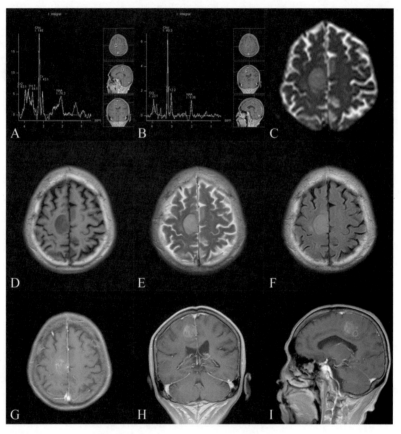

A、B:肿瘤组织磁共振波谱分析;C:DWI;D:T1 加权像;
E:T2 加权像;F:FLAIR;G～I:T1 加权像对比剂增强。

图 1-1 患者颅脑磁共振扫描及磁共振波谱分析结果

结合患者的症状和颅脑磁共振检查结果,右额顶叶占位性病变考虑为胶质瘤的可能
性较大,与患者家属充分沟通病情后决定行开颅手术切除病变。因病变位置紧邻右额顶
叶,与肢体运动及感觉功能区关系密切,且患者术前已经出现左侧肢体运动和感觉功能
障碍,为了准确定位肿瘤位置,以便术中尽可能地保护运动和感觉功能区,患者入院后即
行颅脑 CT 和磁共振薄层扫描,通过神经导航软件规划手术入路(见图 1-2),以达到全切
肿瘤和保护脑功能区的目的。入院后积极完善心、肺等各项术前相关检查,排除手术相

关禁忌证后,在全身麻醉下行神经导航辅助下开颅右额顶叶肿瘤切除术。

　　手术过程:患者全身麻醉后取平卧位,神经外科三钉头架系统固定并抬高头部,将神经导航组件连接至头架,导入颅脑 CT 和磁共振数据并进行图像融合,根据术前规划的导航入路确定手术切口。常规消毒头皮,铺无菌单,依次切开皮肤、皮下及帽状腱膜,颅骨钻孔 4 个,铣刀取下骨瓣,悬吊并弧形剪开硬脑膜,硬膜下即见皮层肿胀明显。沿脑沟向深部探查约 1.5 cm 后见肿瘤,呈肉红色,质地韧,血运丰富,边界欠清,周围脑组织水肿明显。沿肿瘤外缘约 1 cm 仔细分离,将其完整切除,大小约 3 cm×3 cm×3 cm,予以送检常规病理。妥善止血后,无菌温生理盐水反复冲洗术腔,查无活动性出血,用可吸收止血纱布(速即纱)及明胶海绵覆盖创面,水密缝合硬脑膜,骨瓣复位并固定,依次缝合头皮各层。术后患者清醒,拔除气管插管后安返病房。

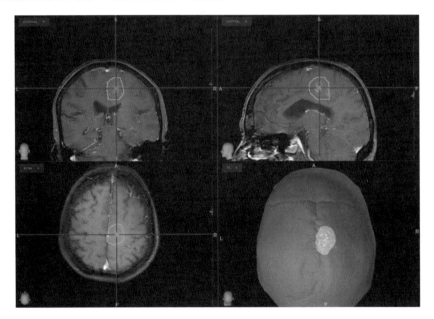

图 1-2　术前导航确定肿瘤在体表投影的位置

　　术后患者出现左侧肢体偏瘫和浅感觉进一步减退,在康复科医生的指导下,进行积极的肢体功能康复训练。病理检查结果提示右额顶叶病变为多形性胶质母细胞瘤,WHO 4 级。患者术后恢复良好,出院后继续行康复治疗,同时在肿瘤放疗科行放射治疗,替莫唑胺同步化疗。放疗结束约 1 个月后开始行电场治疗。经过手术+放疗+化疗+电场治疗+康复训练的综合治疗,目前患者一般情况较好,左侧肢体功能障碍较术后明显改善,生活可自理。

　　医工结合点:胶质瘤的手术治疗、放射治疗、化学治疗、电场治疗是将细胞生物学、电磁物理学、药学、社会心理学等相结合的新型恶性肿瘤综合治疗技术。胶质瘤患者通过个体化的综合治疗,可显著提高生存期。

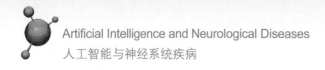
思考题

除了上述案例中电场治疗在胶质母细胞瘤患者中的使用,还有哪些医工结合相关的治疗进展能给胶质瘤患者的预后带来益处?

案例解析

一、疾病概述

(一)定义和病理生理

胶质瘤(glioma)是一种原发于脑或脊髓胶质细胞的恶性肿瘤,因其发生于神经外胚层,亦称神经外胚层肿瘤或神经上皮肿瘤。根据起源细胞不同,主要分为星形细胞瘤(astrocytoma)、室管膜瘤(ependymoma)和少突胶质细胞瘤(oligodendroglioma)三大类。

对于星形细胞瘤,根据其浸润程度不同,又可分为弥漫性星形细胞瘤(diffuse astrocytoma)和局限性星形细胞瘤(circumscribed astrocytoma)两种类型。弥漫性星形细胞瘤常呈浸润性生长,单纯手术治疗很少能完全切除,常表现出复发、广泛扩散、间变性进展至更高级别胶质瘤的特点。局限性星形细胞瘤间变性进展的倾向较小。室管膜瘤边界清楚、生长缓慢,在成人多见于幕上,在儿童多见于幕下,可手术完全切除并达到临床治愈。少突胶质细胞瘤是一种分化良好、弥漫性浸润的肿瘤,多发生于大脑白质,常表现为局部复发、间变性进展为高级别胶质瘤的特点。

根据肿瘤的分化程度和侵袭性,可将胶质瘤分为低级别(WHO 1、2 级)胶质瘤,如毛细胞型星形细胞瘤,和高级别(WHO 3、4 级)胶质瘤,如胶质母细胞瘤。相对于低级别胶质瘤,高级别胶质瘤的肿瘤细胞分化程度较低,侵袭性较强,复发和转移较快,预后较差。胶质母细胞瘤(glioblastoma,GBM)是一种恶性程度较高的弥漫性星形细胞瘤,根据最新版《2021 WHO 中枢神经系统肿瘤分类标准》,其恶性程度为 WHO 4 级。胶质母细胞瘤可为脑内初发或低级别星形细胞瘤复发后进展,随着肿瘤的生长,会形成颅内占位效应而导致颅内压增高。当颅内压增高达到临界点时,颅内压等于动脉收缩压,脑血管自动调节功能丧失,脑血管麻痹,脑血流停止,患者最终将死亡。

(二)发病率

胶质瘤是最常见的原发性颅内恶性肿瘤,根据不同国家或组织的统计结果,胶质瘤的发病率为 4.67/10 万~5.73/10 万,约占颅内恶性肿瘤的 80%。其中,恶性程度较高的胶质母细胞瘤的发病率为 0.6/10 万~3.7/10 万,平均发病年龄为 53 岁,发病高峰年龄为 65~74 岁,以男性多见,男女比例约为 1.5∶1。在所有胶质瘤亚型中,存活率也因肿瘤分级不同而不同。毛细胞型星形细胞瘤(WHO 1 级)的总生存率最高,胶质母细胞瘤(WHO 4 级)的总生存率最低。其他因素,如年龄、身体状况、肿瘤切除范围等,也与胶质瘤的总生存率相关。

(三)病因及发病机制

胶质瘤的病因及发病机制复杂且尚不完全明确。其主要的风险因素包括电离辐射暴露、遗传性 DNA 缺陷、年龄增加、接触化学品或其他致癌物等。信号通路的异常改变和遗传变异是胶质瘤发病的主要原因，血管内皮生长因子（VEGF）、表皮生长因子（EGFR）、血小板衍生因子（PDGF）、张力蛋白同源基因（PTEN）、10q 染色体杂合性缺失等分子触发下游信号（P13K/AKT），导致胶质瘤细胞增殖。

（四）临床表现

1.一般症状

胶质瘤为恶性肿瘤，其生长快、病程短。多数患者从出现症状到就诊治疗的时间在 3 个月以内，个别患者因肿瘤内出血可导致卒中样发病。因肿瘤生长迅速，脑组织广泛水肿、脑积水，颅内压明显增高，大部分患者都有头痛、恶心呕吐、癫痫、视神经盘水肿等一般症状。

（1）头痛：头痛为原发性脑肿瘤的常见症状，约 50% 的患者在病程进展中会出现头痛，与胶质瘤相关的头痛可由机械性或生理性原因引起。幕下和脑室内肿瘤可导致脑积水，从而阻碍脑脊液的流动。肿瘤卒中导致蛛网膜下腔出血或脑室出血，引起蛛网膜颗粒功能障碍，刺激软脑膜，经感觉神经传导引发头痛。

（2）癫痫：低级别胶质瘤患者一般更有可能出现癫痫发作症状，WHO 1 级胶质瘤，如神经节细胞胶质瘤最常见。通常情况下，癫痫发作是单次发作或低频率发作，只有少部分患者表现为较高频率的癫痫发作或癫痫持续状态。肿瘤切除可有效缓解癫痫发作的频率。术前使用抗癫痫药物控制癫痫发作后，肿瘤全切除的患者更有可能消除癫痫症状。

（3）认知功能障碍：胶质瘤导致的认知功能障碍常在主要症状出现以前就已存在。位于额叶、颞叶和顶叶位置的胶质瘤可能会导致语言、人格、行为和感觉识别方面的认知功能障碍，这种认知功能障碍可能是由于肿瘤侵袭破坏重要的神经元回路，阻碍神经认知信息处理，从而影响智力并导致认知功能缺陷。除了肿瘤对认知功能的直接影响外，针对胶质瘤的治疗干预也会影响认知功能，这些影响可发生在所有年龄段的患者中，尤其见于长期生存者和老年患者。

2.局灶性症状

由于肿瘤呈浸润性生长而破坏周围脑组织，可造成一系列的局灶性症状。这些局灶性症状取决于肿瘤在脑内的位置以及对神经系统结构的破坏程度，可有肢体运动及感觉功能障碍、语言功能障碍、视力下降、视野偏盲等症状。位于额叶、脑干和脊髓的胶质瘤可导致单个肢体瘫痪、偏瘫或者截瘫，亦可不同程度地影响肢体的力量、步态及平衡，神经系统查体可发现肢体肌力下降、病理征阳性等。在语言功能障碍方面，累及优势大脑半球额下回后部（Broca 区）的胶质瘤可能会导致运动性失语，累及颞上回后部（Wernicke 区）的胶质瘤可发生感觉性失语，累及角回或缘上回可能导致失读、失写、定向障碍和计算障碍（Gerstmann 综合征），累及小脑的肿瘤可导致构音障碍。胶质瘤也可直接或者间接损害视神经导致视力下降或视野受损，枕叶胶质瘤可导致同侧偏盲，顶叶胶质瘤可导致下象限偏盲，颞叶胶质瘤可导致对侧上象限偏盲。常见失语类型如表 1-2 所示。

表 1-2　常见失语类型

类型	损伤部位	临床表现	理解能力
运动性失语	额下回后部（Broca 区）	言语不流畅，有语法错误	好
感觉性失语	颞上回后部（Wernicke 区）	言语流畅，无语法错误，但为无意义的表达	差
传导性失语	缘上回及弓状纤维束	言语流畅，无语法错误，复述障碍	好
命名性失语	颞中回后部或颞枕交界区	言语流畅，无语法错误，命名困难	好
完全性失语	大脑中动脉供血区皮层	所有言语功能均明显障碍	差

3.心理、行为和精神症状

胶质瘤患者出现的心理和精神症状对其整体生活质量影响很大，包括抑郁、欣喜、偏执和焦虑等。这种精神症状可由肿瘤直接导致，也可由肿瘤治疗所产生的累积效应导致。

二、疾病的诊断、治疗、康复及预防

（一）诊断

胶质瘤的术前诊断主要依靠临床症状和相关辅助检查。

1.临床症状

胶质瘤常见的临床症状包括头痛、恶心呕吐、局灶性神经功能障碍及癫痫发作。症状根据肿瘤位置不同而异，且位于皮层功能区的肿瘤并不一定会导致相关功能的减弱或缺失。肿瘤体积很大时可能无症状，肿瘤体积较小却可能很早出现神经功能障碍。成年人如有持续性的头痛、癫痫发作或神经功能障碍，需行相关辅助检查以明确颅内情况。

2.辅助检查

胶质瘤诊断的相关辅助检查主要为计算机断层扫描、磁共振成像及磁共振波谱分析。

（1）计算机断层扫描（computed tomography，CT）：低级别胶质瘤在 CT 上多表现为低密度或等密度改变，肿瘤强化不明显。肿瘤组织出现囊变、出血、坏死以及高级别胶质瘤常呈现出高密度或混合密度病灶，增强扫描可见不均匀强化。胶质母细胞瘤患者的 CT 扫描图像常呈边界不清的混合密度病灶，瘤内坏死囊变呈低密度影，病灶周围脑水肿明显，侧脑室可见受压变窄，中线结构常向对侧移位。CT 增强扫描可见不均匀的增强密度或环形增强，坏死或囊变区常位于肿瘤实质内，为边缘不齐的低密度区。

（2）磁共振成像及磁共振波谱分析（magnetic resonance imaging and magnetic resonance spectroscopy，MRI and MRS）：MRI 技术是利用核磁共振（nuclear magnetic resonance）原理，根据原子核释放的能量在物体内部不同结构环境中的衰减不同，通过外加梯度磁场检测发射出的电磁波，即可得知构成这一物体原子核的位置和种类，据此可绘制出物体内部的结构图像。目前临床上使用的 MRI 系统均选择激发氢原子，当射频脉冲停止激发后，氢原子将吸收的能量释放，产生磁共振信号，同时恢复到受激发前的状态，这个恢复过程称为弛豫，恢复时间称为弛豫时间，包括 T1 弛豫时间和 T2 弛豫时间。

组织 T1 弛豫时间不同而使图像信号强度产生差异的图像称为 T1 加权像,组织 T2 弛豫时间不同而使图像信号强度产生差异的图像称为 T2 加权像。不同组织的结构特点决定了其 T1、T2 加权像值不同,因此可产生不同信号强度的图像。

MRS 分析技术利用磁共振中的化学位移来测定分子组成和空间构型,是目前唯一能无创性观察活体组织代谢及生化变化的技术。不同化合物的相同原子核、相同化合物不同原子核之间由于所处的化学环境不同,其周围磁场会有轻微变化,共振频率会有差别,这种情况称为化学位移现象,共振频率的差别就是 MRS 的原理基础。由于化学移位的不同,不同化合物可根据其在 MRS 上共振峰的位置加以区别。中枢神经系统常用的是 ^{1}H 原子核-MRS,正常脑组织中的 ^{1}H-MRS 所显示的最高波峰是 NAA,相对较低波峰的是 Cho 和 Cr。

低级别胶质瘤病灶在磁共振 T1 加权像上呈等(低)信号,在 T2 加权像上呈高信号,增强扫描强化不明显,部分病变可见钙化。高级别胶质瘤,如胶质母细胞瘤,在 T1 加权像上呈低信号,肿瘤内如有坏死囊变区则信号更低,如有瘤内出血则呈高信号;在 T2 加权像上呈以高信号为主的混杂信号,周边水肿脑组织呈高信号,增强扫描可见肿瘤呈不规则环形强化,强化壁厚薄不均。磁共振波谱分析可见 Cho 显著升高,NAA 中等下降,NAA/Cho 值下降,Cho/Cr 值升高。

（二）治疗

目前主流的观点认为,胶质瘤需行以手术为主、术后辅助治疗为辅的综合治疗。术后辅助治疗主要包括放射治疗、化学治疗、电场治疗、细胞免疫治疗等。

1.手术治疗

外科手术治疗的目标包括明确病理诊断、改善神经系统症状、缓解肿瘤占位效应和减少肿瘤负荷。胶质瘤患者的手术策略包括开颅手术切除和立体定向病变组织穿刺活检术。手术策略的选择在一定程度上取决于患者的临床状况、肿瘤的位置以及外科医生的临床判断。尽管立体定向病变组织穿刺活检术越来越少见,但对于诊断不确定的病例,它仍然是可靠的首选方式,由肿瘤异质性所造成的误差仍是立体定向病变组织穿刺活检术面临的主要挑战。

开颅手术的原则是尽可能地全切肿瘤以缓解症状,延缓肿瘤复发,甚至达到临床治愈。对于边界清楚、侵袭性较低的低级别胶质瘤,术中行肿瘤全切以达到临床治愈是可实现的。但对于侵袭性较强、浸润广泛的高级别胶质瘤,很难做到真正的肿瘤全切。对于不同部位的胶质瘤,切除策略也有明显差异。位于大脑半球非功能区的肿瘤应尽可能地全切以延缓复发,位于额叶前部、颞叶前部或枕叶的肿瘤可连同脑叶一并切除。若肿瘤位于重要功能区,如语言中枢、运动中枢或感觉中枢,为了不加重术后脑功能障碍以保证患者的生活质量,可行肿瘤部分切除。另外,术前及术中导航技术的应用大大提高了外科医生切除脑深部肿瘤或功能区肿瘤的能力,术中磁共振及术中荧光造影的应用可帮助外科医生更彻底地切除肿瘤,更有效地保护正常脑组织。

2.放射治疗

胶质瘤恶性程度较高,手术切除后易复发,因此术后需尽早(6 周以内)行放射治疗以

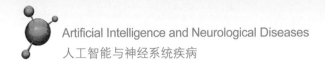

延缓复发。放射治疗是通过 X 线照射引起 DNA 交联及肽键断裂,进而抑制肿瘤细胞的增殖。肿瘤细胞的增殖有赖于 DNA 的复制,未进入细胞周期或静止期的细胞可修复 DNA 损伤,而处于细胞周期内快速增殖的细胞对放射线引起的损伤则较敏感。肿瘤的放疗有剂量依赖性,如超过标准剂量,对正常脑组织的损伤将弊大于利。皮炎、脱发和嗜睡是临床上常见的与辐射相关的不良反应。同时,由于放射治疗对周围脑组织的潜在损伤以及放射线可能诱发的恶性变,放射治疗的应用又受到限制。

3.化学治疗

在胶质瘤的辅助治疗方案中,化学治疗是主要治疗手段之一。影响化学治疗效果的基本因素包括肿瘤的病理诊断、遗传学和分子特征、合适的化疗剂量、肿瘤内给药的疗效以及化疗药物的耐受性。

临床上长期广泛使用的胶质瘤化疗药物为替莫唑胺(temozolomide,TMZ),其主要作用于肿瘤细胞的 DNA 复制过程。替莫唑胺主要通过造成肿瘤细胞 DNA 烷基化损伤进而形成 DNA 交联,阻断 DNA 复制而杀伤肿瘤细胞。O-6-甲基鸟嘌呤-DNA 甲基转移酶(MGMT)是一种重要的 DNA 损伤修复蛋白酶,可保护染色体免受烷化剂的致突变、致癌和细胞毒作用的损伤。MGMT 基因启动子区甲基化状态与 MGMT 蛋白的表达关系密切,启动子区甲基化导致该基因转录停止,MGMT 蛋白表达减少。研究表明,使用替莫唑胺化疗后,MGMT 基因启动子区甲基化患者组的总生存时间较非甲基化患者组明显延长。

对于低级别胶质瘤,可选化疗方案包括替莫唑胺的单药应用,或 PCV 疗法,即丙卡巴肼(procarbazine)、洛莫司汀(lomustine,CCNU)和长春新碱(vincristine)联合应用。对于高级别胶质瘤,一线化疗方案仍然为单药应用替莫唑胺,根据具体病情,其他可选的化疗方案包括 PCV 疗法、单药应用卡莫司汀(carmustine,BCNU)或单药应用伊立替康(irinotecan)。以成人胶质母细胞瘤为例,标准治疗方案为手术最大程度安全切除肿瘤后,替莫唑胺同步放化疗加辅助化疗 6 个周期。如患者的一般情况好且对替莫唑胺耐受性好,可进行长周期的辅助化疗。

然而,长期的临床研究发现,单一用药容易使肿瘤细胞出现耐药,减弱治疗效果。因此,针对胶质瘤联合化疗的研究日益深入,在临床上的实践与应用也得以广泛开展。相对于单一用药,联合化疗方案具有增强治疗效果、降低药物不良反应、减少对肝肾等其他脏器损害的明显优势。

4.电场治疗

电场治疗(tumor treating fields,TTFields)是一种通过抑制肿瘤细胞有丝分裂发挥抗肿瘤作用的治疗技术。其基本原理是通过低强度(1～3 V/cm)中频交变电场(100～300 kHz)干扰细胞的有丝分裂,从而达到抑制肿瘤细胞增殖的作用。在细胞有丝分裂的过程中,纺锤体的形成具有决定性作用。纺锤体由微管蛋白亚基组装而成,其组装有一定的方向性。在肿瘤细胞分裂的中期,低强度中频交变电场可干扰微管蛋白亚基聚集成簇,阻止纺锤体形成,导致复制成功的姐妹染色体无法正常分离。同时,在肿瘤细胞分裂的末期,低强度中频交变电场可将细胞内的电荷推向分裂细胞的颈部,破坏肿瘤细胞结构,导致肿瘤细胞凋亡。正常细胞也会进行有丝分裂,但肿瘤细胞具有相对较高的电学性质(导电性和电容率),有丝分裂过程中微管蛋白的活动可产生高电压,因此对低强度中频交变电场的作用相对更加敏感。

目前,用于胶质瘤的电场治疗系统是一种便携式设备,通过贴敷于头皮的转换片产生低强度中频交变电场抑制肿瘤细胞增殖。研究显示,每天佩戴时间大于 22 小时的患者生存获益最大,5 年总生存率接近 30%,且与替莫唑胺联合应用不明显增加化疗不良反应。电场治疗的常见不良反应是头皮刺激症状和头痛,部分患者可能会有头皮溃疡出现,对症治疗后可好转。

5.免疫治疗

肿瘤免疫治疗是通过利用人体免疫系统的激活来靶向消除体内恶性肿瘤细胞。已有多种免疫治疗药物经美国食品药品监督管理局(food and drug administration,FDA)批准用于临床治疗,但由于胶质瘤免疫抑制和特殊的免疫微环境,导致免疫治疗在胶质瘤患者中尚难以有效开展。目前已进入临床试验阶段的胶质瘤免疫治疗方案包括树突细胞疫苗、CAR-T 细胞治疗、免疫检查点抑制剂。将免疫治疗与目前标准手术治疗和同步放化疗方案结合,有望改善胶质瘤患者的预后。

(三)康复

许多胶质瘤患者因病情进展或治疗失败后存在不同程度的神经功能和社会心理障碍,日常生活和社交活动受到限制,生活质量降低。早期进行适当的个体化综合康复治疗能使大多数患者明显地提高生活质量。

功能区胶质瘤患者手术切除肿瘤后均会存在不同程度的神经功能障碍。对于运动功能障碍的患者,可进行运动康复治疗,主要包括关节运动、肌力训练、耐力训练、平衡训练、步态训练等。如患者有肢体无力和平衡障碍,可通过制作各种运动辅助器具改善患者的日常生活能力。对于语言功能障碍的患者,可进行促进言语功能恢复的训练和非言语交流方式的使用训练,包括语音训练、听力理解训练、口语表达训练、手语训练、日常交流手册及计算机交流装置的使用训练。

针对胶质瘤患者术后出现的焦虑和抑郁,可通过早期的心理干预来缓解和消除,对于中、重度焦虑或抑郁患者,可适当进行相应的药物治疗,同时需对患者家属进行心理支持和教育。

(四)预防

胶质瘤的详细发病原因尚不明确,因此并没有确切有效的预防措施。目前已知的主要危险因素包括接触电离辐射及有毒有害化学物质、过敏性疾病、家族遗传性疾病等。患者除了避免上述危险因素,还应保持健康的生活状态,适当进行体育锻炼,提高机体免疫力,以抵抗肿瘤的发生。

三、医工交叉应用的进展与展望

进入 21 世纪以来,随着脑与类脑科学的快速发展,胶质瘤的临床诊断与综合治疗也取得了长足进步。

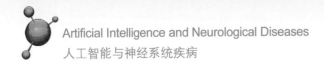
（一）诊断

1.MRS

MRS技术可即时、动态、客观地反映脑内神经生化代谢情况，是目前唯一的一种活体组织代谢情况无创检测技术。MRS利用物理学上的化学位移和自旋耦合现象测定人体代谢物，当代谢物浓度发生变化时，波谱曲线出现不同的峰值和比率，从而确定组织出现的代谢异常情况。目前，MRS技术已广泛应用于胶质瘤的术前及术后影像学诊断，在胶质瘤WHO分级诊断中亦有应用。此外，对于复发的胶质瘤，通过联合应用MRS和MRI指导立体定向放射治疗，相对于传统MRI常规定位，边缘剂量明显增加，靶灶平均直径更小，无进展生存期更长，1年生存率更高，脑水肿发生情况明显下降。随着对MRS技术的深入研究，胶质瘤早期诊断的准确性也在不断提高。

2.智能影像诊断技术

脑胶质瘤的诊断和治疗需要准确地获取肿瘤位置、形状和体积等信息，而对磁共振影像中的胶质瘤区域进行精确分割是重要的预处理过程，利用机器学习等技术可以自动化方式实现病灶分割操作，大大提高了医生的工作效率。

目前胶质瘤影像的自动化分割方法包括传统机器学习方法和深度学习方法。深度学习方法克服了传统方法的缺点，不需要人为调整干预，具有较好的鲁棒性（robust），包括全连接卷积神经网络（FCN）、U-Net模型等。但是现有的模型距离临床应用所需要的精度还有差距，占用计算资源较多，近些年来基于注意力机制、轻量化模型、Transformer的方法也都被引入脑胶质瘤影像分割任务中来。

山东大学齐鲁医院、山东大学脑与类脑科学研究院李新钢教授团队开发的原型系统采用轻量级Web框架和企业级的计算平台，可支持多用户接入。云平台版系统的所有计算都在服务器端，对终端配置要求低，只需要有浏览器支持即可，相比传统客户机/服务器（C/S）模式，具有维护和升级简单、成本低、系统更迭调试速度快的特点。系统的核心算法是自主研发的深度学习分割模型，融合了多种不同尺度的信息，可实现有效和快速的病灶检测与测量。

3.基因第二代测序

基因第二代测序（next-generation sequencing，NGS）又称为"高通量测序"（high-throughput sequencing），是基于聚合酶链式反应（polymerase chain reaction，PCR）和基因芯片发展而来的DNA测序技术。NGS不仅可识别个体基因中普遍的及新出现的变异，还能寻找肿瘤信号通路中的关键基因突变，从而确定潜在的治疗靶点，为患者的个体化治疗提供参考。胶质瘤具有高侵袭性、放化疗抵抗、易复发的特点。此外，胶质瘤在细胞和分子水平上的高异质性，使得近几年新发展的靶向药物未能明显延长胶质瘤患者的总生存期。NGS技术的出现，为寻找对靶向治疗策略有效的胶质瘤基因突变提供了技术支撑。随着NGS技术的飞速发展，如何分析测序产生的大量数据，这些庞大而繁杂的测序信息如何解释胶质瘤的发生发展和演化，是摆在所有胶质瘤研究者面前的一道难题。

4.术中快速分子病理

近10年来，胶质瘤的基础和临床研究取得了较大突破，越来越多被发现的分子标志物逐渐揭示了胶质瘤的病理生理和发病机制。最新版的胶质瘤分子分型指南也进一步明确了成人及儿童各亚型胶质瘤的特异性分子标志物,这对临床胶质瘤进一步的病理分型诊断、治疗及预后判断等均有深远的意义。这种基于手术切除肿瘤标本的术后组织病理和基因检测已较成熟且被广泛应用于临床,是目前脑胶质瘤精准诊疗决策的重要支撑。但是,因缺乏成熟的快速床旁基因诊断技术,胶质瘤术中快速分子病理领域仍未见基因检测技术涉足,无法满足临床需求。因此,基于床旁快速基因检测技术的快速分子病理有望改变现有的胶质瘤术中精准诊疗模式。术中分子病理快速检测不仅能够辅助现有冰冻组织切片快速病理结果向分子病理全面升级,还能用于指导手术方案,后期还能通过检测化疗药物相关突变,实现术中瘤腔内精准靶向治疗,是胶质瘤精准诊疗领域的新发展方向。

（二）治疗

1.术前导航定位

神经导航(neuro-navigation)技术将术前CT、MRI等影像数据融合后建立图像引导空间,借助光学或磁学跟踪仪,实时跟踪显示手术器械相对于脑组织和病变的位置关系,从而指导神经外科医生进行手术操作(见图1-3)。神经导航技术实现了颅内病灶的准确定位和最佳入路选择,对提高脑肿瘤的切除率、降低手术并发症与死亡率具有重要的临床价值。但由于神经导航数据主要来源于术前影像学资料,不能实时提供术中图像,亦存在不足之处。例如术前注册过程中的光学扫描误差、影像信息转化融合误差以及仪器设备的机械误差,手术过程中脑脊液的流失、病灶的去除、颅内压的变化、术中牵拉以及重力作用等因素的影响,导致病变及周边的术前影像与术中实际位置出现位移。在未来的神经导航系统中,可通过整合术中影像数据,例如术中超声数据,矫正术中脑变形引起的导航定位误差,有效提高术中导航精度。另外,增强现实(augmented reality,AR)神经导航系统引入了全新的导航模式,避免术中医生视野切换,使导航信息更加容易理解,手术工作流程更加顺畅。

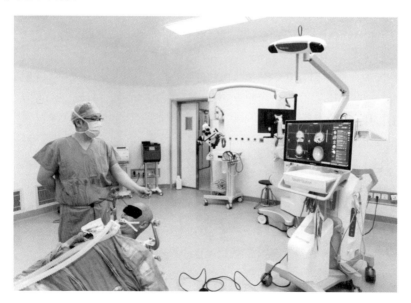

图1-3　术中CT及MRI图像融合导航

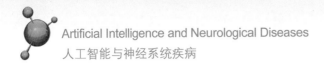

2.术中 MRI

该技术已在神经外科手术,尤其是胶质瘤、垂体瘤、脑内病变立体定向穿刺活检及功能神经外科中得到了广泛应用。术中 MRI 能为手术医生提供实时影像信息,校正术中脑组织变形和脑移位所导致的误差,提升术中导航定位精度,解决因手术医生经验及视角受限无法辨认肿瘤的边界和范围等问题。术中 MRI 能够实时显示病变及其周边情况,准确判断病变切除程度,及时修正原手术计划。另外,术中 MRI 还可实时了解脑组织血流动力学及灌注状态变化,早期发现颅内出血、脑水肿、脑缺血等意外情况,减少术后并发症及其他不良事件的发生。对于胶质瘤,术中 MRI 可定量手术切除范围,其远期疗效已得到肯定。

3.术后电场治疗

相比于胶质瘤传统的手术治疗、放化疗,TTFields 拥有许多新的特点和优势,比如仅在局部进行,能显著降低全身性不良反应。影响胶质瘤电场治疗效果的相关因素包括电场频率、强度、作用时间和交变电场的方向以及治疗对象的解剖结构等。在临床上,TTFields 使胶质母细胞瘤患者的总生存期有所提升,但还需进一步挖掘 TTFields 的具体生物学分子机制,以探明协同治疗的作用机制。在设备研发方面,还有许多问题需要解决,如需要局部备皮、穿戴要求较多、需定期更换电极片、携带不方便以及费用较昂贵等。

参考文献

[1]WINN H R. Youmans & Winn Neurological Surgery [M]. 7th Edition. Philadelphia:Elsevier, 2017.

[2]LOUIS D N, PERRY A, WESSELING P, et al. The 2021 WHO classification of tumors of the central nervous system: A summary [J]. Neuro Oncol, 2021, 23(8):1231-1251.

[3]CHEN R, SMITH-COHN M, COHEN A L, et al. Glioma subclassifications and their clinical significance [J]. Neurotherapeutics, 2017, 14(2):284-297.

[4]MORSHED R A, YOUNG J S, HERVEY-JUMPER S L, et al. The management of low-grade gliomas in adults [J]. J Neurosurg Sci, 2019, 63(4):450-457.

[5]MAIR M J, GEURTS M, VANDEN BENT M J, et al. A basic review on systemic treatment options in WHO grade II-III gliomas [J]. Cancer Treat Rev, 2021, 92:102124.

[6]GHIASEDDIN A P, SHIN D, MELNICK K, et al. Tumor treating fields in the management of patients with malignant gliomas [J]. Curr Treat Options Oncol, 2020, 21(9):76.

第二章 垂体腺瘤的外科治疗

学习目的

1.了解垂体腺瘤的定义、分类及病理生理、病因及发病机制。

2.熟悉垂体腺瘤的临床表现和诊断方法。

3.熟悉垂体腺瘤外科治疗医工结合的现状及进展。

案例

患者,男,45岁,既往有糖尿病、高血压及房性早搏病史,9年前开始发现自己手足粗大及面容改变,当时未在意。近期行 MRI 检查发现垂体占位性病变,查垂体相关激素提示随机生长激素为 7.772 ng/mL,胰岛素样生长因子为 487.05 ng/mL,其余激素水平正常。现为行手术治疗就诊于我院,门诊以"垂体瘤"收入院。

体格检查:患者神志清楚,精神一般,言语流利,对答正常。头颅宽大,口唇肥厚,前额及下颌突出(见图 2-1),手足粗大,视力视野检查未见明显异常。双侧瞳孔等大等圆,直径约 3 mm,直接及间接对光反射均灵敏,颈软无抵抗,四肢肌力及肌张力正常,双侧深浅感觉正常,膝反射(++),双侧 Babinski sign(一)。

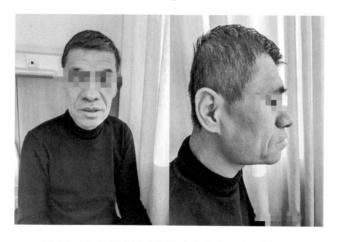

图 2-1　生长激素型垂体腺瘤患者典型的面容改变

垂体 MRI 检查（见图 2-2）：垂体左侧份形态膨隆，见一类圆形等长 T1、等 T2 信号肿物，截面大小约为 1.6 cm×1.4 cm，增强扫描病变强化程度低于正常垂体，与左侧颈内动脉关系密切。垂体后叶 T1 加权像高信号存在。垂体柄右偏，视交叉及双侧海绵窦（cavernous sinus）信号未见明显异常。扫及蝶窦可见小圆形囊性信号。

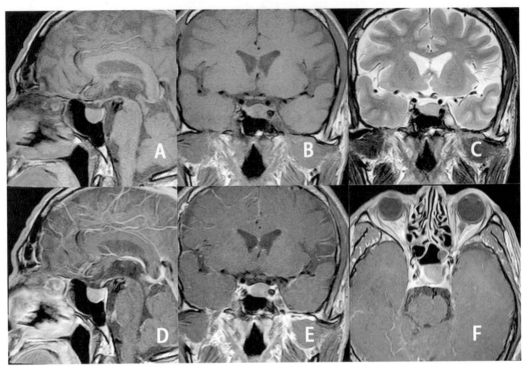

A：T1 加权像，矢状位；B：T1 加权像，冠状位；C：T2 加权像，冠状位；
D：T1 加权像对比剂增强，矢状位；E：T1 加权像对比剂增强，冠状位；
F：T1 加权像对比剂增强，水平位。

图 2-2　患者垂体磁共振扫描结果

血清学检查：随机生长激素为 7.772 ng/mL，胰岛素样生长因子为 487.05 ng/mL。

手术过程：入院后积极完善心、肺等术前各项相关检查，排除手术禁忌证后，在全身麻醉下行神经内镜下经鼻蝶入路垂体腺瘤切除术。

患者麻醉成功后取仰卧位，常规消毒口面部皮肤，铺无菌巾单，碘附棉条消毒双侧鼻腔，肾上腺素棉条收缩双侧鼻黏膜。切开鼻中隔黏膜，制作双侧鼻中隔黏膜瓣。离断鼻中隔根部，高速磨钻磨除蝶窦前壁，进入蝶窦。磨除鞍底骨质并用椎板咬骨钳扩大鞍底骨窗，碘附及生理盐水冲洗双侧鼻腔及蝶窦后，剪开鞍底硬脑膜即见肿瘤，呈灰白色，血运丰富，质地软。双吸引器配合下，于鞍内各方向分块刮除肿瘤。更换 30°内镜探查鞍内各方向，未见明显肿瘤组织残留，鞍膈下疝于鞍内。温生理盐水反复冲洗术腔，未见活动性出血，术区放置可吸收性明胶海绵及速即纱。鼻中隔黏膜瓣覆盖鞍底，复位双侧中鼻甲,双侧鼻腔各填塞碘仿纱条及膨胀海绵一根,患者麻醉苏醒后安全返回病房。

康复过程:术后患者随机生长激素降至 0.659 ng/mL,胰岛素样生长因子降至 220.34 ng/mL,血皮质醇及甲状腺激素等指标未见明显异常。术后复查 MRI 未见明显肿瘤残余,术区无明显出血。给予维持水电解质平衡、保护胃黏膜、激素替代等对症治疗,术后无发热及脑脊液漏,术后第 7 天拔除鼻腔填塞纱条,康复出院。嘱出院后规律复查生长激素及磁共振,必要时可考虑行伽马刀进一步治疗。

医工结合点:人脸识别技术可进行人群筛查来初筛生长激素细胞腺瘤患者;神经内镜技术的发展使得垂体瘤手术进入内镜时代,手术更为微创、精密;术后立体定向放疗使得放疗区域更为精准,可以更有效地抑制肿瘤复发及处理残余肿瘤。

思考题

如何通过医工结合技术实现对垂体瘤患者从初筛、诊断到治疗及术后处理整套流程的系统化、规范化管理?

案例解析

一、疾病概述

(一)定义及病理生理

垂体腺瘤(pituitary adenoma)是发生于腺垂体的良性肿瘤,极少表现为恶性,因垂体属于神经内分泌系统,故归为垂体神经内分泌肿瘤(pituitary neuroendocrine tumor)。根据垂体腺瘤的分泌活性,可将其分为功能型和无功能型两类。功能型腺瘤分泌一种或多种过量的垂体前叶激素,包括泌乳素(prolactin,PRL)、生长激素(growth hormone,GH)、促肾上腺皮质激素(adrenocorticotrophic hormone,ACTH)、促甲状腺激素(thyroid-stimulating hormone,TSH)、卵泡刺激素(follicle-stimulating hormone,FSH)和黄体生成素(luteinizing hormone,LH)。无临床高分泌状态的腺瘤,包括零细胞腺瘤、嗜酸细胞瘤和各种静默腺瘤,统称为无功能型腺瘤。2017 年世界卫生组织(WHO)第 4 版内分泌器官肿瘤分类联合肿瘤细胞转录因子、激素、细胞超微结构及其他免疫标志物,将垂体腺瘤分为 7 种病理类型(见表 2-1),主要包括泌乳素细胞腺瘤(PRL 腺瘤)、促性腺激素细胞腺瘤(FSH/LH 腺瘤)、生长激素细胞腺瘤(GH 腺瘤)、促肾上腺皮质激素细胞腺瘤(ACTH 腺瘤)、促甲状腺激素细胞腺瘤(TSH 腺瘤)。从手术角度,垂体腺瘤也可通过影像学进行分类。根据肿瘤的大小,最大直径小于1 cm 的腺瘤被定义为微腺瘤,大于等于 1 cm 者为大腺瘤,大于 4 cm 者为巨大腺瘤。根据肿瘤的生长特征,有改良 Hardy-Wilson 分级、Knosp 分级等。Knosp 分级以冠状 MRI 图像中海绵窦内及窦上的颈内动脉为标识将垂体腺瘤分为 0～4 级(见表 2-2),以评估肿瘤对海绵窦的侵犯程度。

垂体位于颅底的蝶鞍内,向上隔鞍隔与视交叉相邻,向下隔鞍底与蝶窦相邻,两侧为海绵窦。垂体分为前部的腺垂体、后部的神经垂体以及中间叶三部分,并通过垂体柄连接下丘脑。腺垂体占垂体的 80%,主要由分泌不同激素(GH、PRL、TSH、ACTH、FSH、LH)的细胞组成,是垂体腺瘤的起源部位和分泌活性激素的病理基础。神经垂体接收来自下丘脑视上核和室旁核分泌的加压素和催产素,起储存和释放作用。垂体血供主要有垂体上动脉和垂体下动脉两个来源,分别供应腺垂体和神经垂体,它们在垂体中形成毛细血管网,收集垂体激素汇入静脉窦,最后经血液输送到靶器官。海绵窦是位于蝶鞍两侧两层硬脑膜间的不规则腔隙,其内覆盖内皮的纤维小梁将腔隙分隔成许多相互交通的小腔,使之状如海绵而得名,颅神经Ⅲ、Ⅳ、Ⅵ、Ⅴ的眼支和上颌支以及颈内动脉海绵窦段走行于其中,两侧的海绵窦通过海绵间窦相连。垂体腺瘤的进行性生长或瘤内出血会对周围组织产生压迫,包括正常垂体、视交叉、海绵窦及下丘脑等,引起一系列相关临床表现。

表 2-1　WHO 2017 年版垂体腺瘤分类

垂体腺瘤类型及其亚型	垂体激素和其他免疫标志物	转录因子和其他辅助因子
生长激素细胞腺瘤		
致密颗粒型生长激素细胞腺瘤	GH±PRL±α-亚基,LMWCK:核周或弥漫	PIT-1
稀疏颗粒型生长激素细胞腺瘤	GH±PRL,LMWCK:点状(纤维小体)	PIT-1
催乳生长激素细胞腺瘤	GH+PRL(在相同细胞)±α-亚基	PIT-1,ERα
混合性催乳-生长激素细胞腺瘤	GH+PRL(在不同细胞)±α-亚基	PIT-1, ERα
泌乳素细胞腺瘤		
稀疏颗粒型催乳素细胞腺瘤	PRL	PIT-1,ERα
致密颗粒型催乳素细胞腺瘤	PRL	PIT-1,ERα
嗜酸性干细胞腺瘤	PRL,GH(局灶且不稳定),LMWCK:点状(纤维小体)	PIT-1,ERα
促甲状腺激素细胞腺瘤	β-TSH,α-亚基	PIT-1,GATA2
促肾上腺皮质激素细胞腺瘤		
致密颗粒型促肾上腺皮质激素细胞腺瘤	ACTH,LMWCK:弥漫	T-PIT
稀疏颗粒型促肾上腺皮质激素细胞腺瘤	ACTH LMWCK:弥漫	T-PIT

续表

垂体腺瘤类型及其亚型	垂体激素和其他免疫标志物	转录因子和其他辅助因子
Crooke 细胞腺瘤	ACTH LMWCK:环状	T-PIT
促性腺激素细胞腺瘤	β-FSH,β-LH,α-亚基(不同组合)	SF-1, GATA2,ERα
零细胞腺瘤	无	无
多激素细胞腺瘤		
多激素 PIT-1 阳性腺瘤	GH,PRL,β-TSH ±α-亚基	PIT-1
具有不常见的免疫组化组合的腺瘤	不同组合:ACTH/GH, ACTH/PRL	不适用

注:α-亚基:糖蛋白激素 α 亚基;LMWCK:低分子量细胞角蛋白;PIT-1:垂体特异 POU 类同源结构域转录因子 1;ERα:雌激素受体 α;GATA-2:锌指转录调控蛋白 GATA 家族成员;T-PIT:T-box 家族成员 TBX19;SF-1:类固醇生成因子 1。

表 2-2　垂体腺瘤 Knosp 分级

分级	垂体冠状位 MRI 特点
0	腺瘤局限于海绵窦内和窦上颈内动脉的内侧切线内
1	腺瘤越过内切线,但局限于海绵窦内和窦上颈内动脉中心点连线内
2	肿瘤越过两段动脉中心点的连线,但未越过这两段动脉的外侧切线
3	肿瘤越过两段颈内动脉的外侧切线,部分包裹海绵窦内颈内动脉
4	肿瘤完全包裹海绵窦内颈内动脉

（二）发病率

据流行病学统计,垂体腺瘤在不同人群中的年发病率为 3/10 万人～94/10 万人。随着现代诊断技术的发展,垂体腺瘤的年发病率在缓慢上升。尸检和现代影像学研究表明,20%～25% 的普通人群中存在垂体微腺瘤。垂体肿瘤约占所有原发性脑肿瘤的 15%,约占良性原发性脑肿瘤的 25%,但儿童垂体腺瘤罕见,仅占所有原发性儿童脑肿瘤的 2%。垂体腺瘤患者总体的发病高峰年龄为 40～70 岁,女性患者的发病年龄高峰为 25～34 岁,且以泌乳素型垂体腺瘤居多。

（三）病因及发病机制

组织病理学和基因学研究表明,垂体腺瘤为单克隆起源。垂体腺瘤广泛存在于多发性内分泌瘤 1 型（MEN1）、家族性孤立性垂体腺瘤、多发性内分泌瘤 4 型（MEN4）和卡尼（Carney）复合体等遗传综合征患者群体中,进一步提示垂体腺瘤可能是由离散的基因突变引起的。迄今为止,*AIP*、*MEN1*、*CDKN1B* 和 *PRKAR1A* 基因的多个突变已被确定与这些遗传综合征相关。此外,表观遗传学的改变,特别是细胞周期调节因子,也被认为在垂体腺瘤的发生中发挥了重要作用。总体上,对诱发垂体腺瘤发生的遗传改变尚不完全明晰,仍需进一步的研究来阐明。

（四）临床表现

垂体是重要的内分泌器官,且周围解剖结构复杂,使得垂体腺瘤具有多种多样的临床表现。垂体在多个激素轴的调节中起到关键作用,分泌不同激素的垂体腺瘤可通过影响这些激素轴而产生不同的全身性症状。此外,垂体位于蝶鞍内,邻近海绵窦、视交叉、第三脑室以及下丘脑等结构,当肿瘤压迫相关结构时可引起不同的局灶性症状。

1.全身性症状

垂体腺瘤可产生具有生物活性的激素,也可通过肿瘤占位效应来干扰正常的下丘脑-垂体轴,从而引起体内激素水平的异常,进而产生一系列全身性症状。功能型垂体腺瘤因其分泌激素的不同而产生特征性的临床表现,这些表现对初步判断垂体腺瘤的类型具有重要提示意义。

（1）PRL 腺瘤:泌乳素的主要生理功能包括促进乳房泌乳,促进男性睾酮合成及维持黄体功能等。当 PRL 腺瘤持续分泌高水平泌乳素时,会抑制下丘脑促性腺激素释放激素的生成,进而影响性腺功能。对于男性,睾酮水平下降会导致性欲减退、性功能障碍等症状。对于女性,高水平的泌乳素则会导致泌乳、闭经、不育等症状。但泌乳素水平的升高并不一定来自垂体腺瘤的直接分泌。正常情况下,下丘脑通过多种抑制因子调控垂体释放泌乳素,当肿瘤累及下丘脑或抑制因子释放通路（如垂体柄）时,泌乳素的释放会相对失去控制,产生中等水平的泌乳素升高,此种现象被称为垂体柄效应。而 PRL 腺瘤通常导致泌乳素水平的显著升高。

（2）GH 腺瘤:生长激素在人体生长发育过程中起关键作用,尤其对于青少年,可促进骨骼、内脏等组织结构的生长。在青少年骨骺线未闭合之前,过量的生长激素分泌可引起巨人症;对于发育成熟的成年人,则表现为肢端肥大症。典型的肢端肥大症面容为头颅增大,下颌及前额突出,鼻大唇厚,颧骨高起等,患者手指及脚掌也异常粗大。GH 腺瘤不仅导致容貌改变,还可同时累及多个器官系统,引起舌肥大后坠而导致呼吸系统疾病,如睡眠呼吸暂停综合征,以及心律失常、心肌病、瓣膜病、高血压等心血管系统疾病。除此之外,骨骼的过度生长还会引起退行性骨关节炎、关节疼痛等疾病或症状。

（3）ACTH 腺瘤:皮质醇是肾上腺皮质分泌的一种糖皮质激素,主要受垂体分泌的 ACTH 调节。皮质醇增多引起的复杂临床表现称为库欣综合征（Cushing syndrome）。由垂体腺瘤过量分泌 ACTH 引起的皮质醇增多症称为库欣病（Cushing disease）。皮质醇对物质代谢、免疫调节、维持器官正常生理功能等具有重要的意义。体内皮质醇水平的紊乱会累及诸多器官系统,产生多种临床症状。

典型的库欣综合征表现是向心性肥胖、满月脸、水牛背等。患者早期肥胖可不明显,但随着病情的进展,躯干显著肥胖,与瘦弱的四肢不成比例。水牛背是由于背部脂肪堆积使得颈背部隆起,形似水牛。患者因皮肤和皮下组织萎缩使得皮肤菲薄,受外伤后易出现紫癜,菲薄的皮肤以及毛细血管扩张,使得患者面色暗红,呈多血质面容。升高的激素使蛋白质,尤其是胶原纤维过度分解,露出皮下血管,表现为皮肤紫纹,常出现于大腿、腹部、臀部等处。患者会出现易感染、月经稀少、不育、男性性欲下降、骨质疏松、糖尿病、高血压等症状,部分患者还会出现抑郁等精神症状。

除上述较常见的功能型垂体腺瘤之外,还有 TSH 腺瘤可引起中枢性甲亢,产生典型的心悸、易怒、多汗、易疲劳等甲亢症状。

2.局灶性症状

肿瘤在生长过程中,可对周围组织结构产生挤压推移,或阻塞邻近的腔道,从而引起一系列局灶性症状。对于不具有内分泌功能的垂体腺瘤,肿瘤占位效应是其最常见的临床表现,典型的症状有视野缺损、视力障碍、头痛、眼球运动障碍等。

视交叉位于蝶鞍上方,垂体的前上方,当垂体腺瘤压迫视交叉时,可引起视野缺损。视野缺损范围与视神经被压迫的位置及肿瘤大小有关,以双颞侧偏盲最为典型。偏盲通常先累及颞上象限,继而可累及颞下象限、鼻下象限、鼻上象限,甚至最终导致全盲。在疾病早期,视力受影响较小,往往被忽略,随着病程的进展,视神经长期受压,视力障碍会逐渐加重,严重者可因视神经萎缩而失明。

头痛是最常见的临床症状之一,也是多数患者就诊的主要原因。该症状多因支配鞍隔的三叉神经第一支受到刺激而引起。头痛的性质可为刺痛或胀痛,部位不定,可有额部、颞部疼痛,甚至全头痛。

向侧方生长的垂体腺瘤可侵犯海绵窦内走行的颅神经从而引起相应症状。侵犯动眼神经可引起上睑下垂,侵犯展神经可引起汇聚性斜视。还有一些不常见的表现,如向侧方颅内生长的肿瘤可引起内侧颞叶受压,引起癫痫症状;向上方生长的肿瘤可累及第三脑室,甚至堵塞室间孔引起脑积水;向下生长的肿瘤可侵蚀鞍底,引起脑脊液鼻漏。

3.垂体功能减退及垂体腺瘤卒中

垂体腺瘤梗死或出血所引起的急性临床症状称为垂体腺瘤卒中。常见的症状有头痛、恶心呕吐、视力急剧下降、视野缺损、眼肌麻痹、意识障碍等,并可影响正常垂体功能。头痛多为突然发作的剧烈头痛,常伴恶心呕吐,当肿瘤向上压迫视交叉时可引起视力急剧下降及视野缺损,或原有的视力障碍突然加重。向鞍旁发展侵犯海绵窦时,可引起相应的颅神经损害症状,最常见的是眼肌麻痹。向后压迫间脑或中脑可引起意识障碍。激素替代治疗和急症手术减压是目前最常用的治疗手段,若不及时处理,可因严重的垂体功能减退而危及生命。

二、疾病的诊断、治疗、康复及预防

(一)诊断

1.临床症状

当患者出现视野缺损、视力下降、肢端肥大、闭经泌乳、甲亢、库欣综合征以及垂体功能低下等内分泌功能异常相关临床症状时,应怀疑垂体腺瘤,需进一步通过内分泌学和影像学等辅助检查完成诊断。

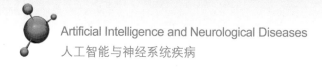

2.辅助检查

(1)实验室血清学检查:通常病史和体格检查可提示一些患者的内分泌状况。当怀疑体内激素过量或缺乏时必须通过仔细的内分泌血清学测试来验证,包括垂体和靶腺激素水平的基础值测量和动态值测量。异常的激素水平是提示功能型腺瘤或下丘脑-垂体轴受侵犯的灵敏信号。初步的内分泌筛查包括泌乳素、生长激素、胰岛素样生长因子-1、促肾上腺皮质激素、皮质醇、促甲状腺激素、甲状腺素、游离甲状腺素、三碘甲状腺原氨酸、卵泡刺激素、促黄体生成激素、雌二醇以及睾酮。除了基础激素水平的测量外,地塞米松抑制试验和口服糖耐量试验亦可作为有效的辅助诊断手段。

(2)MRI检查:MRI是诊断鞍区病变最常用的影像学检查手段,在判断肿瘤的大小、性质、肿瘤与周围血管及神经之间的关系等方面具有重要作用。MRI中垂体大腺瘤多呈等信号,增强扫描明显强化,有囊变坏死时可呈长T1、长T2信号。在冠状位上,可见向鞍上生长的肿瘤受鞍隔束缚,中部纤细,呈"束腰征"或"雪人征"表现。垂体微腺瘤在T1加权像多呈略低信号,T2加权像多呈略高信号。对于显示不清楚的微腺瘤,可通过一些间接征象判断,如垂体高度大于9 mm、垂体上缘膨隆和垂体柄偏移等。在MRI动态增强扫描中,垂体微腺瘤的早期强化程度低于正常垂体,晚期高于正常垂体。此外,一些特殊的MRI序列,如扰相梯度回波序列(SPGR),对诊断微腺瘤也有一定价值。

(3)视力视野:视力下降和视野缺损是垂体腺瘤常见的临床症状,相关辅助检查包括视力、视野、眼底检查等。视力检查应当注意排除其他眼科疾病(如近视、青光眼等)的干扰。视野检查常采用电脑视野检查。所有合并视觉障碍的垂体腺瘤患者,术前均应完善视力及电脑视野检查,以便与术后对比,判断视觉症状是否改善。

(二)治疗

并非所有的垂体腺瘤都需要立即治疗。部分患者是因其他疾病行颅脑MRI检查时偶然发现垂体腺瘤,这种偶然发现的垂体腺瘤通常没有明显的占位效应及内分泌学临床症状,且多数肿瘤体积小于10 mm³。对于这类患者,需仔细评估是否有不明显的视力下降及视野缺损等临床症状,并行内分泌学检查评估激素水平。若患者无明显症状及激素水平异常,可暂不治疗,但需定期行MRI检查动态评估。对肿瘤增长的患者,可视情况决定下一步治疗方案。

1.手术治疗

垂体腺瘤手术治疗的目的是去除或减轻肿瘤占位效应造成的压迫症状,特别是出现视力受损或梗阻性脑积水的情况下;改善体内激素水平,保存或恢复正常的垂体功能;最大限度地减少肿瘤复发。除泌乳素腺瘤外,手术治疗是大多数常见垂体腺瘤的一线治疗方法,手术治疗指征包括:肿瘤占位效应明显,特别是出现视力障碍时;激素过量分泌且药物治疗效果不佳;出现垂体腺瘤卒中等急性症状。对于已出现全身性症状的垂体腺瘤,术前或术后通常需要药物辅助治疗。

随着神经内镜技术的发展,神经内镜下经鼻腔-蝶窦入路已成为目前最广泛应用的手术方式。神经内镜可提供更为广阔的视野,让术者能探查到海绵窦内侧壁的肿瘤,并能更好地保护视神经、颈内动脉等重要结构。随着手术技术的不断改进,双人配合的内镜手术由助手控制内镜视野，手术者可双手操作器械，大大提高了手术过程中的操作精细程度。

2.放射治疗

放射治疗通常用于难以手术切除、术后肿瘤有残余或术后复发的情况。近年来，立体定向放射外科逐渐兴起，通过影像技术立体定位治疗靶点，精确划定照射范围，用高剂量的辐射准确照射靶点处的肿瘤组织。目前常用的设备有伽马刀、直线加速器、射波刀等。由于正常组织也难以耐受此种剂量的辐射，因此需要格外注意，避免损伤视神经及视交叉、下丘脑、脑干等结构。

放射治疗的主要风险包括垂体功能下降、视力损伤、辐射诱导肿瘤以及急性的肿瘤坏死出血等。其中以垂体功能下降最常见，生长激素、促性腺激素、促肾上腺皮质激素和促甲状腺激素相对易受影响。视力损伤多由急性的肿瘤坏死出血引起。立体定向放射治疗相较于传统的分次放射治疗，显著降低了辐射诱导肿瘤的风险。

3.药物治疗

药物治疗是治疗泌乳素腺瘤的主要手段，对其余类型的肿瘤，药物治疗主要用于控制激素水平、延缓肿瘤生长、为后续手术治疗提供条件等。对于难以耐受手术且不愿接受放射治疗的患者，药物治疗也可作为主要治疗手段。对于垂体功能减低的患者，应及时给予适当的激素进行替代治疗。

（1）PRL 腺瘤：多巴胺受体激动剂可与 D_2 受体结合，抑制 PRL 合成及释放，从而达到改善临床症状、降低泌乳素水平以及缩小肿瘤的作用，对于能够耐受药物副作用的患者具有良好的治疗效果。溴隐亭是最常用的一种多巴胺受体激动剂，其使肿瘤缩小的有效率约为 85％。该药物还可用于较大的 PRL 腺瘤术前准备，使肿瘤体积缩小，从而有利于手术切除。溴隐亭的不良反应主要有头晕、恶心、心律失常及胃肠道反应等。此外，卡麦角林等药物也有很好的治疗效果，且不良反应较小，但价格相对昂贵。

（2）GH 腺瘤：治疗生长激素腺瘤的药物主要有三类，分别是生长抑素类似物、多巴胺受体激动剂和生长激素受体阻滞剂。常用的药物有奥曲肽、溴隐亭、培维索孟等，但药物治疗不作为 GH 腺瘤的首选治疗方式，仅用于控制肿瘤生长、减少过量生长激素对人体的损害、术前准备、提高手术切除率、减少手术并发症等。

（3）ACTH 腺瘤：治疗 ACTH 腺瘤的药物主要分为两类，一类是通过作用于下丘脑减少 ACTH 分泌，如赛庚啶；另一类作用于肾上腺，可抑制皮质醇合成酶的活性，如氨鲁米特等。但药物治疗效果不佳，且不良反应较大，仅作为短期辅助治疗。

（三）康复

垂体腺瘤患者术后康复主要包括垂体功能的恢复和视力视野的改善。手术治疗通过解除肿瘤对视神经和正常垂体的压迫，使得术后患者的视力视野以及垂体功能得以改善，但在病情复杂、病史长、肿瘤卒中等情况下，手术效果常常不尽如人意。手术后垂体功能低下的患者需在内分泌医师的指导下进行激素替代治疗，包括甲状腺素、糖皮质激素、性激素、生长激素等。育龄妇女在给予性激素后可重建月经生理周期，儿童可接受生长激素替代治疗以维持身体的生长发育。发生尿崩症的患者可使用加压素治疗，并应警

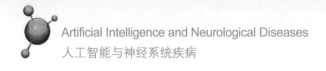

惕体内水电解质紊乱的发生。功能型垂体腺瘤术后内分泌功能未达到完全缓解的情况下，需选择立体放射治疗或药物治疗。垂体腺瘤患者经鼻腔-蝶窦手术后的视力恢复发生在不同的阶段，最初的改善可能在几分钟到几天内，但显著改善可能需要更长的时间。经鼻腔-蝶窦切除肿瘤后很少发生视力恶化，系统回顾和荟萃分析估计视力恶化的发生率为2.3%。视力恢复不佳的患者可选择使用神经营养药物及改善微循环的药物治疗，并通过积极的心理干预消除或缓解焦虑。

（四）预防与筛查

垂体腺瘤多为散发性，仅5%与家族性遗传综合征相关。垂体腺瘤的发病机制尚不明确，没有确切有效的预防措施。功能型垂体腺瘤可通过血清激素水平的异常获得初步诊断，无功能型垂体腺瘤并没有特异的标志物可作为筛查手段。垂体 MRI 是可疑垂体腺瘤患者的辅助诊断方法，可作为垂体腺瘤的筛查手段，但存在成本高、检查耗时长等局限性。

三、医工交叉应用的进展与展望

（一）诊断

人脸识别与筛查：长期分泌生长激素的垂体腺瘤患者，可导致慢性的容貌改变，而患者及长期居住在一起的家属常常会忽视这种缓慢的容貌变化，造成诊断和治疗的延误。早期诊断生长激素型垂体腺瘤并得到相应治疗，有助于早期预防或处理并发症，也有利于手术全切除肿瘤。有研究表明，肢端肥大症在普通人群中的发病率被严重低估，通过积极筛查，可能发现许多未得到诊断的肢端肥大症患者。对于有经验的医生，典型的肢端肥大症容貌对诊断该病具有强烈的提示作用，因此，人脸识别技术可能是一种有前景的用于筛查生长激素型垂体腺瘤的工具。根据一些试验的结果，人脸识别软件在检测轻度的肢端肥大症上明显优于普通全科医生，甚至优于部分相关专科医生。如何提升其检测的自动化程度及灵敏度，是下一步有待解决的问题。另外，该方法可能会带来相关伦理问题，例如如何确定筛查人群，如何保护被试者的隐私等。

（二）治疗

1.神经内镜技术

神经内镜技术在神经外科中的应用已经有百年历史，但应用神经内镜技术切除垂体腺瘤直到 20 世纪 90 年代末才逐渐有人尝试。其所具有的创伤小、术野广、术后恢复快、感染和脑脊液漏等并发症发生率低的优势，使其迅速得到神经外科医生的重视，现已成为经鼻腔-蝶窦入路治疗垂体腺瘤最常用的技术。

神经内镜可分为硬性纤维镜、硬性镜片组内镜、可导向纤维内镜、软性内镜等。术者可根据手术需要及个人习惯选择不同的内镜。内镜主要包括机械外鞘、照明用玻璃纤维束和光学镜片组等结构，通过调整镜片结构，可衍生出不同视向角的内镜。神经外科较常见的有 0°、30°、45°内镜等。0°内镜看到的是正前方的视野，随着视向角的不同，可扩大视野的观察面。此外，有的内镜采用了近红外荧光成像技术，可在近红外视野下对注入体内的吲哚菁绿进行无延迟显像，达到检测血管结构的目的。手术医生可进行术中灌注评估、辨别神经血管结构、判定病变与周边组织边界,并对血管及血流进行评估。除了内镜本身,内镜技术还需要相关的配套设备,包括特殊的手术器械(如专用的双极电凝、磨钻)、照明光源、摄像头和显示器等。先进的配套设备可使得手术医生视野更清楚,操作更精确,从而显著提升手术效果。

神经内镜虽然有诸多优势,但也存在不足。例如,神经内镜视野是由摄像机捕捉的二维视野,缺乏立体感,容易使术者失去方向感和距离感从而出现操作误差。术者需要长期大量的练习来适应二维视野,延长了学习曲线,也增加了手术的操作难度。解决该问题主要通过两种途径:一是三维内镜的研发,目前已经有相关产品,但未得到广泛应用。三维内镜使术者可获得近似于光学显微镜下的景深,从而能精确感知解剖结构的位置和大小,对初学者尤其有利。二是虚拟内镜技术的研发,通过图像处理软件,模拟出患者颅内结构,使得初学者可利用此系统进行大量模拟练习,术者也可提前模拟手术过程。

未来的神经内镜技术可结合神经导航系统或立体定向技术,形成一体化的操作导航平台,实现术中对肿瘤或解剖结构的实时精确定位;或与人工智能技术相结合,利用机器人来完成助手扶镜的任务,既可增加镜头的稳定性,又可解放助手的双手;甚至可形成类似于达芬奇(Da Vinci)手术机器人的手术操作平台,利用机械臂进行远程操作,使得操作更加精准,也使远程手术会诊成为可能。随着相关辅助技术及设备的不断发展,神经内镜技术必将获得更广阔的应用前景。

2.术中多普勒技术

目前还没有为经鼻腔-蝶窦入路垂体肿瘤手术设计的超声和多普勒系统,但很多研究已经尝试用位于鞍底部的超声系统扫描鞍区。多普勒超声通常用于定位鞍底水平的颈内动脉位置。颈内动脉的走行常靠近肿瘤的外侧边缘,有时甚至会进入鞍内,术中颈内动脉的损伤出血难以控制,甚至危及生命。多普勒超声成本相对较低、容易获得,有助于降低颈内动脉损伤的发生率,可大大提高手术的安全性。垂体腺瘤在超声图像中多为高回声性肿块,利用术中多普勒超声不仅能够观察到肿瘤本身,而且还可观察到肿瘤与正常垂体的界面,甚至可观察到微腺瘤。然而,图像解释的困难、分辨率相对较低和对特定超声技能的要求,使得该技术在临床中的应用受到限制。

近来,有研究人员报道了一种新的高通量模式(high flow mode)内镜超声技术。在经鼻腔-蝶窦入路垂体瘤切除术中,调整频率到 10 MHz,穿透深度为 3～6 cm,分辨率小于 1 mm,将超声探针推进到鞍底,通过调整焦点区域、深度和增益,可获得清晰的血管多普勒图像以及肿瘤图像。高通量模式的内镜下超声图像清晰,足以判断肿瘤边缘、视神经、颈内动脉、大脑前动脉(A1、A2 段)、眼动脉、垂体上动脉等重要血管。通过旋转内镜下超声探头和弯曲探针尖端来改变内镜下矢状面超声图像,以确认肿瘤与鞍隔、视神经、脑动脉等组织的界限,将肿瘤与正常结构分离,避免不必要的剥离、脑脊液渗漏以及动脉损伤。

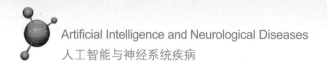
参考文献

［1］张亚卓，桂松柏.内镜神经外科手术技术百年应用与研究进展［J］.交通医学，2014，28(1)：1-4.

［2］赵继宗.神经外科学［M］.北京：人民卫生出版社，2019.

［3］［德］施瓦茨，阿南德.内镜垂体外科学：内分泌、神经眼科和外科治疗［M］.王守森，朱先理，陈宏颉，译.北京：人民军医出版社，2014.

［4］王忠诚.王忠诚神经外科学［M］.武汉：湖北科学技术出版社，2005.

［5］WINN H R. Youmans & Winn Neurological Surgery［M］. 7th Edition. Philadelphia：Elsevier，2017.

［6］SCHNEIDER H J，KOSILEK R P，JOSEFINE R，et al. A novel approach to the detection of acromegaly：Accuracy of diagnosis by automatic face classification［J］. The Journal of Clinical Endocrinology & Metabolism，2011，7：7.

［7］ALBANO L，LOSA M，RAFFAELLA L，et al. Gamma knife radiosurgery for pituitary tumors：A systematic review and meta-analysis［J］. Cancers，2021，13(19)：4998.

［8］BUCHFELDER M，SCHLAFFER S M. Novel techniques in the surgical treatment of acromegaly：Applications and efficacy［J］. Neuroendocrinology，2016，103：32-41.

［9］BUCHFELDER M，SCHLAFFER S M，ZHAO Y. The optimal surgical techniques for pituitary tumors［J］. Best Practice & Research Clinical Endocrinology & Metabolism，2019，33(2)：101299.

［10］ISHIKAWA M，OTA Y，HEIJI N，et al. Endoscopic ultrasound imaging with high flow mode for endonasal transsphenoidal pituitary surgery［J］. Journal of Clinical Neuroscience，2021，89：329-335.

第三章　听神经瘤的外科治疗

学习目的

1. 了解听神经瘤的定义、病理生理、病因及发病机制。
2. 熟悉听神经瘤的临床表现和诊断方法。
3. 熟悉听神经瘤外科治疗的医工结合现状及进展。
4. 了解术中电生理监测的原理。

案例

患者,男,53 岁,因"左耳听力下降伴左面部麻木 4 月余"入院。患者自述 4 个月前无明显诱因出现左耳听力下降,打电话时明显,伴左耳持续性耳鸣,耳鸣呈高调音,伴有左侧面部麻木,偶有头晕,无视物模糊及重影,无头痛,无恶心呕吐,无肢体麻木无力,无行走及站立不稳,无饮水呛咳及吞咽困难。就诊于当地医院行颅脑 CT 检查提示左侧桥小脑角区占位性病变,建议行磁共振检查,遂行颅脑磁共振平扫＋增强检查,提示左侧桥小脑角区异常信号,考虑听神经瘤。门诊以"左侧桥小脑角区占位性病变"收住入院,拟行手术治疗。患者既往有高血压病史 2 年余,收缩压最高达 160 mmHg（1 mmHg≈133.3224 Pa）,未规律口服药物治疗。

体格检查:患者神志清楚,精神佳,言语流利,对答正常,双侧瞳孔等大等圆,直径约 3 mm,直接及间接对光反射均灵敏。左耳听力粗测下降,骨传＜气传;右耳听力粗测正常,骨传＜气传。左面部浅感觉减退,角膜反射存在,双侧鼻唇沟对称,双侧额纹对称,伸舌居中,咽反射存在。步态正常,指鼻稳准,闭目难立征阴性。四肢肌力 5 级,肌张力正常,腱反射（＋＋）,病理征阴性。

听力检查:左耳高频音听力明显受损,低频音轻度受损,考虑低频音听力为骨传导。右耳听力正常。

颞骨乳突 CT:左侧内听道扩张,内见实性密度灶,左侧听神经区可见囊性密度灶,考虑左侧听神经瘤,建议行磁共振检查。

听神经磁共振平扫＋增强:左侧桥小脑角区及内听道内可见团块状长 T1、长 T2 信号,最大截面 4.2 cm×2.5 cm,病灶呈囊实性,内见分隔,增强扫描见实性部分强化,局部面神经及听神经显示不清,考虑左侧桥小脑角区及内听道内神经源性肿瘤,听神经瘤可能性大。右侧听神经形态及信号未见异常(见图3-1)。

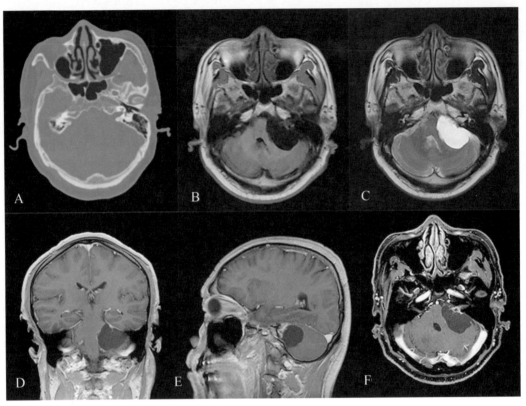

A:颞骨乳突CT;B:T1加权像;C:T2加权像;D～F:T1加权像对比剂增强。

图3-1 患者颞骨乳突CT及磁共振扫描结果

结合患者的症状、神经系统体征和术前影像学检查结果,左侧桥小脑角区占位性病变考虑为听神经瘤可能性较大,与患者家属充分沟通病情后决定行开颅手术切除病变。患者术前已有三叉神经受损症状,且肿瘤体积较大,为避免术中损伤三叉神经、面神经、舌咽神经、迷走神经及副神经,决定在颅神经电生理监测下行肿瘤切除。入院后予以口服药物控制血压,积极完善心脏、肺等术前各项相关检查,排除手术相关禁忌证后,于全身麻醉下行枕下乙状窦后入路开颅左侧桥小脑角区肿瘤切除术。

手术过程:患者全麻成功后,在左额面部、喉部、斜方肌刺入监测探针,标记左耳后长约8 cm直切口。常规术区消毒铺巾,依次切开头皮、肌肉各层。牵开器撑开,颅骨钻孔2个,铣刀取下骨瓣,骨蜡封闭骨窗边缘,悬吊并瓣形剪开硬脑膜。打开枕大池缓慢释放脑脊液,脑压下降理想后牵开左侧小脑半球,见一肿瘤位于桥小脑角区,边界清楚,包膜完整,灰黄色,血运丰富。剪开肿瘤包膜,见肿瘤内有囊变,囊液呈淡黄色。电生理监测下探及面神经位于肿瘤腹侧。先分离肿瘤的下极和上极,再刮除内听道内肿瘤,最后分离肿瘤与小脑、脑干接触面,将肿瘤分块全切,并送检常规病理。术中三叉神经、面神经、展神经、舌咽神经、迷走神经及副神经等保护完好。妥善止血后，反复冲洗术腔，查无活动性出血，严密缝合硬脑膜并用人工硬膜覆盖，骨瓣复位并用可吸收板固定，依次缝合肌肉、头皮各层。手术经过顺利，术后患者清醒，拔除气管插管后安返病房。术后病理提示肿瘤为神经鞘瘤。

康复过程：患者术后出现轻度左侧周围性面瘫，左面部麻木感消失。表现为左侧上眼睑闭合稍无力，左侧鼻唇沟稍浅，口角歪向右侧。给予神经营养药物及改善微循环药物治疗，并行针灸治疗促进面神经功能恢复。患者自述左侧仍有听力，再次行听力检查提示与术前无明显差别。术后 2 周患者出院。

医工结合点：术中电生理监测下听神经瘤切除术是将生理学、电磁物理学、应用数学等相结合的一项神经外科手术辅助技术，听神经瘤患者手术中应用电生理监测可显著提高肿瘤全切率及面神经功能保留，降低术后面神经等其他神经损伤的风险。

思考题

1.将来还有哪些医工结合的新技术或方法可应用于听神经瘤的诊断及治疗，以降低患者术后并发症的发生？

2.在听神经瘤患者术后出现面神经功能障碍或听力丧失等并发症时，又有哪些新技术和方法可用于并发症的治疗，以提高患者术后的生活质量？

案例解析

一、疾病概述

(一)定义和病理生理

听神经瘤又称"前庭蜗神经瘤""听神经纤维瘤"，是一种起源于前庭神经和蜗神经鞘膜施万细胞(Schwann cells)的良性肿瘤，约 90%的病变发生在前庭神经的下段，是桥小脑角区最常见的病变，病变往往出现在胶质细胞和施万细胞的过渡区域，这个区域被称为奥伯施泰纳-雷德利奇(Obersteiner-Redlich)区。听神经瘤是一种边界清晰的病变，肿瘤生长过程中会不断压迫神经而非侵蚀神经纤维。

听神经瘤外表呈橡胶样，一般呈灰色和黄色，偶尔会伴有出血与囊变。显微镜下听神经瘤由两种不同排列方式的施万细胞组成。一种施万细胞呈致密排列的梭形，细胞核细长，细胞质丰富，呈粉红色；另一种施万细胞排列松散，是肿瘤囊变的好发区域。

虽然听神经瘤是一种良性肿瘤，但肿瘤会压迫周围的重要结构，如邻近的颅神经和脑桥，从而产生显著的临床症状，甚至导致患者死亡。因此，了解颅神经及脑干解剖对理解听神经瘤临床表现及其背后原因有着重要作用。

人体共有 12 对颅神经，分别是嗅神经(Ⅰ)、视神经(Ⅱ)、动眼神经(Ⅲ)、滑车神经(Ⅳ)、三叉神经(Ⅴ)、展神经(Ⅵ)、面神经(Ⅶ)、听神经(Ⅷ)、舌咽神经(Ⅸ)、迷走神经

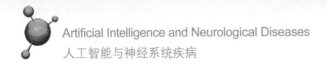

（Ⅹ）、副神经（Ⅺ）和舌下神经（Ⅻ）。

嗅神经（Ⅰ）是传导嗅觉的感觉性颅神经，由嗅细胞的中枢突形成神经纤维，汇聚成20余条嗅丝，穿筛孔进入颅前窝并连接嗅球。

视神经（Ⅱ）是传导视觉的感觉性颅神经，双眼视网膜节细胞轴突于视神经盘处汇聚，穿过巩膜筛板向后延伸为视神经，穿视神经管进入颅中窝，向后行走至垂体上方两侧视神经左右交叉移行，该交叉处即为视交叉，在视交叉后继续延伸被称为左右视束，左右视束连接在背侧丘脑后部的外侧膝状体上。

动眼神经（Ⅲ）是支配上睑提肌、上直肌、内直肌、下斜肌、下直肌和传导眼球一般感觉的混合性神经。动眼神经起自中脑上丘平面的动眼神经核与中脑的动眼神经副核，自中脑腹侧脚间窝出脑，紧贴小脑幕切迹边缘和蝶鞍后床突侧面行进，穿过海绵窦外侧壁上部，经眶上裂入眼眶后分成上下两支，分布于不同的肌肉上。上直肌控制眼球垂直方向向上运动，内直肌控制眼球水平方向内收运动，下斜肌控制眼球外上运动，下直肌控制眼球内下运动。

滑车神经（Ⅳ）是支配上斜肌的运动性脑神经，起于中脑下丘平面的滑车神经核，从中脑背侧下丘下方出脑，绕大脑脚外侧向前，穿经海绵窦外侧壁，经眶上裂入眶，最后分布于上斜肌上，控制眼球外下运动。

三叉神经（Ⅴ）支配咀嚼肌和鼓膜张肌，传导面部口腔及头顶部区域痛觉、温觉、触觉等多种感觉。分为眼神经、上颌神经和下颌神经三个分支，分别经眶上裂、圆孔、卵圆孔进入颅内。深感觉纤维以三叉神经中脑核为终点，触觉纤维以三叉神经感觉主核为终点，痛温觉纤维以三叉神经脊束核为终点。运动神经纤维起自脑桥三叉神经运动核，经卵圆孔出颅，在下颌神经内走行，最终分布在咀嚼肌和鼓膜张肌上，支配其运动。

展神经（Ⅵ）是支配外直肌的运动神经，从脑桥中部被盖中线两侧的外展神经核起始，沿脑桥延髓沟内侧出脑，越过海绵窦外侧壁，由眶上裂入眶，分布在外直肌上，控制眼球向外水平运动。

面神经（Ⅶ）是控制面部表情运动、腺体分泌、味觉、内耳和外耳道皮肤感觉的混合性神经。面神经的运动神经纤维从脑桥下部的面神经核起始，沿脑桥背侧走行，在脑桥下缘与听神经相邻处出颅，与听神经一起进入内耳孔，在内听道底部分离，经面神经管走行，在膝状神经节处转弯，分出镫骨肌神经和鼓索神经，经茎乳孔出颅，支配面部表情肌、颈阔肌和镫骨肌等。感觉神经细胞位于膝状神经节中，直接接受邻近鼓膜、内耳和外耳道皮肤的感觉。味觉神经则沿面神经管前进，中途沿鼓索神经进入舌神经（三叉神经下颌支的分支），终止于孤束核，支配舌头前 2/3 部分的味觉。

听神经（Ⅷ）又称"前庭蜗神经"，由前庭神经和耳蜗神经组成。前庭神经从内耳前庭神经节双极细胞起始，接受三个半规管的椭圆囊、球囊和壶腹中的信号，感受身体的空间移动。中枢突组成前庭神经与耳蜗神经一起由内耳孔入颅，终止于前庭神经核群。之后的纤维有些终止于小脑的绒球小结叶，有些构成前庭脊髓束终止于前角细胞，有些加入内侧纵束，调节眼球及颈部肌肉反射活动。耳蜗神经传导听觉，由内耳螺旋神经节的双极神经元起始，其周围突接受内耳螺旋器中毛细胞的神经冲动，中枢突进入内听道组成蜗神经,终止于四叠体的下丘和内侧膝状体,内侧膝状体发出的纤维经内囊后肢形成听辐射,终止于颞横回皮质听觉中枢。

舌咽神经(Ⅸ)是感受舌后 1/3 味觉和控制茎突咽肌的混合神经。感觉神经纤维传导舌后 1/3 部分的味觉,接受咽、扁桃体、舌后 1/3、咽鼓管、鼓室黏膜、颈动脉窦和耳后皮肤的感觉信号,除传导耳后皮肤感觉的神经纤维中枢突终止于三叉神经脊束核外,其余的神经纤维中枢突终止于孤束核。控制茎突咽肌的运动神经纤维起于延髓疑核,由颈静脉孔出颅。

迷走神经(Ⅹ)接受外耳道、耳郭凹面部分皮肤和硬脑膜的感觉,咽、喉、食管、气管及胸腹腔内各种脏器信号,控制软腭,咽喉部肌肉,胸腹腔各脏器平滑肌、心肌和腺体活动。接受外耳道、耳郭凹面部分皮肤和硬脑膜感觉的神经纤维中枢突止于三叉神经脊束核,接受咽、喉、食管、气管及胸腹腔内各种脏器信号的神经纤维中枢突止于孤束核。控制软腭、咽喉部肌肉的神经纤维起自疑核,经颈静脉孔出颅。控制胸腹腔各脏器平滑肌、心肌和腺体活动的神经纤维起自迷走神经背核。

副神经(Ⅺ)是控制声带、胸锁乳突肌和斜方肌运动的运动神经,由延髓支和脊髓支两部分组成。延髓支起自延髓疑核,后加入迷走神经组成喉返神经,控制声带运动。脊髓支起自颈髓 1～5 节段前角腹外侧细胞柱,经枕骨大孔和延髓支汇合,经颈静脉孔出颅,控制胸锁乳突肌和斜方肌运动。

舌下神经(Ⅻ)是控制舌肌运动的运动神经。由舌下神经核发出纤维,经舌下神经管出颅,分布于同侧舌肌,受对侧皮质脑干束支配。

理解听力的形成过程对我们理解听神经瘤对听力的损伤有重要作用。声波经外耳道传导至鼓膜,使鼓膜振动,鼓膜振动通过听小骨传达到前庭窗。听小骨由锤骨、砧骨和镫骨三块骨头组成,三块听小骨通过韧带和关节相连,可将振动传递下去。锤骨柄与鼓膜内侧面相连,镫骨足板则连接于前庭窗。听小骨的传递使前庭窗发生振动,前庭阶中的外淋巴随之振动,使蜗管中的内淋巴、基底膜和螺旋器发生相反方向的振动。蜗窗膜也随之振动,方向与前庭窗振动的方向相反。位于基底膜和螺旋器上的毛细胞可根据不同波长的机械波,产生特殊的神经电信号,基底膜和螺旋器振动之后,毛细胞将声波转化为电信号,经听神经传导至听觉中枢产生听觉。

(二)发病率

听神经瘤是一种常见的良性肿瘤,占所有脑肿瘤的 6%～8%。大部分听神经瘤为单侧,双侧听神经瘤占所有听神经瘤的比例不到 5%。听神经瘤的好发年龄段是 40～60 岁,男性多于女性。儿童时期患听神经瘤非常罕见。

(三)病因及发病机制

听神经瘤的病因与发病机制复杂,为遗传因素和环境因素的共同作用。在遗传因素方面,听神经瘤的发生与患者染色体上神经纤维蛋白 2 基因的缺陷有一定关系。神经纤维蛋白 2 基因是一种典型的肿瘤抑制基因,该基因的缺陷会导致梅林(Merlin)蛋白质的功能丧失,该蛋白质有维持膜稳定的功能。在一部分听神经瘤患者中发现了神经纤维蛋白 2 基因的缺失,但该基因缺失并不能解释所有听神经瘤的发病原因。

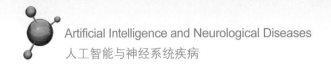

在环境因素的影响方面,高剂量电离辐射可明显增加听神经瘤的发病率,是目前可确定的唯一对听神经瘤有明显影响的环境因素。

（四）临床表现

听神经瘤通常发生于听神经的前庭区,位于内耳道内,引起内听道的扩大。肿瘤压迫听神经,引起听觉症状,包括耳鸣及听力下降等。随着肿瘤体积的不断增大,从内听道延伸至桥小脑角区,三叉神经和面神经逐渐受到压迫,可引起三叉神经及面神经损伤症状;严重时甚至可压迫后组颅神经、小脑及脑干,引起相应的临床症状。

1.一般症状

（1）听力损害:听力损害是听神经瘤最常见也是最早出现的临床表现,超过90%的听神经瘤患者表现为单侧进行性加重的听力下降,多为蜗神经受压引起的感音神经性听力丧失,有时也可表现为突发性的听力丧失。通常高频听力最先丧失,最后累及低频听力,语音识别听力通常比纯音听力受损更为明显。疾病进展早期可因听力下降症状轻微而不易被察觉,患者最初发现听力下降通常是在打电话时,随着肿瘤的进展,逐渐出现噪声背景下的听觉困难。

（2）耳鸣:耳鸣也是听神经瘤较为常见的临床表现,部分患者以耳鸣为起病表现,多为单侧高频音耳鸣。顽固性的耳鸣,即使患者一侧听力完全丧失后仍可持续存在。

（3）眩晕:多出现于听神经瘤发病的早期,多表现为旋转性眩晕,为前庭神经的血供受影响所致。尽管前庭功能测试显示听神经瘤患者前庭功能丧失较常见,但出现眩晕症状的患者仅占小部分,这可能是由于肿瘤生长较缓慢导致前庭功能减退缓慢,为机体代偿提供了可能。

2.局灶性症状

（1）三叉神经损害症状:三叉神经为混合性颅神经,包含一般躯体感觉神经及特殊内脏运动神经两种神经纤维,主要支配头面部皮肤和口鼻腔黏膜的痛觉、温觉和触觉等浅感觉,以及咀嚼肌的运动。当肿瘤压迫三叉神经时,可引起一侧三叉神经受损的临床表现,即同侧面部皮肤及口鼻腔黏膜感觉障碍,角膜反射减弱或消失,严重时可引起咀嚼肌瘫痪。

（2）面神经损伤表现:面神经与三叉神经相同,为混合性神经纤维,但面神经包含一般躯体感觉神经、特殊内脏感觉神经、一般内脏运动神经及特殊内脏运动神经等四种神经纤维成分。面神经感觉神经纤维支配耳部小部分皮肤浅感觉及舌前2/3的味觉,运动神经纤维支配面部表情肌及泪腺、舌下腺及下颌下腺等唾液腺腺体的分泌。肿瘤压迫面神经时可出现同侧的面神经麻痹,表现为同侧的周围性面瘫,即同侧鼻唇沟变浅,口角歪向健侧,同侧额纹消失,不能鼓腮。此外,还可出现舌前2/3味觉障碍及唾液腺、泪腺分泌障碍。

（3）小脑及脑干受压症状:小脑是躯体重要的运动调节中枢,其主要功能是协调躯体的随意运动及维持身体的平衡。脑干连接脊髓、大脑和小脑,内有大量神经核团及神经传导束,是大脑、脊髓及小脑相互联系的重要结构,分为中脑、脑桥和延髓三部分。延髓、脑桥和小脑的结合处,临床上称为桥小脑角区,听神经瘤即发生于此处。当听神经瘤生长到足够大时，即可压迫小脑及脑干，引起共济障碍和平衡失调，表现为走路如醉酒样左摇右晃、闭眼指鼻不能、双手不能做快速轮替动作、肢体肌张力低等，以及躯体感觉及运动障碍等脑干受压表现。

（4）脑积水症状：第四脑室位于延髓、脑桥和小脑之间，上与中脑导水管相通，下与脊髓中央管相接，是脑脊液循环的重要通路。当肿瘤体积较大时，可压迫第四脑室，导致脑脊液循环障碍，引发脑积水，患者表现为头痛、恶心呕吐及视神经盘水肿等颅内压增高症状。

（5）后组颅神经症状：多表现为饮水呛咳、吞咽困难及声音嘶哑等，由肿瘤压迫舌咽神经、迷走神经、副神经及舌下神经所引起，多见于体积巨大的听神经瘤。

二、疾病的诊断、治疗、康复及预防

（一）诊断

1.临床症状

听力下降是听神经瘤最常见的首发症状，耳鸣也是常见的症状，当出现不明原因的单侧听力下降或顽固性耳鸣，同时又伴有三叉神经或面神经损伤表现时，应考虑听神经瘤的可能。当出现小脑、脑干及后组颅神经损伤或脑积水的表现时，多提示肿瘤体积已较大。

2.辅助检查

（1）计算机断层扫描：在听神经瘤的诊断中，CT 扫描虽不如 MRI 扫描敏感，但仍具有重要的诊断意义。体积较小的听神经瘤，CT 平扫多表现为桥小脑角区类圆形或不规则形的占位，呈等密度、略低密度或略高密度，增强扫描多为均匀强化。较大的肿瘤内部可有囊变坏死或出血，CT 平扫时呈混杂密度，囊性部分表现为低密度，实性部分表现为等密度或稍高密度，出血部分表现为高密度，增强扫描为典型的不均匀强化，即实性未坏死部分强化，囊性坏死部分不强化。在听神经瘤的诊断中，颞骨乳突 CT 扫描具有重要价值，与正常侧相比，患侧内听道多呈喇叭口样扩大（见图 3-1A）。

（2）MRI：MRI 在听神经瘤的诊断中比 CT 具有更高的价值。在肿瘤早期尚未引起内听道扩大时，CT 扫描很难发现病变，但 MRI 扫描可显示听神经瘤的早期病变，表现为患侧听神经较另一侧增粗，信号高于正常，增强扫描多呈均匀强化。体积较小的听神经瘤，在 T1 加权像上表现为等或略低信号，在 T2 加权像上则表现为高信号，增强扫描多呈均匀强化。体积较大的听神经瘤，常伴有囊变，囊性部分多呈 T1 加权像低信号、T2 加权像高信号或极高信号，实性部分为 T1 加权像等或略低信号、T2 加权像高信号，注射对比剂后实性部分明显强化，囊性部分不强化，若肿瘤实性部分出现坏死，则表现为不均匀强化。同时，MRI 扫描可见肿瘤与听神经及内听道关系密切，听神经瘤体积较大时可压迫周围正常组织，导致小脑、脑干及第四脑室的变形和移位。当第四脑室受压引起梗阻性脑积水时，可出现脑积水的 MRI 表现，即脑室扩大而皮质未见明显萎缩。

（3）听力及前庭功能检查：在听神经瘤的诊断中，虽然听力及前庭功能检查已逐渐被影像学检查取代，但听力及前庭功能检查仍对诊断听神经瘤具有重要的辅助意义。纯音测听(pure tone audiometry,PTA)是诊断听神经瘤最常用的辅助检查之一,分别测量患者骨传导及气传导的听力。听神经瘤患者主要表现为感音性听力损伤,以高频听力下降为主。脑干听觉诱发电位(brainstem auditory evoked potential,BAEP)常用于听神经瘤切除手术中监测听神经走行分布以避免听神经损伤。此外,听神经瘤相关听力检查还包括言语识别率(speech discrimination score,SDS)等。前庭功能检查包括眼震电图、冷热试验及前庭诱发肌源性电位等,眼震电图应用较多,多表现为偏向健侧的自发眼震,也可表现正常。仅仅存在听力及前庭功能异常并不能诊断为听神经瘤,仍需行影像学检查进一步明确诊断。

(二)治疗

听神经瘤常规的治疗方式包括随访观察、手术治疗及立体定向放射外科治疗。

根据听神经瘤 Koos 分级(见表 3-1),不同级别的听神经瘤推荐的首选治疗方式不同。Ⅰ级:如果患者听力已完全丧失,首选手术治疗,否则以随访为主,建议每 6 个月复查一次增强 MRI,若复查 MRI 提示肿瘤进行性增长,可采取保留听力的听神经瘤切除手术,但对于高龄或全身条件差不能耐受开颅手术的患者,首选立体定向放射外科治疗。Ⅱ级和Ⅲ级:建议行手术治疗,若肿瘤体积不大且复查 MRI 未见增长,也可先随访观察。Ⅳ级:首选手术治疗。对于高龄或全身条件差不能耐受开颅手术的患者,可密切随访观察,是否行立体定向放射外科治疗目前尚有争议。

表 3-1　听神经瘤 Koos 分级

级别	标准
Ⅰ	肿瘤局限于内听道
Ⅱ	肿瘤侵犯桥小脑角区,大小不超过 2 cm
Ⅲ	肿瘤占据桥小脑角区,不引起脑干移位,大小不超过 3 cm
Ⅳ	肿瘤大小超过 3 cm,或脑干移位

1.手术治疗

听神经瘤手术治疗常用入路包括枕下乙状窦后入路、中颅窝入路和经迷路入路。

(1)枕下乙状窦后入路:经枕下乙状窦后入路是听神经瘤手术最常用的入路,通过显露横窦和乙状窦的夹角进入桥小脑角区,术中可很好地暴露后颅窝前外侧区域,对术后听力的保留较好。

(2)中颅窝入路:中颅窝入路适用于肿瘤体积不大的听神经瘤,可较好地保存听力。手术从岩骨前表面进入内听道,可暴露内听道及部分桥小脑角区。该入路易引起颞叶损伤导致术后癫痫发作。

(3)经迷路入路:该手术入路对听力的保护较差,适用于听力已完全丧失的听神经瘤患者。手术入路通路以颅中窝为上界、颈静脉球为下界、骨性外耳道的后壁和面神经垂直段为前界、乙状窦为后界,切除乳突及部分迷路,即可充分暴露内听道和桥小脑角区,体积较大的听神经瘤也可完全切除。

2.立体定向放射外科治疗

随着放射外科技术的发展,立体定向放射外科治疗逐渐成为听神经瘤的可靠治疗方式,可通过伽马刀、射波刀、改良的直线加速器和质子束等实现,临床上以伽马刀较常见。对于不能耐受手术切除的患者,可考虑行伽马刀治疗。伽马刀是以颅内的肿瘤病变组织为靶点,使用伽马射线进行一次性大剂量的选择性聚焦照射,从而使肿瘤组织局灶性坏死。听神经瘤行伽马刀治疗后仍需定期随访复查。

（三）康复

随着现代医学的发展,听神经瘤手术的死亡率不断降低,术后并发症的防治重心已逐渐过渡到减少术后颅神经并发症上。术后最常见的并发症是听力进一步损伤及面瘫,也可有后组颅神经损伤及小脑脑干功能损害。听神经瘤术后相关局灶神经功能并发症的康复,主要包括营养神经药物的应用、针灸、康复理疗等治疗。此外,面神经移植技术用于治疗听神经瘤术后面瘫也逐渐成熟。

（四）预防

听神经瘤的病因目前尚不明确。有研究显示,长期处于噪声环境下造成的施万细胞损伤可能与听神经瘤的发病具有一定的相关性,因此避免长时间处于噪声环境对预防听神经瘤可能具有一定的效果。

三、医工交叉应用的进展与展望

1.术中电生理监测

术中电生理监测技术在听神经瘤手术中起重要作用,该技术是将神经科学、细胞生物学、电生理学、声波学等多种学科交叉融合的一项技术。

在听神经瘤手术中,由于听神经与面神经的解剖位置极为接近,手术过程中经常会出现面神经损伤的情况,导致患者术后出现不同程度的面瘫,当患者的面神经解剖位置有变异时,手术过程中面神经损伤的概率更高。面神经损伤后的症状会严重影响患者的生活质量,往往需要较长时间的康复治疗才能恢复面神经部分功能,甚至无法恢复其功能。

电生理监测技术可在手术过程中使用探针对面神经进行监测,从而在手术中有意识地避开面神经,以最大可能保留面神经功能（见图 3-2）。在应用面神经电生理监测技术的手术案例中,小于 1 cm 的听神经瘤患者面神经保留率可达 $95\%\sim100\%$,大于 2 cm 的听神经瘤患者面神经保留率也可达 70% 左右。术中面神经电生理监测包含两部分:一部分是神经电刺激,脉冲电流通过探针刺激探测的组织,从而诱发组织中可能存在的神经动作电位,通过观察收集到的电位波形、波幅、传导速度等,判断被探测组织中是否含有面神经;另一部分是扬声器监测,将收集到的超过阈值的肌电信号转化为声音,从而让手术医生能直观而简洁地通过声音实时判断面神经的解剖位置,便于在手术过程中尽量保留面神经。

听神经与脑干功能的电生理监测是一种术中对于听力功能的保护技术,可确定听神经及脑干功能,从而在术中尽可能地避免听力完全损伤。应用听神经与脑干功能的电生理监测的相关手术案例研究表明,在听神经瘤小于 1 cm 的患者中,约 50% 患者听力得以保留。

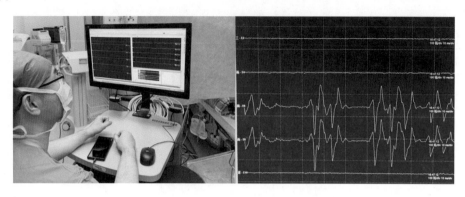

图 3-2　听神经瘤切除手术中的电生理监测技术

2.术后面神经修复及功能康复

保护面神经功能是听神经瘤手术中的重要目标。术中面神经损伤可由拉伸、热损伤或血管损伤等引起。虽然术中电生理监测技术的应用已经明显降低了听神经瘤患者术后面瘫的发生率,但即使术中面神经得以完全解剖保留,术后仍然可能出现面神经功能障碍,引起显著的社会心理效应,对患者的生活质量产生不利影响(见表 3-2)。

表 3-2　面神经功能 House-Brackmann 分级

级别	程度	表现
Ⅰ	功能正常	无异常表现
Ⅱ	轻度障碍	总体观察:近距离观察可见轻微异常,可能有轻微连带运动 静止状态:面部对称,肌张力正常 运动状态:额部功能正常,眼睑闭合不费力,嘴角轻度不对称
Ⅲ	中度障碍	总体观察:双侧面部明显不对称,存在不严重的连带运动、挛缩和半面痉挛 静止状态:面部对称,肌张力正常 运动状态:前额存在轻度至中度运动,眼睑用力可闭合,嘴角用力时可见轻度异常
Ⅳ	中-重度障碍	总体观察:存在明显异常和毁容性不对称 静止状态:面部对称,肌张力正常 运动状态:前额无运动,眼睑不能完全闭合,嘴角明显不对称
Ⅴ	重度障碍	总体观察:仅存在勉强可见的运动 静止状态:双侧面部不对称 运动状态:前额无运动,眼睑不能完全闭合,嘴角仅轻微运动
Ⅵ	完全瘫痪	面部无运动

若听神经瘤患者术后面神经功能为Ⅳ级或更差,并在术后行康复治疗至少6个月仍无明显恢复,可考虑行面神经移植,包括面-舌下神经吻合术、舌下神经转位术、咬肌神经-面神经吻合术等手术方式。面-舌下神经吻合术是目前面神经移植的主流式式,将舌下神经中枢侧断端与面神经总干周围侧断端吻合,或取腓肠神经一端吻合舌下神经主干,另一端吻合面神经断端。面-舌下神经吻合术后大多可获得较好的面神经功能改善,但术后可能出现舌肌功能障碍。目前提出了许多面-舌下神经吻合术的改良式式,旨在减轻术后舌肌功能障碍。咬肌神经-面神经吻合术是面神经移植的另一种常用式式,将咬肌神经主干与面神经断端吻合,可避免舌下神经移植引起的舌肌功能障碍,明显改善口角运动并缩短面神经功能恢复时间。

近年来,双重神经替代移植或多种式式联合修复成为面神经功能修复的新方向,而神经再生科学、神经材料学以及人机交互医工交叉学科的发展可能会给面神经功能修复提供更多的可能性。

3.听力重建

绝大多数听神经瘤患者术后患侧听力丧失。听力能否保留主要与肿瘤的大小、生长部位、生长方式及术前听力状况等有关。术中保留耳蜗结构及蜗神经,并避免刺激内听动脉等可能保留患侧听力,但往往很难实现,因此术后听力重建技术应运而生。当听神经瘤患者术后因耳蜗结构或蜗神经损伤导致听力丧失时,可使用听觉脑干植入器直接刺激脑干神经核以获得听力。

听觉脑干植入器的设备包括两部分:外部组件主要包括麦克风、电池、语音处理器、磁铁和发射机天线,内部组件则包括磁铁、天线、接收器-刺激器以及电极阵列。当外界事物发出声音时,首先被麦克风捕获并转换成电信号,然后传送到语音处理器,转换成电子代码,随后电子代码由发射线圈通过皮肤射频传输,被内部的接收器接收并转换成快速脉冲阵列,脉冲阵列经导线传递给脑干表面的电极触点,从而直接刺激脑干神经核团形成听力。

听觉脑干植入器给听神经瘤术后出现听力丧失的患者提供了一种有效的、在一定程度上恢复听力的方式。研究显示,听神经瘤术后出现听力丧失后,植入听觉脑干植入器的患者中有81%得到了听觉的恢复。但是,听觉脑干植入器不能提供与正常听力完全相同的声音质量,且大多数植入听觉脑干植入器的患者无法实现对随意语言的完全开放式识别。植入听觉脑干植入器后,患者仍需进行言语及听觉的康复训练。研究显示,在辅以唇语阅读的康复训练后,93%的患者在植入听觉脑干植入器后的3~6个月表现出对语句理解能力的提高。

参考文献

[1]王忠诚,张玉琪.王忠诚神经外科学[M].2版.武汉:湖北科学技术出版社,2015.
[2]张力伟,贾旺,薛湛,等.听神经瘤多学科协作诊疗中国专家共识[J].中华神经外科杂志,2016,32(3):217-222.

[3]HALLIDAY J，RUTHERFORD S A，MCCABE M G，et al. An update on the diagnosis and treatment of vestibular schwannoma [J]. Expert Rev Neurother，2018，18(1):29-39.

[4]YAWN R J，WRIGHT H V，FRANCIS D O，et al. Facial nerve repair after operative injury：Impact of timing on hypoglossal-facial nerve graft outcomes [J]. Am J Otolaryngol，2016，37(6):493-496.

[5] YOSHIOKA N，TOMINAGA S. Masseteric nerve transfer for short-term facial paralysis following skull base surgery [J]. J Plast Reconstr Aesthet Surg，2015，68(6):764-770.

[6]DEEP N L，ROLAND J T Jr. Auditory brainstem implantation：Candidacy evaluation，operative technique，and outcomes [J]. Otolaryngol Clin North Am，2020，53(1):103-113.

[7]ROZEN S M，HARRISON B L,ISAACSON B，et al. Intracranial facial nerve grafting in the setting of skull base tumors：Global and regional facial function analysis and possible implications for facial reanimation surgery [J]. Plast Reconstr Surg，2016，137(1):267-278.

[8]RABIE A N，IBRAHIM A M S，KIM P S，et al. Dynamic rehabilitation of facial nerve injury：A review of the literature [J]. J Reconstr Microsurg，2013，29(5)：283-296.

[9]KARTUSH J M，RICE K S,MINAHAN R E，et al. Best practices in facial nerve monitoring [J]. Laryngoscope，2021，131 Suppl 4:S1-S42.

第四章 蛛网膜下腔出血

学习目的

1.了解蛛网膜下腔出血的定义、病因及发病机制。

2.熟悉动脉瘤性蛛网膜下腔出血的临床表现和诊断方法。

3.了解脑动脉瘤的治疗方法。

4.熟悉动脉瘤性蛛网膜下腔出血相关医工结合的现状及进展。

案例

患者,女,58岁,因"突发剧烈头痛1天"来诊。患者1天前无明显诱因突发剧烈头痛,无意识障碍、恶心呕吐、大小便失禁等,到当地医院就诊,予以对症处理后行CT检查提示蛛网膜下腔出血,颅脑动脉血管CT血管造影(computed tomography angiography,CTA)提示左侧颈内动脉后交通段动脉瘤。

入院查体:患者神志清楚,精神略差,言语正常,双侧瞳孔等大等圆,约3mm,对光反射灵敏,颅神经查体无异常,四肢肌力、肌张力正常,病理征阴性,颈抵抗明显,克氏(Kernig)征阳性。

辅助检查:颅脑CT提示蛛网膜下腔出血(见图4-1),颅脑CTA提示左侧颈内动脉后交通段动脉瘤(见图4-2)。

入院诊断:蛛网膜下腔出血;左侧颈内动脉后交通段动脉瘤。

患者入院后完善心电图、血常规、凝血系列、血生化、肝肾功能等检查,未见明显绝对手术禁忌证。因患者突发剧烈头痛,当地医院行CT检查提示蛛网膜下腔出血,考虑颅内动脉瘤破裂是蛛网膜下腔出血的主要原因。进一步行CTA检查发现有左侧颈内动脉后交通段的动脉瘤,瘤体形态不规则。根据动脉瘤位置、形态判断,该动

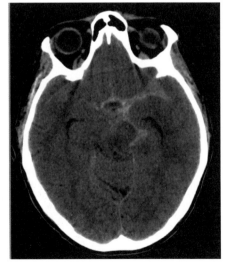

图4-1 颅脑CT

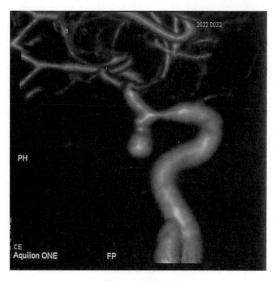

图 4-2 颅脑 CTA

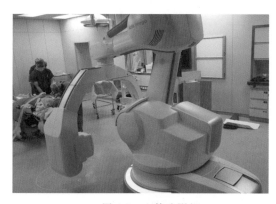

图 4-3 血管造影机

脉瘤破裂是导致蛛网膜下腔出血的直接原因。已破裂动脉瘤在短期内再次发生破裂出血的风险较高，且致残致死率会进一步增高，应及早行手术治疗以降低或消除动脉瘤再破裂出血的可能性。目前，针对颅内动脉瘤的手术治疗，可选择开颅夹闭术或介入栓塞术，这两种方法手术风险和治疗效果相近，向患者家属充分说明病情及可选择的治疗方式后，家属决定选择介入栓塞术进行治疗。

手术过程：颅内动脉瘤的介入栓塞术在安装有血管造影机（见图 4-3）的复合手术室中进行。患者全麻成功后，双侧腹股沟区消毒、铺巾，Seldinger 技术穿刺右侧股动脉并置入 6 F 动脉鞘，在超滑导引导丝的配合下，将 6 F 导引导管头端置入左侧颈内动脉岩骨段，行左侧颈内动脉正位、侧位和 3D 血管造影。造影结果显示，动脉瘤位于左侧颈内动脉后交通段，瘤颈部有脉络膜前动脉发出，瘤体不规则，其上有子瘤膨出，测量动脉瘤大小约 6 mm×4.5 mm。在微导丝的配合下，将 2 条微导管分别置入动脉瘤的子瘤和瘤颈部，分别依次填入不同规格的弹簧圈 4 枚。再次造影见动脉瘤未再显影，载瘤动脉和脉络膜前动脉通畅（见图4-4）。患者麻醉苏醒后安全返回病房。术后患者经过镇静止痛、抗血管痉挛、神经营养等综合治疗，头痛症状逐渐消失，未出现新发的神经系统症状、体征，治愈出院。

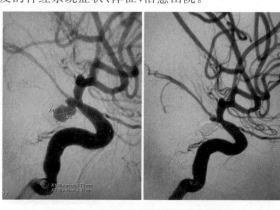

图 4-4 术中 DSA 影像及手术过程

医工结合点：无创/微创血管成像技术在颅内动脉瘤性蛛网膜下腔出血诊断中的重要作用；对未破裂动脉瘤未来发生破裂出血风险评估预测的先进影像技术；人工智能在对颅内动脉瘤的快速诊断、自然史预测和破裂风险评估中的应用；可吸收、外泌体涂层等新型介入材料；可直接对血管进行修复的图像/磁引导下的纳米机器人；可减少医生接收放射剂量并提供精准操作的血管介入机器人。

思考题

除了上述案例中血管造影机的使用，还有哪些医工结合的进展能给动脉瘤性蛛网膜下腔出血患者带来更好的预后？

案例解析

一、疾病概述

（一）定义和病理生理

蛛网膜下腔出血（subarachnoid hemorrhage，SAH）是由各种病因引起的颅内和椎管内病变血管突然破裂，血液流至蛛网膜下腔的统称，分为自发性和外伤性两类，本节仅述自发性 SAH。颅内动脉瘤（intracranial aneurysm）是指颅内动脉血管局限性异常扩大造成的动脉壁囊性膨出。颅内动脉瘤性 SAH 占自发性 SAH 的 75%～80%。本病好发于 40～60 岁中老年人。

多数首次 SAH 的患者，动脉瘤破口会被凝血封闭停止出血，病情逐渐稳定，如未得到及时治疗，随着动脉瘤破口周围血凝块的溶解，可能会在首次出血后 1～2 周内再次出血，约 1/3 患者死于再次出血。SAH 后脑脊液中红细胞破坏产生 5-羟色胺、儿茶酚胺等多种血管活性物质，可导致脑血管痉挛（vasospasm），多发生在出血后 3～15 天。局部血管痉挛脑血管造影显示动脉瘤附近动脉纤细，患者症状不明显，广泛脑血管痉挛会导致脑梗死，患者意识障碍加重，出现偏瘫，甚至死亡。

（二）病因

自发性 SAH 多由颅内动脉瘤和脑（脊髓）血管畸形破裂引起，前者较后者多见，其他原因有动脉硬化、烟雾病（moyamoya disease）、脑肿瘤、卒中、血液病、动脉炎、脑炎、脑膜炎及抗凝治疗的并发症等。

动脉瘤的病因尚不完全清楚。动脉壁先天缺陷学说认为 Willis 环动脉分叉处动脉壁平滑肌层先天性缺失。动脉壁后天性退变学说则认为，颅内动脉粥样硬化和高血压，使动脉内弹力层破坏，渐渐膨出形成囊性动脉瘤。炎性反应引起蛋白水解酶增多，其在动脉瘤形成过程中的作用有待进一步研究。感染病灶如细菌性心内膜炎、肺部感染等，感染性栓子脱落侵蚀脑动脉壁形成感染性动脉瘤，头部外伤也可导致动脉瘤形成，但临床均少见。动脉瘤形成也可能与遗传相关。

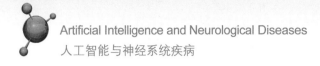

（三）临床表现

1.剧烈头痛

大部分患者动脉瘤破裂前有情绪激动、便秘、咳嗽等诱因。患者突发"爆炸性"头痛，伴有恶心呕吐、面色苍白、全身冷汗、眩晕、项背痛或下肢疼痛。出血后1～2天内查体可见脑膜刺激征阳性。

2.意识障碍及癫痫

动脉瘤破裂出血后，约半数患者出现一过性意识障碍，严重者会昏迷。约20％患者可出现癫痫发作。

3.颅神经损害

颈内动脉-后交通动脉动脉瘤、基底动脉顶端动脉瘤和大脑后动脉动脉瘤可造成同侧动眼神经麻痹，表现为患侧眼睑下垂、瞳孔散大，眼球内收，上、下视不能，瞳孔直接、间接对光反射均消失。有时局灶症状出现在SAH前，如头痛、眼眶痛，继之动眼神经麻痹，此时应警惕随之而来的动脉瘤破裂出血。

4.视力视野障碍

SAH沿视神经鞘蔓延，眼底检查可见视网膜下片状出血。如出血量大，血液浸入玻璃体内会引起视力障碍。巨大动脉瘤压迫视交叉或视放射时，患者可出现双颞侧偏盲或同向性偏盲。

5.其他

约1％的颅内动静脉畸形和动脉瘤可出现颅内杂音。部分患者SAH发病后数日可有低热。大脑中动脉瘤出血形成颅内血肿，患者可出现偏瘫或失语。

二、疾病的诊断、治疗、康复及预防

（一）诊断

1.CT及CTA

SAH后48小时内，非强化高分辨率CT可发现95％以上的SAH。出血后第一周内的CT显示最清晰，可见脑沟与脑池密度增高。颈内动脉瘤破裂后出血多位于环池，大脑中动脉瘤破裂后出血多位于患侧外侧裂，大脑前动脉瘤破裂后出血多位于前纵裂池，基底动脉瘤破裂后出血主要位于脚间池与环池附近。CTA是诊断动脉瘤和血管畸形的首选无创检查，对SAH的鉴别诊断很有帮助。

2.磁共振

由于高铁血红蛋白较少，磁共振在SAH后24～48小时内不敏感，4～7天后敏感性增加。磁共振FLAIR像是检查SAH最敏感的影像学检查。

3.数字减影血管造影（digital subtraction angiography，DSA）

DSA检查可明确动脉瘤尺寸、部位、单发或多发，有无血管痉挛，动静脉畸形的供血动脉和引流静脉，以及侧支循环情况，有利于SAH病因诊断。对怀疑脊髓动静脉畸形者应行脊髓动脉造影。Hunt-Hess Ⅰ级和Ⅱ级的患者（见表4-1）应及早行DSA检查，Ⅲ级及以上的患者待病情稳定后再行DSA检查。DSA检查明确诊断后，应尽快手术夹闭或介入栓塞动脉瘤,防止动脉瘤再次破裂出血。SAH 患者首次 DSA 检查结果可为阴性,可能因脑血管痉挛导致动脉瘤未显影,应建议患者 1 个月后复查 DSA。

4.腰椎穿刺术

已确诊的 SAH 患者无须再行腰椎穿刺术。SAH 后伴有颅内压增高时,行腰椎穿刺术可能诱发脑疝。

表 4-1　Hunt-Hess 分级

级别	症状体征
Ⅰ级	无症状或轻微头痛及轻度颈强直
Ⅱ级	中-重度头痛,颈强直,除有颅神经麻痹外,无其他神经功能缺失
Ⅲ级	嗜睡,意识模糊,或轻微的局灶性神经功能缺失
Ⅳ级	木僵,中或重度偏侧不全麻痹,可能有早期的去脑强直及自主神经系统功能障碍
Ⅴ级	深昏迷,去大脑强直,濒死状态

（二）治疗

1.SAH 的治疗

（1）出血急性期,患者应绝对卧床休息,可用止血药物。头痛剧烈的患者可给予镇静镇痛药物治疗,注意保持大小便通畅。伴有颅内压增高的患者可应用 20% 甘露醇治疗。

（2）尽早行病因治疗,如开颅动脉瘤夹闭术或介入栓塞术,动静脉畸形或脑肿瘤切除术等。

2.开颅夹闭治疗

（1）手术时机:应尽快对破裂动脉瘤进行夹闭,以避免再次出血。Hunt-Hess Ⅲ级及以下的患者应争取急诊手术（出血后 3 日内）,Hunt-Hess Ⅳ级和Ⅴ级的患者可能存在脑血管痉挛和脑积水,急诊手术危险性较大,需待病情好转后再行手术治疗。

（2）围术期治疗:患者术后进入 ICU 监护,绝对卧床,适当镇静镇痛治疗,减少不良声、光刺激,注意维持正常血压,便秘者给予缓泻剂或灌肠治疗,合并脑血管痉挛时给予尼莫地平治疗,同时应行经颅多普勒超声监测脑血流变化,观察病情进展。为预防动脉瘤再次出血,可应用抗纤维蛋白溶解剂。

（3）手术方法:动脉瘤颈夹闭术可彻底消除动脉瘤,保持动脉瘤的载瘤动脉通畅。孤立术是在动脉瘤的两端夹闭载瘤动脉,在未能证明侧支供血良好的情况下应慎用。动脉瘤包裹术疗效不肯定。吲哚菁绿血管造影（indocyanine green angiography,ICGA）可评估显微手术中动脉瘤夹闭状态,及时调整动脉瘤夹的不当位置,保持载瘤动脉通畅和动脉瘤夹闭完全。显微手术夹闭动脉瘤的死亡率低于 2%。

高龄、病情危重或不接受手术夹闭动脉瘤的患者,以及椎-基底动脉瘤患者可选血管内介入治疗。复杂性动脉瘤可在复合手术室（hybrid operating room）实施一站式手术（one-stop operation）治疗。动脉瘤术后均应复查脑血管造影以证实动脉瘤是否完全闭塞。

（4）未破裂动脉瘤：CTA 和磁共振血管造影（magnetic resonance angiography，MRA）发现的未破裂动脉瘤手术治疗仍在临床研究中，尚无高等级的临床指南。目前，治疗未破裂动脉瘤策略主要考虑患者年龄、有无 SAH 史、动脉瘤尺寸和位置。巨大和（或）症状性动脉瘤、动脉瘤增大或形态改变者建议手术治疗，特别是年轻患者。未经手术治疗的偶发动脉瘤推荐每年进行一次 MRA/CTA 检查，如提示动脉瘤增大应行手术治疗，动脉瘤未见增大可继续随访观察。

3.介入栓塞治疗

（1）弹簧圈栓塞：颅内动脉瘤可行血管内弹簧圈栓塞治疗。这种方法是通过动脉内的导管在动脉瘤内放置一个或多个小弹簧圈，使动脉瘤内血流与载瘤动脉隔绝，从而达到闭塞动脉瘤的目的。首先在患者的股动脉或桡动脉穿刺建立一个快速进入动脉系统的鞘通道，然后利用不同的管道输送系统，将弹簧圈送入动脉瘤内，直到动脉瘤内的空间完全被填塞。这时动脉瘤中的血流将大大减少，并且随着时间的推移，由于弹簧圈之间形成血凝块，血流最终停止流动，从而达到理想的治疗结果，即不含流动血液的动脉瘤不会渗漏或破裂。

（2）血管内支架、血流导向装置：血管内支架辅助是颅内动脉瘤介入栓塞手术中的一项重要技术。支架辅助可使以前无法获得致密栓塞甚至无法栓塞的颅内宽颈、微小、梭形动脉瘤获得良好的治疗效果，增加栓塞比例，防止动脉瘤复发，促进动脉瘤愈合。支架主要起到以下几个方面的作用：

1）保护载瘤动脉，使弹簧圈能很好地在动脉瘤内填塞，防止因载瘤动脉狭窄、闭塞造成术后脑梗死。

2）增加瘤颈栓塞密度，由于有支架的阻挡，弹簧圈在瘤颈部可依载瘤动脉形态塑形，完全覆盖动脉瘤颈，促进血栓化及动脉瘤愈合。

3）改变载瘤动脉的形态，引导血流，减少血流进入动脉瘤，促进动脉瘤愈合。

4）刺激血管新生内皮生长，促进动脉瘤愈合。

采用支架辅助的动脉瘤介入栓塞术需要术前及术后应用抗血小板聚集药物治疗。术后抗血小板聚集治疗的关键时间为术后两个月内，这期间是血管内皮化的重要时期，规律的抗血小板聚集治疗可显著减少支架内血栓形成的可能。

临床上，巨大动脉瘤、宽颈动脉瘤等复杂动脉瘤术后易复发，不能解决占位效应，且治疗费用较高，也成为治疗的一大挑战。随着对血流动力学研究的不断深入和血管内治疗技术的不断开展，载瘤动脉血管重建理念也逐渐被接受。基于这一理念的血流导向装置（flow diverter，FD）也从基础研究发展到临床应用。目前临床应用的血流导向装置采用编织丝编织而成，金属覆盖率高和网孔率高。血流导向装置通过对局部血流进行重塑，将载瘤动脉向动脉瘤内冲击的血流导向远端正常血管内，从而减少局部血流对动脉瘤的冲击，使动脉瘤内的血流动力学情况得以改善，最终动脉瘤内血栓形成，动脉瘤闭塞。

（3）Woven EndoBridge（WEB）等新型栓塞材料：弹簧圈栓塞是颅内动脉瘤的主要治疗方式，然而在处理特殊类型动脉瘤时，例如宽颈分叉部动脉瘤，通常需要支架辅助或者血流导向装置，而且需要使用负荷剂量抗血小板聚集药物和延长抗血小板聚集治疗时间,增加了患者出血的风险。在这种临床背景下,动脉瘤内扰流装置 WEB 是一种无须抗血小板聚集药物治疗的瘤内扰流装置,放置于动脉瘤囊内封闭动脉瘤颈,随着时间的推移,动脉瘤口形成血栓并内皮化。最近,WEB 已被 FDA 批准用于治疗颈内动脉末端、大脑中动脉分叉部、前交通动脉以及基底动脉尖端动脉瘤。

（三）康复

患者术后要保持安静,卧床休息,避免各种可能造成情绪激动的因素;应多食新鲜蔬菜、水果和粗纤维易消化食物,保持大便通畅,避免用力动作;注意观察血压变化,尤其是高血压患者,需口服或静脉应用降压药物治疗。这些康复措施的核心都是避免血压大幅波动而诱发尚未完全形成血栓的颅内动脉瘤再次发生破裂出血。

（四）预防

颅内动脉瘤性 SAH 尚无有效的预防措施。目前已知糖尿病、高血压、高脂血症等慢性疾病是促进颅内动脉瘤发生发展的高危因素,对于存在高危因素的人群,建议定期行脑血管影像学检查,以便在动脉瘤破裂出血前发现病变并及时给予相应的治疗。同时,戒烟、戒酒、规律健康饮食等可有效保障脑血管系统的功能健康,防止颅内动脉发生异常病理性改变,从而降低动脉瘤的发生。

三、医工交叉应用的展望

（一）诊断

1.无创/微创血管壁成像技术

如何精准有效地评估动脉瘤破裂风险成为临床医生对动脉瘤未破裂患者进行手术治疗或保守治疗的关键所在。以往主要通过 CTA、MRA、DSA 等获取血管腔的特点,对血管壁及瘤壁缺乏有效的检查,目前临床上多以动脉瘤的大小、位置、形态、破裂史、高危因素及种族等指导治疗和预测未来动脉瘤破裂的风险。

MRI 作为一种安全、无创、无辐射的影像学检查手段,能有效地检测血管腔内的结构、血流方式和速度特征、动脉瘤壁的厚度及强化等情况,对于制定临床动脉瘤的诊断和治疗策略具有重要的意义。近年来随着技术的进步,磁共振设备磁场强度的逐渐增高,特殊造影剂及分子对比剂的发明,高分辨率磁共振成像（high resolution magnetic resonance imaging,HR-MRI）可更有效地反映血管壁的信息,在评估动脉瘤破裂风险方面发挥越来越重要的作用。

（1）HR-MRI 评估动脉瘤壁厚度:动脉瘤壁很薄,为 0.02～0.50 mm。因动脉瘤壁的重塑过程导致了瘤壁进行性变薄,最终可引起动脉瘤破裂出血,故测量动脉瘤壁的厚度可能对破裂风险的评估起到一定的作用。但动脉瘤壁纤薄,且以往的成像技术分辨率有限,使得动脉瘤壁成像具有挑战性。研究发现,动脉瘤壁与邻近脑实质或脑脊液的界限模糊,难以准确测量其厚度,但当动脉瘤壁厚超过了成像空间分辨率时,高分辨率技术就可准确地测量动脉瘤壁厚度。近年来,MRI 技术持续发展,7.0T MRI 具有更高信号噪声比和更高对比噪声比,使动脉瘤壁厚度的研究成为可能。尽管 7.0T MRI 仍处于发展阶段,但它对动脉瘤壁厚度有良好的显示效果,提示在未来的研究中,动脉瘤壁厚度的变

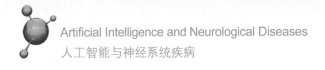
化可作为评估动脉瘤破裂的一个危险因素。

（2）HR-MRI评估动脉瘤壁炎症：越来越多的研究表明，动脉瘤是一种炎症性疾病，其发生发展及破裂的过程与炎症有不可分割的联系。大多数动脉瘤的破裂发生在瘤顶，瘤壁通常被炎性细胞浸润，并有纤维化改变。由于炎症介质和细胞因子的作用，巨噬细胞浸润血管壁，表达并释放基质金属蛋白酶（matrix metalloproteinases，MMPs）。MMPs分解动脉壁的细胞外基质和胶原蛋白，进而导致其他炎症细胞的聚集，增加蛋白酶的表达，并使动脉壁迅速退化。这些过程通常受正反馈调节和炎症因子共同作用，最终导致动脉瘤的形成。持续存在的炎症可严重影响动脉壁结构，引发动脉瘤破裂和SAH。在多项研究中，利用HR-MRI检测动脉瘤壁上的特殊炎性标记物，可在一定程度上评估动脉瘤的炎性改变，从而为预测动脉瘤破裂风险提供依据。

（3）HR-MRI评估动脉瘤壁强化：正常的血管壁有完整的血管内皮屏障，对比剂（钆）不能透过。当出现动脉瘤或者其管壁炎症进展及病理性滋养血管增生时，对比剂渗入，表现为瘤壁局部信号影增强。在不稳定动脉瘤中，动脉瘤壁环形强化（circumferential aneurysmal wall enhancement，CAWE）的发生率高于稳定动脉瘤，说明动脉壁强化可作为血管壁炎症的间接标志，也可作为动脉瘤不稳定的潜在标志。

（4）HR-MRI评估动脉瘤壁渗透率：对比剂可渗透动脉瘤壁，准确检测颅内动脉瘤壁的渗透率对于评估动脉瘤破裂风险具有重要的意义。有研究发现，临床定义的高破裂风险未破裂动脉瘤邻近区域的渗透率较高，提示渗透率可能是预测动脉瘤破裂风险的独立指标。但未来有必要进一步探讨其与动脉瘤破裂风险的相关性。

（5）HR-MRI评估血流动力学相关破裂危险因素：血流动力学异常一直被认为是诱发动脉瘤形成和破裂的重要危险因素，其主要包括动脉瘤周围血流动力学异常及动脉瘤内部血流动力学异常。运用相位对比MRI（phase contrast magnetic resonance imaging，pcMRI）评估计算流体力学（computational fluid dynamics，CFD）方法，可有效模拟动脉瘤的血流动力学变化。这为无创化分析动脉瘤的血流动力学提供了一种可能，也为临床上患者的个体化评估与诊治提供了新思路。

（6）HR-MRI在动脉瘤破裂后的相关研究：准确的非侵入性识别出血来源是靶向治疗多发动脉瘤伴急性SAH患者的关键所在。以往判断动脉瘤破裂的标准有出血的分布、动脉瘤的形态（大小、位置、形状、颈圆顶比）、充盈特征、局灶性血管痉挛的存在、症状和定位体征定位等。颅内多发动脉瘤破裂的鉴别也可指导血管痉挛的临床处理。HR-MRI有可能成为一种预测工具，用于判断在血管痉挛的情况下诱导血压升高的安全性。在控制出血等级的情况下，管壁强化与随后的血管造影时血管痉挛显著相关，提示破裂动脉瘤的管壁强化可能与血管造影时血管痉挛的发展有关。

2.人工智能在脑动脉瘤的快速诊断、自然史预测和破裂风险评估中的应用

人工智能应用已经初步实现了脑动脉瘤的智能筛查、智能测量、智能稳定性评估、智能手术规划及术中辅助、智能随访等全诊疗流程的智能化辅助。

（1）智能筛查：面对庞大的患者人群，动脉瘤的治疗同样面临着医疗资源分配不平衡、治疗策略难抉择、医生手术水平存在差异、患者管理困难等一系列临床实际问题。中

国人群动脉瘤患病率约为7%,其中小动脉瘤发生率高达78%,多发动脉瘤发生率可至15%~30%,且多数无明显症状,临床极易造成漏诊,一旦动脉瘤逐渐增长或意外破裂将带来严重后果。利用人工智能技术,从体检、门诊切入,通过无辐射、无须注射造影剂的MR影像学检查,对动脉瘤进行快速自动筛查,实现动脉瘤患者的早筛查、早治疗。

(2)智能测量:智能测量技术的相关报道最早可追溯到2004年,测量流程包括血管还原、动脉瘤识别、动脉瘤分割和动脉瘤测量等步骤。智能测量系统的优势主要体现在针对同一动脉瘤的三维形态进行多次测量的结果具有良好的一致性,避免了人工测量的个体差异。一项基于数字模型与实际动脉瘤不同测量方式的对比研究结果表明,智能测量在动脉瘤最大径、瘤颈、宽、高、入射角度等动脉瘤形态学参数测量结果的一致性方面优于人工测量。另外,在完成智能测量并获取相关参数后,计算机可同时完成长宽比、尺寸比等衍生参数的计算,以及人工测量无法实现的波动指数、非球面指数等衍生参数的测量和计算。未来,随着动脉瘤量化分析需求的增加,将有更多既往人工测量无法实现但存在潜在临床意义的参数纳入智能测量中,如动脉瘤栓塞前后的体积变化、载瘤动脉直径波动范围等。

(3)智能稳定性评估:针对颅内动脉瘤的稳定性评估,包括破裂风险预测、预后预测、治疗效果预测等方向,机器学习技术也已经开展多项研究,其中以动脉瘤破裂风险预测和稳定性评估的相关报道最多,结合动脉瘤的影像学特征和患者的临床特征,应用机器学习模型进行评估,可输出定量化的评估结果和动脉瘤破裂的高危因素,为未破裂动脉瘤治疗策略的制定提供精确参考。

(二)治疗

1.血小板功能的快速准确检测技术

动脉瘤的介入治疗中,将支架辅助及血流导向装置等材料置入患者血管内,患者需长期服用抗血小板聚集药物治疗。常用剂量的抗血小板聚集药物往往因患者体质的不同,导致血小板功能的反应性具有较大的差异,准确有效的血小板功能检测成为动脉瘤介入治疗中不可或缺的重要环节。检测原理一般为体外诱导血小板聚集,通过不同手段检测聚集率,反映血小板功能。常见的检测方法包括光学比浊法(LTA)、维梵纳血小板功能分析(Verify Now)、血栓弹力图(TEG)、Platelet Works/PL-12、PFA-100/PFA-200、血管舒张剂刺激磷蛋白检测法(VASP)等。LTA被认为是“金标准”,Verify Now原理类似LTA。

(1)LTA:被认为是血小板功能检测的“金标准”,其原理是在富含血小板的血浆中加入血小板激活剂使血小板发生聚集,血浆浊度减低,透光度增加,连续记录透光度的变化可判断血小板的聚集能力。不足之处是需制备富集血小板血浆,技术要求高,可重复性差,耗时长,难以标准化。LTA主要应用于遗传性血小板疾病,一般不用于抗血小板聚集药物疗效监测。

(2)Verify Now:原理类似LTA,基于血小板聚集时光信号的改变,全血快速床旁卡式检测(15分钟)。其已获得FDA批准,与LTA检测结果相关度好。不仅可对阿司匹林进行检测,还可对氯吡格雷进行检测。目前在国内检测费用比较高,普及率较低。

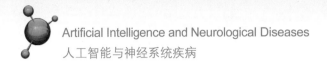

（3）Platelet Works：原理类似于血小板计数仪，检测指标亦为血小板最大聚集百分比。其优点是采用全血标本，操作简便、快速、价格低廉。目前国内已有类似替代产品，但临床证据较少，其结果解读应慎重。

（4）PL-12：原理与 Platelet Works 类似，通过自动对血样聚集前、聚集过程中及聚集后的血小板连续颗粒计数，比较血样在加入诱聚剂前、后血小板的数量变化，从而得到血小板功能水平的相关指标。此项技术为国内研发，具有自主知识产权。

2.可吸收、外泌体涂层等新型介入材料

动脉瘤介入治疗通常需要放置金属支架来加强动脉壁，防止弹簧圈突入血管腔内，或者通过较密的网孔，实现对血流的导向作用。然而，支架的放置通常会对血管壁造成一定的损伤，刺激平滑肌细胞增殖并迁移到损伤部位，以修复损伤，其结果是血管发生狭窄。目前临床上已在使用的药物洗脱支架，其涂层药物可阻止细胞增殖，但这些抗增殖药物也会延迟内皮细胞覆盖支架，而内皮细胞的覆盖是动脉瘤修复必需的过程。

为解决该问题，已有国内外研发团队开发了诸如可吸收支架、外泌体涂层支架等新型支架。生物可吸收支架不但在介入手术过程中提供了类似于金属支架的机械支撑作用，也会随着血管结构和功能恢复而被人体完全吸收，减少持续刺激对血管的不利影响。外泌体支架可一方面"伪装"成支架，以欺骗平滑肌细胞和身体的免疫系统，避免了狭窄和血栓形成；另一方面，外泌体又促进了内皮细胞对支架的覆盖，加速了动脉瘤颈的修复速度。

3.图像/磁引导下的纳米机器人

微创手术是现代医学的标志，手术导管机器人可帮助医生对患者狭小腔道内的组织结构进行精确微创干预治疗。微型化和智能化是手术导管机器人面临的挑战，也是其发展的方向。传统手术软镜导管由于机械拉线驱动方式的限制，较难进一步缩小整体尺寸且保证其可控性，因而限制了机器人在人体腔道内的应用。在面向人体狭窄腔道内患病组织的精准治疗中，已有研究人员结合微纳米技术提出了磁控连续体微型机器人的方法，采用外磁场驱动，可控制机器人进行灵活弯转、在管道内穿行等动作。如可将柔性机器人尺寸缩小到亚毫米级，可面向人体更狭小腔道内组织结构进行灵活可控的微创治疗，如脑血管内的介入手术治疗等。

4.血管介入机器人

脑血管介入技术是在医学影像设备的导引下，利用穿刺针、导丝、导管等器械经血管途径对脑血管进行诊断与治疗的操作技术。传统的介入手术医生长期暴露于 X 射线的电离辐射下，并长期穿着沉重的防辐射铅衣，导致介入手术医生骨骼系统容易受到损伤。随着智能科技和医学的飞速发展以及学科间的交互渗透，使得血管介入机器人的发展成为现实。

血管介入机器人实质是外科手术机器人与血管介入技术的有机结合。机器人操纵介入手术器械，在电离辐射的环境下，参照医疗图像精确定位，能够精准地执行持续动作，同时快速、准确地通过复杂的轨迹，精确定位到达目标血管，最后在手术医生指挥下或自主地完成血管介入手术。

血管介入机器人相较人工有一些独特的优势。它不仅能减少射线辐射损伤，同时使得血管介入手术更趋于精确和微创,在手术精确定位、手术质量等方面将带来一系列的技术变革,对介入医学的发展产生了深远的影响。整体上,介入机器人符合人体工程学的视觉效果,具有自动辅助技术、亚毫米级精度和 1 mm 精度定位等特点,同时对器械的固定放置与操作具有一定优势。对于传染病患者,机器人可远程完成手术,降低感染风险。并且随着 5G 通信技术的进步,使得"远程"手术成为现实。

总结与展望

近几十年来,伴随着影像技术、材料科学、医学工程学的快速发展,中枢神经系统血管病的诊断治疗取得了巨大的进步,介入诊疗新技术和新型介入栓塞材料层出不穷。在未来的医工交叉研究中,无创/微创血管成像技术、人工智能在对脑动脉瘤的快速诊断、自然史预测和破裂风险评估中的应用、新型可吸收介入材料、可直接对血管进行修复的图像/磁引导纳米机器人以及血管介入机器人等方面将会是中枢神经系统血管病取得重大突破的重点领域。

参考文献

[1]陈孝平,汪建平,赵继宗.外科学[M].9 版.北京:人民卫生出版社,2018:208-211.

[2]中华人民共和国国家卫生健康委员会.国家卫生健康委办公厅关于印发中国脑卒中防治指导规范(2021 年版)的通知:国卫办医函〔2021〕468[A/OL].(2021-08-31)[2022-07-31]http://www.nhc.gov.cn/yzygj/s3593/202108/50c4071a86df4bfd9666e9ac2aaac605.shtml.

[3]中国医师协会神经介入专业委员会,中国颅内动脉瘤计划研究组.中国颅内破裂动脉瘤诊疗指南 2021[J].中国脑血管病杂志,2021,18(8):546-574.

[4]中华医学会神经病学分会,中华医学会神经病学分会脑血管病学组,中华医学会神经病学分会神经血管介入协作组.中国蛛网膜下腔出血诊治指南 2019[J].中华神经科杂志,2019,52(12):1006-1021.

[5]WIEBERS D O, WHISNANT J P, Huston J, et al. Unruptured intracranial aneurysms: Natural history, clinical outcome, and risks of surgical and endovascular treatment [J]. Lancet, 2003, 362(9378): 103-110.

[6]LIU J M, ZhOU Y, LI Y, et al. Parent artery reconstruction for large or giant cerebral aneurysms using the tubridge flow diverter: A multicenter, randomized, controlled clinical trial (PARAT)[J]. AJNR American Journal of Neuroradiology, 2018,39(5):807-816.

[7]HOLBROOK I, BEETHAM R, CRUICKSHANK A, et al. Subarachnoid haemorrhage [J]. Lancet,2007,369(9565):904.

第五章 颈动脉狭窄

学习目的

1. 了解颈动脉狭窄的定义、病因及发病机制等。
2. 熟悉颈动脉狭窄的临床表现、诊断。
3. 掌握颈动脉狭窄的治疗方法和预防。
4. 掌握颈动脉狭窄的诊断和治疗过程中有关医工结合的现状及进展。

案例一

患者，男，71岁，因"左上肢麻木无力伴口角歪斜2个月"入院。患者2个月前晨起后出现左上肢麻木无力，手指运动不灵活，伴口角歪斜、流涎，无头痛、意识障碍及大小便失禁，到当地医院就诊，行颅脑 MR 检查提示右侧大脑半球多发梗死灶；颈部 MRA 提示右侧颈内动脉起始部重度狭窄（见图5-1）。给予药物对症治疗，病情逐渐稳定，上述症状好转。现仍有左上肢麻木，为行手术治疗来我院就诊。

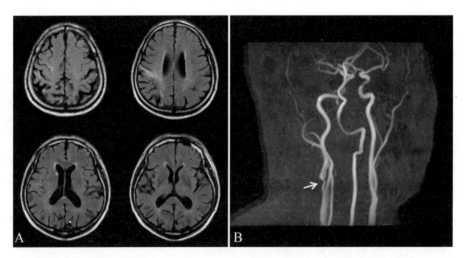

图5-1　颅脑 MRI FLAIR 序列显示位于右侧额顶叶的多发缺血梗死灶（A），

头颈 MRA 显示右侧颈内动脉起始部重度狭窄，动脉起始部狭窄约70%（箭头所示）（B）

入院查体:患者神志清楚,左侧上肢浅感觉减退,左侧面部轻度面瘫。脑血管 DSA 检查提示右侧颈内动脉起始部狭窄约 70%(见图 5-2)。颈动脉高分辨 MRI 检查提示右侧颈内动脉起始部局限性管腔狭窄约 90%,增强扫描斑块内有强化,提示为不稳定性斑块(见图 5-3)。既往高血压病史 30 年,冠心病史 10 年。

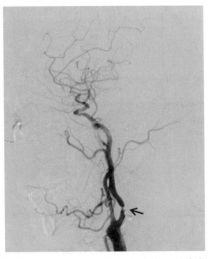

图 5-2 右侧颈内动脉侧位造影显示右侧
颈内动脉起始部狭窄约 70%

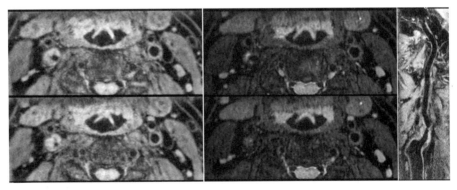

图 5-3 颈动脉高分辨 MRI 显示右侧颈内动脉起始部局限性管腔狭窄,增强扫描轻度
强化,最窄处狭窄约 90%

治疗:患者入院完善术前检查,排除手术相关禁忌证后,于全麻下行右侧颈内动脉内膜剥脱术及血管成形术,术中取出斑块,见斑块内有溃疡及血栓形成(见图 5-4)。患者术后麻醉清醒,肢体肌力同术前。术后经康复锻炼,第 4 天顺利出院。

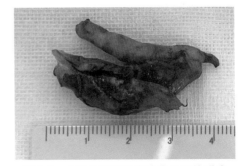

图 5-4 术中见斑块内有溃疡及血栓形成

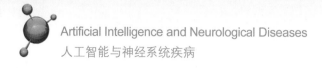
案例二

患者,男,65岁,因"右侧肢体无力2年,检查发现颈动脉狭窄1个月"入院。患者2年前无明显诱因出现右侧肢体无力,就诊于当地医院诊断为"急性脑梗死",给予药物治疗后好转,遗留右侧肢体活动不利。1个月前患者于我院行颈部血管超声提示:颈动脉硬化,多发附壁斑块;左侧颈内动脉起始部弥漫性狭窄;右侧颈内动脉起始部重度狭窄。颅脑MR提示:左侧额顶叶多发点片状梗死灶、软化灶,双侧大脑半球多发缺血梗死灶(见图5-5)。为行进一步治疗收入神经内科。患者半年前因急性心梗行冠状动脉支架成形术,目前口服阿司匹林+氯吡格雷治疗。

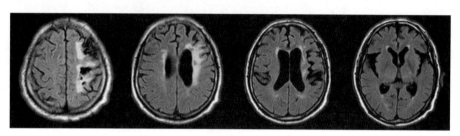

图5-5 颅脑MRI Flair序列显示左侧额顶叶多发点片状梗死灶、软化灶,双侧大脑半球多发缺血梗死灶

入院查体:患者神志清楚,右上肢近端肌力3级,远端2级,右下肢近端肌力5级,远端4级,右侧肢体肌张力增高,其余肢体肌力、肌张力正常。

治疗:患者入院完善术前检查,排除手术相关禁忌证后,行脑血管造影+左侧颈内动脉球囊扩张支架置入术+右侧颈内动脉球囊扩张支架置入术,术后即刻造影见狭窄解除良好(见图5-6)。术后患者意识清楚,右侧肢体运动情况同术前,无新发神经功能障碍,术后第3天顺利出院。

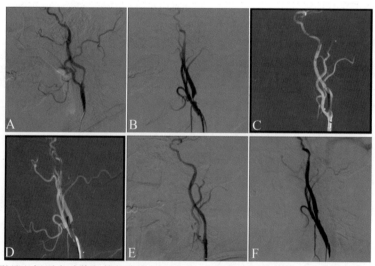

A:术中造影见左侧颈内动脉起始部弥漫性狭窄;B:右侧颈内动脉起始部重度狭窄;
C、D:分别使用球囊预扩双侧颈内动脉狭窄处;E、F:置入颈动脉支架,即刻造影见狭窄解除良好。

图5-6 术中情况

医工结合点:通过人工智能,根据患者的病例特点,包括影像学特征,指导临床选择更有利的治疗方案:药物、剥脱还是支架治疗;随着材料科学的发展,为支架治疗颈动脉狭窄提供更好的产品,降低了手术操作难度,增加了手术安全性。

思考题

1.以上两个案例选择了不同的治疗方案,在临床实践中我们从哪些方面考虑为患者推荐个性化的治疗方案?

2.为达到降低患者致死致残率、促进康复回归社会的目的,将来还有哪些医工结合的新的成像方法可用于医生评估颈动脉狭窄患者的危险分层?

案例解析

一、疾病概述

(一)定义和病理生理

颈动脉粥样硬化斑块是导致颈动脉狭窄的重要原因。颈动脉有内、中、外膜三层结构,颈动脉内膜中层厚度(intima-media thickness,IMT)与颈动脉斑块关系密切。正常IMT值小于1 mm,IMT 1~1.2 mm时为内膜增厚,1.2~1.4 mm时为斑块形成,大于1.4 mm为颈动脉狭窄。颈动脉狭窄大多位于颈动脉分叉处,此处湍流增加,形成剪切力,易导致血管内皮损伤、脂质代谢障碍、血小板黏附聚集,产生黄色粥样的脂质外观,称为动脉粥样硬化。当斑块逐渐增大突入血管腔内,不仅对血液流动产生阻抗,而且还是血栓形成的病灶。血流动力学灌注不足和血栓栓塞是导致颈动脉粥样硬化患者脑缺血的两种机制。随着斑块的生长,血管腔狭窄程度增加,造成远端颅内动脉灌注压下降,从而导致低灌注性脑梗死。此外,不稳定性斑块破裂可导致血栓栓塞碎片脱落到颅内动脉,导致栓塞性脑梗死。目前认为后者是导致脑梗死的主要原因。

(二)发病率

最新的中国脑卒中防治报告显示,卒中已跃升为国人的首位死因。脑卒中是一组急性脑循环障碍所致的局限或全面性脑功能损伤综合征,包括缺血性和出血性卒中两大类。缺血性卒中,即脑梗死,占脑卒中总数的60%~70%。颈动脉粥样硬化所致的颈动脉狭窄是导致缺血性卒中的重要原因,中老年人发病率较高,且带来较高的缺血性卒中风险。

(三)病因

颈动脉狭窄的主要病因包括动脉粥样硬化、大动脉炎及纤维肌肉结构不良等,其他病因包括外伤、动脉扭转、先天性动脉闭锁、肿瘤、动脉或动脉周围炎、放疗后纤维化等。在中老年患者中,约90%的颈动脉狭窄是由动脉粥样硬化所致,在青年患者中,大动脉炎是较常见的病因。

(四)临床表现

颈动脉狭窄的进展较隐匿,患者可无症状,而卒中症状可能是患者的首发症状。颈

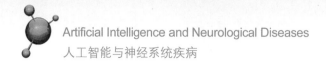

动脉狭窄在临床可分为症状性和无症状性两类。症状性颈动脉狭窄被定义为那些有与受累动脉相关的短暂性或永久性神经功能缺损的患者。这些症状通常包括：

1.脑缺血症状

脑缺血症状表现为耳鸣、眩晕、黑朦、视物模糊、头昏、头痛、记忆力减退等症状。眼部缺血表现为视力下降、偏盲、复视等。

2.短暂性脑缺血发作(transient ischemic attack，TIA)

TIA可致局部神经功能一过性丧失，临床表现为一侧肢体感觉或运动功能短暂性障碍，一过性单眼失明或失语等，一般仅持续数分钟，24小时内完全恢复。影像学检查无局灶病变。

3.缺血性脑卒中

缺血性脑卒中常见临床症状为一侧肢体感觉障碍、偏瘫、失语、颅神经损伤，严重者出现昏迷，并具有相应的影像学特征。

临床上无任何神经系统症状和体征的患者，称为无症状性颈动脉狭窄，多在常规体检中发现。

二、疾病的诊断、治疗及预防

(一)诊断

1.临床表现

症状性颈动脉狭窄与6个月内发生的神经系统缺血发作有关，并与血流动力学上显著的颈内动脉狭窄(狭窄＞50％)有关，还需要适当地排除其他原因。这些症状通常是突发的感觉或运动障碍、语言障碍或单眼视力丧失(当累及视网膜动脉时)。值得注意的是，视觉症状与狭窄的颈动脉同侧，而局灶性神经功能障碍症状位于狭窄的颈动脉对侧。颈动脉狭窄患者在症状出现前经常有一次或多次TIA发作，而心源性疾病患者通常无前驱症状。无症状颈动脉狭窄存在血流动力学显著改变，但大多数情况下是通过常规颈动脉超声检查发现，或在听诊颈动脉杂音后发现。

2.辅助检查

多种成像方法可用于评估颅外血管疾病。颈动脉超声检查是首选的筛查方案，具有成本低、使用方便和安全的优点，狭窄程度是根据管腔狭窄引起的血流速度增加间接估计的。如有症状的患者在检查前即考虑发生颈动脉狭窄的可能性较大，则可使用其他影像学检查，如MRA或CTA。在极少数情况下，无法通过多种影像学检查对颈动脉狭窄进行充分的评估，或检查结果不一致，可进行基于导管的血管造影(catheter-based angiography，CBA)。

由于颈动脉狭窄是缺血性脑卒中发生的重要危险因素，既往大量临床试验通过对颈动脉狭窄程度的测量完成对患者的危险分层。狭窄程度主要依据北美症状性颈动脉内膜剥脱试验法(North American symptomatic carotid endarterectomy trial，NASCET)，它是一种普遍接受的用来估计狭窄程度的方法。采用NASCET法，将其最狭窄点的血管直径与狭窄处远端正常颈内动脉管腔的直径进行比较(见图5-7)，将颈内动脉的狭窄程度分为4级：① 轻度狭窄：动脉内径缩小<30％；②中度狭窄：动脉内径缩小30％～69％；③重度狭窄：动脉内径缩小70％～99％；④完全闭塞。

过去认为，颈动脉狭窄程度及脑卒中发生风险与手术指征有直接相关性，因而药物治疗与手术干预的随机对照研究均基于血管狭窄程度进行患者筛选。但近年来随着超声、CTA、MRA、CBA和高分辨率MRI等血管影像技术的发展，对于颈动脉狭窄的危险分层不再简单依赖颈动脉狭窄程度，斑块稳定性已逐渐成为影响预后和治疗的关键因素。这些影像技术引领了一种新的模式转变，即通过斑块内出血（intraplaque hemorrhage，IPH）、斑块溃疡、斑块血管新生、纤维帽厚度、脂质坏死核（lipid-rich necrotic core，LRNC）等参数进行患者的危险分层。这些新兴的影像分层方法更能有效评估患者情况，改善患者预后。

组织学研究显示，症状性颈动脉狭窄患者斑块发生IPH的比例较高，且更易出现LRNC、血管新生、纤维斑块以及斑块血栓等。相较而言，稳定性颈动脉斑块的特点是厚纤维帽、无脂质核心。斑块成像的目标就是基于以上特点对斑块进行区分，高分辨率MRI已被

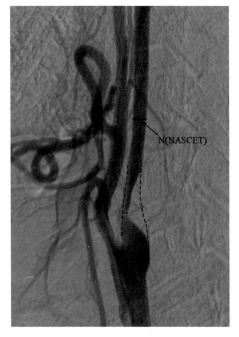

图 5-7　血管造影显示其解剖部位
用于计算狭窄的百分比

狭窄百分比＝$(1-D/N)\times 100$，其中 D 为最狭窄段的血管直径，N 为血管的正常直径。

广泛用于评估动脉粥样硬化斑块的特征。颈动脉斑块IPH、LRNC和纤维帽变薄的体内MRI描述已通过组织学相关性得到证实。HR-MRI中的某些序列可用于斑块评估，如快速自旋回波（fast spin echo，FSE）、Black-Blood技术可实现极高的空间分辨率和信噪比，压脂序列对于斑块分级中的形态学评估非常关键，并对区分T1高信号是斑块内脂质还是IPH有一定帮助；钆对比剂强化成像可用于评估斑块新生血管，在T1加权成像中鉴别LRNC和IPH，钆对比剂下强化则提示新生血管和斑块炎症。

（二）治疗

随着对颈动脉疾病认识的不断提高，医疗管理取得了显著的进展。阿司匹林是20世纪80年代治疗颈动脉狭窄的唯一首选药物。目前认为，风险因素的管理对术后短期和长期预后均很重要。管理高血压、糖尿病或高脂血症等危险因素对颈动脉狭窄患者至关重要，同时，改变生活方式、优化并发症和戒烟，以减少血管事件和死亡的早期与长期风险也至关重要。

1.内科治疗

所有患者均应接受脑血管疾病的关键治疗，包括以下几点：

（1）抗血小板聚集治疗。

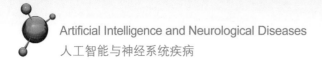

（2）血脂异常的干预。

（3）高血压患者的血压水平降至目标值。

（4）糖尿病患者的血糖水平降至目标值。

（5）戒烟。

（6）生活方式调整，包括饮食及锻炼。

2.手术治疗

（1）手术适应证及治疗时机

1）症状性颈动脉狭窄患者行手术治疗的适应证及治疗时机包括：①对于在过去6个月内发生 TIA 或卒中的患者，以及同侧严重狭窄（70%～99%）的患者，若围手术期卒中和死亡率估计小于6%，建议使行颈动脉内膜剥脱术（carotid endarterectomy，CEA）（Ⅰ类推荐，A级证据）。②若狭窄程度＜50%，CEA 和颈动脉支架成形术（carotid angioplasty and stenting，CAS）不推荐（Ⅲ类推荐，A级证据）。③有手术指征时，比较合理的是在2周内进行手术，而不是延迟手术（Ⅱa类推荐，B级证据）。④若预期围手术期卒中和死亡率＜6%，CAS 为 CEA 的替代方案（Ⅱa类推荐，B级证据）。⑤在 CEA 和 CAS 的选择上，考虑患者年龄是合理的（Ⅱa类推荐，B级证据）。

2）无症状性颈动脉狭窄患者行手术治疗的适应证及治疗时机包括：①无症状患者的血管重建选择应基于并发症和患者预期寿命（Ⅰ类推荐，C级证据）。②如果围手术期卒中和死亡率＜3%，患者可能受益于 CEA（Ⅱa类推荐，A级证据）。③如果围手术期卒中和死亡率＜3%，可考虑 CAS（Ⅱb类推荐，B级证据），CAS 对药物治疗的优势尚未明确。④在 CEA 高风险患者中应用 CAS 的有效性尚未明确（Ⅱb类推荐，C级证据）。

（2）治疗方式的选择：目前，可通过内科治疗、开放性手术 CEA 和微创介入手术 CAS 来治疗颈动脉狭窄。虽然一些系统回顾和随机对照试验提示 CEA 与 CAS 各有优势，但最佳医疗实践和当前治疗标准的应用不同于已发表的试验，未来仍需随机对照试验来探索血运重建干预的最佳方案。最近的 CREST、ICSS 和 NSQIP 试验数据显示，与之前发表的 NASCET 和欧洲颈动脉手术实验（European carotid surgery trial，ECST）等试验相比，CEA 的结果有所改善。ICSS 显示，CEA 的并发症少于 CAS，是首选的治疗方式。在联合结果方面，Crest 显示 CEA 与 CAS 相等，CEA 后发生心肌梗死（myocardial infarctions，MIs）更多，CAS 后发生卒中更多。根据 SF-36 研究，MIs 对生活质量的影响小于卒中，主要的研究终点是预防卒中，建议对大多数患者采用 CEA。虽然 CREST 和 ICSS 的结果不同，但外科医生应根据每个患者的个体情况做出临床决定。研究证据表明，对于有70%以上狭窄的症状性颈动脉狭窄患者，CEA 在预防卒中和卒中相关死亡率方面比单纯内科治疗更有效。一些不愿或无法接受 CEA 治疗的患者可能会受益于 CAS。CAS 适用于 CEA 手术高危的患者，包括合并多种基础疾病、对侧喉部神经麻痹、既往曾行颈部淋巴结清扫术、有颈部放疗史、既往有 CEA 以及脑缺血高危患者。CAS 也是高位颈动脉狭窄患者的选择之一，但若颈动脉分叉过高或颈动脉的颅内延伸病变，CEA 治疗则较为困难。虽然 CAS 避免了全身麻醉和颅神经损伤的风险，但 CEA 仍应是颈动脉血运重建的金标准。

（3）术中监测：CEA 术中因阻断血管所致的低灌注和早期缺血状态是导致围手术期卒中的主要因素，因此术中转流一度被认为是一种很好的解决方案。但随着转流的广泛应用，其带来的创伤性血管夹层、栓子脱落及高位斑块远端显露困难等问题也日益突出，颈动脉内膜剥脱术中是否应用转流出现了争议。目前建议术中进行选择性转流，因此术中能够准确监测阻断血管所致的低灌注和早期缺血状态是避免围手术期卒中的关键。局麻下清醒患者神经功能改变的监测被认为是术中监测的"金标准"，其他检测方法以此作为验证。然而，局麻下进行颈动脉剥脱手术可造成患者恐惧，术中血压、通气不易控制等问题，其应用受到很大限制。全麻期间脑低灌注的最佳术中评估方法仍值得商榷，目前推荐的方法包括脑电图（electroencephalography，EEG）、连续经颅多普勒超声（transcranial doppler，TCD）、体感诱发电位（somatosensory evoked potential，SSEP）、近红外光谱（near-infrared spectroscopy，NIRS）、脑氧测量监测和颈动脉返流压力（carotid backpressure）测量。每种监测技术都有各自的局限性，需要根据患者的具体情况个体化地选择监测方式。术中转流的使用与否还要综合考虑手术时间、阻断时间、对侧颈动脉和椎动脉通畅情况、麻醉等多种因素。

（4）术后并发症

1）心血管并发症：CEA 围手术期心血管意外包括心肌梗死、心衰、心律失常等，CEA后发生心肌梗死的风险（0～2%）高于 CAS，应加强围手术期心肌梗死危险因素的管理。

2）高灌注综合征：高灌注综合征的发生率为 1%～3%，是术后癫痫发作和脑出血的主要原因。高灌注是缺血性颈动脉血管系统改变的结果，为维持脑血流，小血管扩张，CEA 后血流恢复至正常的灌注压，扩张的血管不能自动调节，导致灌注压升高、水肿、出血，临床表现为头痛、欣快、躁动、局灶性运动癫痫发作和脑出血。经颅多普勒可用于监测大脑中动脉的血液流速，以预测高灌注综合征的发生。术后即刻及数周内，收缩压应严格控制在 150 mmHg 以下。癫痫发作或 CEA 术后严重头痛的患者应行颅脑 CT 扫描进行评估。

3）缺血性卒中：多由栓子脱落栓塞导致，也可由血栓形成引起，症状严重者需及时处理。亚临床缺血性损伤可通过 MRI 发现，目前认为可能由微栓子栓塞所致。

4）颈部血肿：CEA 术后颈部血肿可导致气道受压，甚至影响呼吸导致急性窒息，床旁气管切开工具包用于紧急开放气道，同时需要打开切口进行颈部探查。局部血肿大多与局部止血不彻底、动脉缝合不严密有关，应强化缝合技术，术中仔细止血，尤其是大范围的静脉和淋巴结在分离中损伤，应严密止血。术前接受抗血小板聚集治疗或术后接受抗凝治疗的患者，颈部血肿的发生率较高。

5）神经损伤：CEA 术中无意或不适当的神经牵拉和离断，或因水肿、血肿或炎症压迫神经，可导致神经损伤。接受 CEA 的患者神经损伤的风险为 5%～6%，大多数神经损伤在术后 1～2 周好转，个别患者可能持续至术后 6 个月好转，在分层次解剖的情况下，永久性损伤相对少见。皮神经损伤一般很难避免，术后患者会出现下颌周围或耳后麻木，但不会造成其他影响，一般在术后 6 个月左右会有不同程度改善。

6）CEA 后再狭窄：CEA 后再狭窄的发生率一般较低，为 1%～3%，原因包括术中处

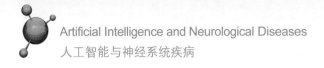

理不当、术后药物治疗不充分、平滑肌和内膜过度增生等,对于 CEA 后再狭窄的患者,优先选择 CAS 治疗。

7)CAS 后再狭窄:发生率为 3%～5%,在操作中应避免多次高压球囊扩张可降低再狭窄风险,尤其在严重钙化的动脉中尤为重要。

8)其他并发症:包括肺部感染、伤口不愈合等,应在术前评估时予以关注。在 CAS 中,穿刺部位损伤的发生率为 5%,但这些损伤大多数表现为疼痛和血肿形成,且多为自限性。支架释放失败、支架变形和释放后移位等并发症较罕见,发生率不足 1%。

（三）预防

颈动脉粥样硬化是脑血管发病率和死亡率的一个重要来源,也代表了心血管疾病的重大风险。脑血管动脉粥样硬化疾病的危险因素与冠状动脉疾病相似,包括高血压、糖尿病、吸烟和血液中的胆固醇水平升高。改变生活方式是心脑血管风险预防的起点。

1.生活方式的改变

合理膳食结构调整,提倡以"谷类为主"的膳食,避免高蛋白、高脂肪、高热量的膳食。缺乏运动是卒中的独立危险因素,适量运动可控制各种已知的卒中危险因素,如高血压、心血管疾病、糖尿病和肥胖,减少血浆纤维蛋白原和血小板活性,提高血浆组织纤溶酶原激活物活性和高密度脂蛋白浓度。但过度频繁的剧烈运动可能会增加心脏疾病的发病率,特别是在有潜在心脏病的情况下。

2.危险因素的控制

荟萃分析评估表明,即使在轻度高血压患者中,治疗高血压也可降低卒中的风险。高血压被认为是最容易改变的风险,因此提倡改进高血压管理,以降低颈动脉斑块进展和脑血管事件的风险。降低血压应逐步进行,对于重度颈动脉疾病患者,建议谨慎增加降压治疗。

糖尿病是包括卒中在内的心脑血管事件的重要危险因素,并与动脉粥样硬化早期发展有关。糖尿病的代谢异常通过血管内皮功能受损、一氧化氮生成减少、平滑肌增殖和血小板功能障碍导致动脉粥样硬化的发生。在糖尿病病程的早期,强化管理可降低重大动脉粥样硬化疾病发展前的心血管事件的风险。

低密度脂蛋白胆固醇和高密度脂蛋白胆固醇水平与颈动脉粥样硬化疾病呈线性相关。他汀类药物具有改善内皮功能,减少氧化应激,增加斑块稳定性,降低平滑肌细胞增殖和减少凝血酶生成的作用。临床试验和荟萃分析数据显示,他汀类药物在降低原发性和继发性卒中风险方面的有效性值得肯定。

吸烟持续时间是颈动脉粥样硬化最强的独立预测因子。吸烟的病理生理效应包括低密度脂蛋白胆固醇和甘油三酯升高,高密度脂蛋白胆固醇降低,自由基和致动脉粥样硬化氧化颗粒产生,内皮功能障碍,血栓前状态的诱导以及斑块炎症反应的增加,这些都可导致动脉粥样硬化的发生和斑块不稳定。

炎症在动脉粥样硬化的发生和临床结果中起重要作用。炎症性生物标志物,如脂蛋白相关磷脂酶 A2(Lp-PLA2)和高敏感性 C 反应蛋白(hs-CRP)与缺血性卒中相关。

三、医工交叉应用展望

1.人工智能术前评估患者术后出现各类并发症的风险

通过患者病历信息特点,术前对患者进行手术风险分级,从而指导手术方式的选择以及做好手术风险评估。

2.通过术前影像评估结合术中监测,准确判断术中是否进行转流

可听性 TCD 信号可作为一种实时监测工具,外科医生通过连续性声反馈减少栓子事件,修正和精练解剖分离和分流技术。脑电图的计算机处理技术已经发展到能定量分析脑电图所包含和显示的信息,并且采用外科医师和麻醉科医师易于理解的形式,手术室无须配备受过脑电图专门训练的工作人员,可在术中条件下提供典型的趋势分析,并对脑电图进行快速评估。

3.介入新材料及工艺的发展

随着颈动脉支架及脑保护装置的不断发展,CAS 使用频率及临床预后有显著提高。CAS 治疗颈动脉狭窄的成功离不开颈动脉支架的发展。目前颈动脉支架材料主要包括金属裸支架、覆膜支架、药物涂层支架及可降解金属血管支架。按其制作工艺的不同,分为编织型支架和激光雕刻型支架。现阶段,国内介入器械产业仅冠脉药物支架技术比较成熟,基本能够实现国产替代,颈动脉支架依然大部分依赖进口。介入器械的发展涉及材料技术、医学技术、机械制造技术等多个学科领域,今后介入器械的发展可能从以下几个方面获得突破:一是生物材料技术,发展生物材料技术将是促进介入器械产业发展的关键;二是精密加工制造技术,介入器械产业的发展离不开记忆合金加工技术、导管编织技术、导丝焊接技术等超精密加工技术的支持,这也是目前国内介入器械发展的短板所在。

参考文献

[1]张慧,陈跃鑫,郑月宏.颈动脉狭窄诊断和治疗的新进展[J].西南医科大学学报,2017,40(4):351-357.

[2]中华人民共和国国家卫生健康委员会.国家卫生健康委办公厅关于印发中国脑卒中防治指导规范(2021 年版)的通知:国卫办医函〔2021〕468[A/OL].(2021-08-31)[2022-07-31]http://www.nhc.gov.cn/yzygj/s3593/202108/50c4071a86df4bfd9666e9ac2aaac605.shtml.

[3]LITSKY J, STILP E, NJOH R, et al. Management of symptomatic carotid disease in 2014 [J]. Current cardiology reports, 2014, 16(3):462.

[4]WALEED B, JOHN H, ALEJANDRO A R, et al. Contemporary carotid imaging: From degree of stenosis to plaque vulnerability [J]. J Neurosurg, 2016, 124(1):27-42.

[5]YOSHIDA K, MIYAMOTO S. Evidence for management of carotid artery

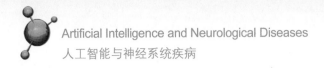

stenosis [J]. Neurol Med Chir (Tokyo) 2015, 55(3):230-240.

[6] DHARMAKIDARI S, BHATTACHARYA P, CHATURVEDI S. Carotid artery stenosis: Medical therapy, surgery, and stenting [J]. Curr Neurol Neurosci Rep, 2017, 17(10):77.

[7]ROHAN A, ALEXIS A, JUANITA M. Carotid artery stenosis: An approach to its diagnosis and management [J]. Aust J Gen Pract, 2021,50(11):821-825.

[8]GOKALDAS R, SINGH M, LAL S, et al. Carotid stenosis: From diagnosis to management, where do we stand? [J]. Current atherosclerosis reports,2015, 17(2):480.

第六章 癫 痫

学习目的

1.了解癫痫的定义、诊断、分类及病理学基础。

2.熟悉癫痫的临床表现和诊断方法。

3.熟悉癫痫诊疗相关医工结合的现状及进展。

4.了解癫痫的外科及神经调控治疗方法。

案例

患者,女,12岁,因"发作性意识丧失伴肢体抽搐6年"入院。6年前,在没有特殊诱因的情况下,患儿开始频繁出现右侧肢体抽动,左侧肢体僵硬,低头并向左侧歪斜,伴有愣神发呆。到当地医院就诊,行脑电图检查提示睡眠期可见双侧额、右前、中颞区大量棘慢、尖慢、多棘慢波散发、阵发或连续发放,可累及左侧额区及右侧额区,行颅脑 MRI 检查未见明显异常。诊断为癫痫后,患儿开始规律服用抗癫痫药物,并多次调整药物种类及剂量,癫痫症状控制效果可。1 年前开始,患儿病情较前明显加重,入院时癫痫发作频率为 4～5 次/月,表现同前。复查颅脑磁共振提示右侧枕叶脑回局限性萎缩,内见斑片状异常信号,T1 呈低信号,T2/FLAIR 呈高信号,DWI 未见异常高信号,斯德奇-韦伯综合征(Sturge-Weber syndrome)不除外。CT 提示右顶枕皮层大量脑回样高密度影。门诊以"药物难治性癫痫、Sturge-Weber 综合征"收入院,拟行癫痫术前外科评估。

专科检查:患者神志清、精神可,发育同同龄儿,面部未见血管痣及色素沉着,颈软,四肢肌力肌张力正常,腱反射(＋＋),病理征未引出。

影像学检查:同上(见图 6-1、图 6-2)。

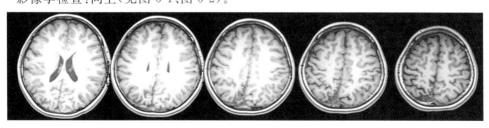

图 6-1　颅脑磁共振 T1 加权影像

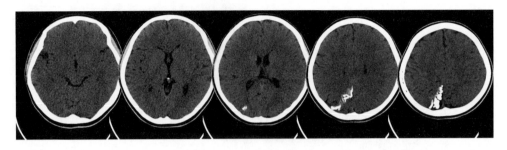

图 6-2　颅脑 CT 影像

脑电检查：右侧半球可见弥漫性连续性高波幅棘-慢波放电，右侧后头部显著（见图6-3）。

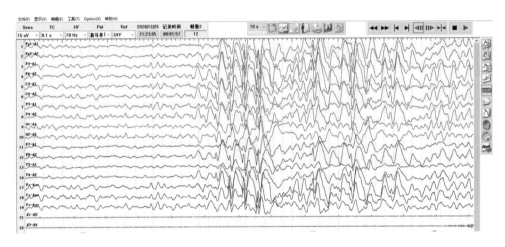

图 6-3　脑电图

入院诊断：①药物难治性癫痫；局灶起源的运动性发作；局灶起源伴知觉障碍的运动性发作进展为强直阵挛发作。②Sturge-Weber 综合征。

尽管患儿已尝试过多种药物治疗方案，但痫性发作始终得不到长期有效控制，属于药物难治性癫痫。入院后，患儿进一步完善了脑血管造影及正电子发射体层成像（positron emission tomography，PET）扫描。脑血管造影基本排除了合并严重的颅内血管畸形的可能，毛细血管期显影提示 Sturge-Weber 综合征的可能性较大。PET-CT 提示，相比左侧半球对应区域，患儿右侧顶、枕、颞叶的脑组织葡萄糖代谢水平有所下降。综合解剖、影像学检查、电生理检查及临床表现，考虑患儿右侧顶枕叶病灶是引起癫痫的主要原因。为了明确该病灶与痫性发作的相互关系，决定应用神经外科手术机器人为患儿进行立体定向脑电图（stereo-electroencephalography，SEEG）颅内电极植入（见图6-4）。

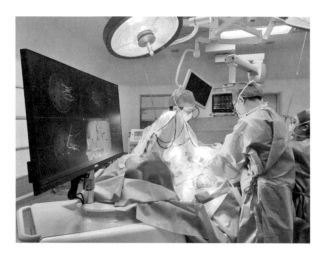

图 6-4　SEEG 手术过程

SEEG 手术经过:患儿安装颅骨定位螺钉后于 CT 室行定位扫描,将所得结果与预先扫描的 MRI 数据在机器人手术计划系统进行融合,确定手术路径。本次手术共设计 10 枚电极路径(见表 6-1)。

表 6-1　电极路径计划表

电极	入点	靶点	触点
A	顶下小叶后	顶枕沟下方(近病变)	10
B	枕叶上内侧	舌回	12
C	枕叶下外侧	距状沟下方	10
D	顶上小叶前	顶叶内侧面上(近病变)	8
E	顶上小叶后	顶叶内侧面下(近病变)	10
F	顶下小叶前	后扣带回(近病变)	16
G	颞中回后	梭状回	12
H	颞中回前	海马头	10
I	中央后回	顶叶内侧面前(近病变)	10
J	Brodmann 6 区	辅助运动区	8

患儿全麻后取左侧卧位,使用神经外科三钉头架固定头部并与手术机器人妥善连接,利用颅骨定位螺钉进行注册,根据手术计划确认电极穿刺点及路径,验证系统注册精度为 0.2 mm。消毒铺巾后,根据路径 A 在机械臂引导下置入限位器,使用直径约 2.1 mm 的颅骨钻进行颅骨钻孔,并用电凝电极烧灼硬膜止血。在机械臂引导下在颅骨植入导向螺丝,为电极植入起到导向和固定作用。根据预设深度植入颅内电极,植入过

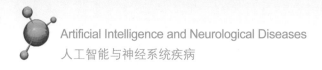

程未见明显出血及脑脊液流出。确认植入电极无误后卡环固定并标记。同方法依次植入剩余9枚电极。无菌敷料包扎,拆除手术机器人及头架。手术顺利,术中出血约5 mL,术后患儿安返病房,连接长程脑电进行颅内脑电监测。

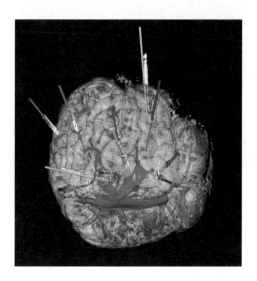

图6-5　SEEG手术示意图及术后电极重建情况

经过为期1周的颅内脑电监测,明确了患儿的右侧顶叶外侧皮层为致痫灶。痫性放电产生后迅速扩散到同侧额叶产生相应症状。3个月后,患儿再次入院行右侧顶枕叶离断性手术,之后患儿癫痫症状完全消失。

医工结合点:癫痫外科诊疗的进步离不开工程技术领域的推动,例如高场强磁共振设备可使结构性病灶显影更清晰;影像学图像后处理技术能够发现肉眼难以识别的微小病灶;通过对脑电图波形的分析整理,能够更好地明确致痫灶的位置与范围,甚至在下次癫痫发作前做出预警;材料学的进步可使皮层电极(ECoG)更柔软、组织相容性更好,副反应更小,而颅内深部电极(SEEG)更纤细,实现磁共振兼容,并在热凝的同时将周围脑组织温度与电阻数据进行实时反馈。值得一提的是,癫痫是现阶段极少数能够将人脑电活动引至体外并进行实时分析的疾病,这无疑将对未来脑机接口的发展起到极大推动作用。

思考题

除了上述案例中手术机器人技术的应用,还有哪些医工结合的进展给癫痫患者带来了益处?

案例解析

一、疾病概述

(一)定义

1.痫性发作[国际抗癫痫联盟(International League Against Epilepsy,ILAE),2005]

痫性发作是指具备突发突止、短暂一过性、自限性等特点,脑电图存在异常过度同步化放电的临床发作。

2.癫痫的概念性定义(ILAE,2005)

癫痫是一种脑部疾患,其特点是持续存在的能产生癫痫发作的易感性,并出现相应的神经生物、认知、心理以及社会等方面的后果。诊断癫痫至少需要一次癫痫发作。

3.癫痫的实用性定义(ILAE,2014)

癫痫是一种脑部疾病,诊断癫痫应符合以下条件:

(1)至少两次非诱发性(或反射性)发作,两次发作相隔 24 小时以上。

(2)一次非诱发性(或反射性)发作,且未来 10 年再次发作的可能性与两次非诱发性发作的风险相当(至少 60%)。

(3)可诊断为癫痫综合征。

4.癫痫综合征

在癫痫中,由特殊的病因、特殊发病机制组成的特定癫痫现象称为癫痫综合征。

5.药物难治性癫痫(ILAE,2010)

药物难治性癫痫是指规范使用至少两种抗癫痫药物(单药或联合用药),仍未能完全控制症状的癫痫。

(二)发病率

癫痫是临床上最常见的神经系统慢性疾病之一。流行病学调查显示,活动性癫痫的平均患病率为 7.2%,目前全球有 5000 多万癫痫患者,我国患者超过 1000 万,且每年新增病例数约为 70 万。癫痫可发生在任何年龄,儿童和老年人是癫痫发病的两个高峰期,而青壮年人群中癫痫患病率最高。

(三)分类

作为一类复杂的脑部疾患,癫痫发作的分类方式多种多样,目前临床上通用的是 ILAE 于 2017 年提出的分类方式,主要根据起源、有无意识损害及起病症状对癫痫发作进行了分类,但部分基层医疗机构及文献中仍在使用经典的 ILAE 1981 版分类。因此本书附上述两种分类方式以供参考(见表 6-2、表 6-3)。

表 6-2 ILAE(2017)癫痫发作分类提案(扩展版)

局灶性起病(focal onset)	全面性起病(generalized onset)	未知起源(unknown onset)
有意识/意识损害	—	—
运动症状起病	运动症状起病	运动症状起病
自动症	强直-阵挛发作	强直-阵挛
失张力[①]发作	强直发作	癫痫性痉挛
阵挛发作	阵挛发作	
癫痫性痉挛[①]发作	肌阵挛发作	
过度运动发作	肌阵挛-强直-阵挛发作	
肌阵挛发作	肌阵挛-失张力发作	
强直发作	失张力发作	

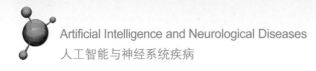

续表

局灶性起病(focal onset)	全面性起病(generalized onset)	未知起源(unknown onset)
非运动症状起病	非运动症状起病(失神)	非运动症状起病
自主神经发作	典型	行为终止
行为终止	非典型	
认知	肌阵挛	
情绪性	眼睑肌阵挛	
感觉		
局灶性进展为双侧强直-阵挛	—	不能分类②

注:①:意识水平通常没有特别规定;②:由于信息不完整或无法归为别的类别。

表 6-3 ILAE(1981)癫痫发作分类

1.部分性发作(partial onset seizures)
 (1)单纯部分性发作
  ①运动性发作:局灶性运动性、旋转性、杰克逊(Jackson)、姿势性、发音性
  ②感觉性发作:特殊感觉(嗅觉、视觉、味觉、听觉),躯体感觉(痛、温、触、运动、位置觉),眩晕
  ③自主神经性发作:心慌、烦渴、排尿感等
  ④精神症状性发作:言语障碍、记忆障碍、认知障碍、情感变化、错觉、结构性幻觉
 (2)复杂部分性发作
  ①单纯部分性发作后出现意识障碍:单纯部分性发作后出现意识障碍、自动症
  ②开始即有意识障碍:仅有意识障碍、自动症
 (3)部分性发作继发全面性发作
  ①单纯部分性发作继发全面性发作
  ②复杂部分性发作继发全面性发作
  ③单纯部分性发作继发复杂部分性发作再继发全面性发作
2.全面性发作(comprehensive seizures)
 (1)失神发作:典型失神发作;不典型失神发作
 (2)强直性发作
 (3)阵挛性发作
 (4)强直阵挛性发作
 (5)肌阵挛发作
 (6)失张力发作
3.不能分类的发作(unclassified seizures)

(四)病理生理及发病机制

癫痫的发病机制仍不清楚,但一些重要发病环节已为人类所知。目前有几种学说受到研究者们的关注。

1.离子通道学说

神经元高度同步化异常放电是产生癫痫的病理基础。异常放电的原因是离子异常跨膜运动所致,离子异常跨膜运动的发生与离子通道结构和功能异常有关,调控离子通道的神经递质或调控功能障碍是引起离子通道功能异常的重要原因。离子通道蛋白和神经递质是基因表达产物,因而,其异常往往与基因表达异常有关。

2.异常网络学说

癫痫是一种慢性脑部疾病,患者脑部存在能导致癫痫反复发作的易感性是癫痫最为突出的病理生理特征。异常网络学说认为,疾病会引起神经元坏死,坏死后病灶内残存的神经元、新生神经元及增生的胶质细胞将形成新的异常网络,当这种网络有利于癫痫形成并传播时就会导致癫痫发生。而每次癫痫发作都可能导致新发神经元损伤、坏死,坏死区域又会形成新的异常网络,进而加剧癫痫的发生,并成为新癫痫发作的病因,从而导致反复癫痫发作。

3.痫性放电与临床发作

痫性放电往往是以谷氨酸为代表的脑内兴奋性神经递质增加的结果。此外,γ-氨基丁酸(GABA)等脑内抑制性递质减少也与痫性放电有关。

4.不同类型癫痫发作的可能机制

痫性放电被局限在一侧脑部网络内,临床上就表现为局灶性发作;痫性放电在双侧脑部网络内传导则出现全面性癫痫;痫性放电在边缘系统扩散则可引发复杂部分性发作;痫性放电发散到丘脑神经元,则出现失神发作。

(五)临床表现

1.癫痫临床表现的共同特征

(1)发作性:症状突然发生,持续一段时间后迅速恢复,间歇期正常。

(2)短暂性:发作持续时间较短,除癫痫持续状态外,通常为数秒到数分钟,很少超过半小时。

(3)重复性:第一次发作之后,经过不同时间间隔会有第二次或更多次发作。

(4)刻板性:每次发作的临床表现几乎一致。

2.部分性发作

(1)单纯部分性发作:发作时间一般不超过1分钟,发作具有癫痫的共性特点,且患者意识始终存在,主要特征是发作后多能复述发作细节,可分为以下四种类型。

1)运动性发作:表现为身体局部发生不自主抽动,多见于一侧面部、口角、手指或足趾,也可涉及一侧面部或肢体。

2)感觉性发作:表现为一侧面部、肢体或躯干的麻木刺痛。眩晕性发作表现为坠落感、飘动感或水平、垂直运动感,偶尔可出现本体感觉或空间感知觉障碍性发作,出现虚幻的肢体运动感。特殊感觉性发作则会出现味、嗅、听、幻视觉等。

3)自主神经性发作:表现为面色苍白、出汗、恶心、竖毛和瞳孔散大等。

4)精神症状性发作:表现为各种类型的遗忘症、情感异常、错觉等。

(2)复杂部分性发作:主要特征是意识障碍,发作时患者对外界刺激没有反应,发作

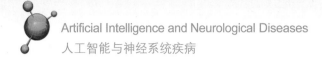

后患者不能或部分不能回忆发作的细节,临床可表现为以下四种类型。

1)自动症:发作时患者对外界刺激无反应,随后出现一些看起来有目的但实际上无目的的活动,如手足自动症,语言自动症或机械重复原来的动作。发作后患者意识模糊,常伴有头昏,不能回忆。

2)仅表现为意识障碍。

3)先表现为单纯部分性发作,继之出现意识障碍。

4)先表现为单纯部分性发作,后出现自动症。

3.全面性发作

(1)全身强直-阵挛性发作:又称"大发作",以意识丧失、双侧肢体强直后出现阵挛活动为主要临床特征,全身强直-阵挛性发作根据发作情况可分为三期。

1)强直期:全身骨骼肌持续收缩,表现出相应的临床症状和体征,如眼睑上牵,眼球上翻或凝视,口先强张后闭合,可咬伤舌尖,突然尖叫一声,颈和躯干先屈曲后反张等,持续 10～20 秒。

2)阵挛期:患者从强直转为阵挛,表现为全身肌肉节律性抽搐,每次阵挛后均有一短暂间期;阵挛频率逐渐变慢,间歇期延长,在一次剧烈阵挛后,发作停止,进入发作后期,此期持续 30～60 秒。以上两期均伴有呼吸停止,血压升高,瞳孔扩大,唾液及其他分泌物增多。

3)发作后期:此期有短暂阵挛,可引起牙关紧闭和大小便失禁。患者呼吸首先恢复,随后瞳孔、血压、心率逐渐正常,肌张力松弛,意识逐渐恢复。从发作到意识恢复持续 5～15 分钟,醒后患者感头痛、全身酸痛、嗜睡,部分患者意识模糊,此时应约束患者防止发生伤人或自伤行为。

(2)强直性发作:发作时主要表现为全身骨骼肌强直性收缩,伴有明显的自主神经症状,如出冷汗、面色苍白。

(3)阵挛性发作:阵挛发作为主要临床表现。

(4)失神发作:主要特征是突然发生和快速终止的意识丧失,又称"小发作",表现为活动突然停止、发呆、呼之不应或手中物体落地,部分患者可机械重复原有的简单动作,每次持续数秒钟,每天可发作多次甚至上百次,发作后立即清醒并继续先前的活动,醒后不能回忆,无不适。

(5)肌阵挛性发作:肌阵挛是由于肌肉收缩或运动抑制产生的不自主运动,具有突发性、短暂性及触电样特征。

(6)失张力发作:肌张力突然丧失导致患者跌倒,局限性张力丧失可致患者头或肢体下垂。

4.癫痫持续状态

癫痫持续状态是指癫痫连续发作之间意识尚未完全恢复又频繁再发,或癫痫发作持续 30 分钟以上未自行停止。任何类型的癫痫均可出现癫痫持续状态,其中以全面强直-阵挛发作最为常见。

二、疾病的诊断和治疗

(一)诊断

1.症状学

医生主要根据病史及临床表现对癫痫进行诊断、分型、鉴别。

2.电生理

电生理检查包括头皮脑电图、视频脑电图和颅内脑电图。前两者是诊断癫痫最重要的辅助检查方法,能记录到发作或发作间期痫样放电。如癫痫患者影像学表现为阴性,或症状学/视频 EEG/MRI/PET 等证据间彼此不一致,或累及功能区难以明确切除范围,可考虑进行颅内脑电植入,包括硬膜下脑电植入和 SEEG 电极植入。

3.影像学

影像学检查包括颅脑 CT、MRI 等结构影像学手段,以及功能 MRI、PET-CT 和单光子发射计算机断层显像(single photon emission computed tomography,SPECT)等功能影像学手段,随着影像学技术的进步,越来越多的细微致痫性病灶得以诊断。

4.其他

其他评估手段还包括神经心理学评估、致痫性基因检测等。

(二)治疗

1.癫痫的药物治疗

抗癫痫药物(AEDs)应在癫痫的诊断明确之后开始使用,选药应根据癫痫发作类型、不良反应、药物来源、价格、患者年龄、性别等多种因素决定,常用的传统和新型 AEDs 如表 6-4、表 6-5 所示。如果发作性质难以确定,应该进行一段时期的观察,再做决定。一般认为在出现第二次无诱因发作之后才应该开始 AEDs 治疗。但是针对以下一些特殊情况可在首次发作后考虑开始 AEDs 治疗:

(1)并非真正的首次发作,在一次全面性强直-阵挛发作之前,患者有过被忽视的失神或肌阵挛等发作形式,此类患者再次发作的可能性很大,应该开始 AEDs 治疗。

(2)局灶性发作、有明确的病因、影像学有局灶性的异常、睡眠中发作、脑电图有肯定的癫痫样放电以及有神经系统异常体征等。这些因素预示再次发作的风险增加,可在首次发作后征得患者及家属同意后开始 AEDs 治疗。

(3)虽然为首次发作,但其典型的临床表现及脑电图特征符合癫痫综合征的诊断,如伦诺克斯-加思托综合征(Lennox-Gastaut syndrome)、婴儿痉挛等,可在首次发作后开始 AEDs 治疗。

(4)患者本人及监护人认为再次发作难以接受,可向其交代治疗的风险及益处,与其协商后开始 AEDs 治疗。

有部分患者虽然有两次以上的发作,但发作的间隔期在 1 年以上甚至更长,此类患者是否需要药物治疗值得商榷,可在向患者及监护人说明情况后,暂时推迟药物治疗。有明确促发因素的发作,如停服某种药物、酒精戒断、代谢紊乱、睡眠剥夺或者有特定促发因素的反射性癫痫等,可能随潜在的代谢性疾病的纠正或去除诱因而使发作消失,并

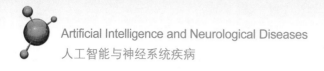

不需要立刻开始 AEDs 治疗。

表6-4　传统抗癫痫药物

药物	主要作用机制	应用指征
卡马西平	钠通道阻滞剂	局灶性,全面性强直阵挛发作
氯巴占	GABA能抑制剂	局灶性,全面性
氯硝西泮	GABA能抑制剂	局灶性,全面性
乙琥胺	钙通道阻滞剂	失神发作
苯巴比妥	GABA能抑制剂	局灶性,全面性强直阵挛发作,肌阵挛,强直,阵挛,癫痫持续状态
苯妥英	钠通道阻滞剂	局灶性,全面性强直阵挛发作,癫痫持续状态
扑痫酮	GABA能抑制剂	局灶性,全面性强直阵挛发作
丙戊酸	多种机制	局灶性,全面性

表6-5　新型抗癫痫药物

药物	主要作用机制	应用指征
醋酸艾斯利卡西平	钠通道阻滞剂	局灶性,全面性强直阵挛发作
菲尔氨酯	多种机制	局灶性发作,Lenox-Gastaut综合征
加巴喷丁	N型钙通道阻滞剂	局灶性发作
拉科酰胺	慢活钠通道	局灶性发作
拉莫三嗪	钠通道阻滞剂	局灶性,全面性,Lenox-Gastaut综合征
左乙拉西坦	突触囊泡蛋白(SV2A)	局灶性,全面性强直阵挛发作,肌阵挛
奥卡西平	钠通道阻滞剂	局灶性,全面性强直阵挛发作
普瑞巴林	N型钙通道阻滞剂	局灶性发作
卢非酰胺	钠通道阻滞剂	Lenox-Gastaut综合征,局灶性发作
噻加宾	GABAergic神经元	局灶性发作
托吡酯	多种机制	局灶性,全面性强直阵挛发作,肌阵挛,Lenox-Gastaut综合征
氨己烯酸	GABAergic神经元	局灶性发作
唑尼沙胺	多种机制	局灶性,全面性强直阵挛发作,肌阵挛

2.癫痫的外科治疗

(1)致痫灶切除术:致痫灶(epileptogenic zone)是指癫痫发作时,痫性放电的病变本身和最初受累结构,也是终止癫痫发作而必须切除(完全离断)的最小皮质区。理论上,如果能够完整切除致痫灶,有很大的概率可控制痫性发作,因此对于局灶性癫痫而言,致痫灶切除是首选的治疗方案。但在临床工作中,一方面,致痫灶往往比较隐匿,对其位置和范围的确定是癫痫诊疗工作的重点与难点;另一方面,由于致痫灶往往累及重要的脑功能区,对其范围勾画越精确、功能认识越全面,实施癫痫灶切除性手术的可能性越大,否则应采取姑息性手术或调整药物治疗。

(2)颞叶切除术:适用于诊断明确的单侧颞叶癫痫,是治疗难治性颞叶癫痫的一种安全有效的方法。手术方法主要包括剪裁式和标准颞叶切除术。其中,标准颞叶切除术的切除范围既包括前外侧颞叶、内嗅皮质、钩回、海马旁回和杏仁核等颞叶内侧结构,还包括对海马的游离和切除。

(3)选择性海马杏仁核切除术:近年来,神经电生理发现颞叶癫痫的致痫灶多位于颞叶内侧结构与边缘系统,即海马、海马旁回和杏仁核,但不累及颞叶外侧皮层。因此,对于致痫灶局限于颞叶内侧结构的患者而言,选择性海马杏仁核切除术能够保留颞叶外侧皮层与功能,符合微创的治疗原则。

(4)大脑半球切除术:该术式对控制癫痫发作和改善异常行为效果明显,适应证包括:①婴儿难治性癫痫伴偏瘫患者。②一侧大脑半球存在广泛的多灶性致痫灶,已引起对侧肢体严重功能障碍者。③一侧大脑半球存在有进行性恶化的基础疾病并引起癫痫发作者。

手术方式主要包括:①大脑半球切除术和改良式大脑半球切除术。②功能性大脑半球切除术。③经外侧裂-脑室功能性大脑半球切除术。④大脑半球切开术。

(5)胼胝体切开术:用于难治性全面性癫痫的姑息治疗。如癫痫放电由一侧半球扩散到另一侧半球,将左右大脑间的胼胝体切开,阻断癫痫放电的扩散,从而使癫痫病情得以缓解。手术方式包括:①胼胝体前部切开术。②胼胝体后部切开术。③选择性胼胝体切开术。④胼胝体全切开术。

(6)多处软膜下横切术和多处海马横切术:切除性手术是治疗药物难治性癫痫的有效手段,但是对于累及功能区的致痫灶,施行外科手术可能存在永久性神经功能损失的风险。脑组织的功能构筑是垂直于皮质方向排列的,有学者提出,可通过皮质多处纵行纤维切开来阻断癫痫放电的传播和同步化,从而减少与手术相关的功能缺失。在新皮质和海马应用这种手术策略分别称为多处软膜下横切术和多处海马横切术。

三、医工交叉应用的展望

(一)诊断

癫痫一度被认为是一种典型的内科疾病,只有继发于肿瘤、出血、外伤等明确病因,才有外科干预的指征。近年来,随着结构与功能影像学技术及后处理技术的不断进步,此前往往被忽视的海马硬化、局灶性皮层发育不良、灰质异位、结节性硬化、脑裂畸形等较为隐匿的病变成为可见病灶,对癫痫的后续治疗起到了巨大推动作用。

1.优化的癫痫序列

磁共振成像的基本原理是通过记录并处理磁场中氢原子核共振信号的差异,获得人

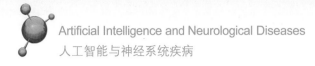
体解剖图像。常规的磁共振扫描序列层厚为 5～6 mm,即2张相邻图像的间隔为 5～6 mm,这一参数虽然适用于脑肿瘤、脑卒中等大多数神经系统疾病,但可能会漏掉较为细小隐匿的癫痫病灶。此外,癫痫的 MRI 诊断结果在很大程度上取决于其他多种因素,包括图像的分辨率、磁场强度、相控阵线圈的数量及阅片者的专业知识。因此,优化 MRI 方案十分重要。国际抗癫痫联盟(ILAE)在 2018 年更新了《在癫痫患者的管理中使用结构磁共振成像的建议:国际抗癫痫神经影像专题工作组的共识报告》,制定了一组以三维采集为核心的癫痫结构神经成像序列——"HARNESS-MRI 方案",其中主要包括高分辨率三维 T1 加权、高分辨率三维液体衰减反转恢复(FLAIR)及平面内高分辨率二维冠状 T2 加权等三个采集项目。HARNESS-MRI 方案适用于成人和儿童,以及 1.5 T 和 3 T 磁共振设备,可在任何平面上重建图像而不丧失分辨率,大大降低部分容积效应,提供优化的信噪比和组织对比度,同时还使用多相控阵线圈,高效省时。以图 6-6 为例,传统扫描层厚极容易忽略位于左侧额下沟附近的局灶性皮层发育不良病灶,但薄层扫描对病灶及局灶性皮层发育不良特征性表现——白质穿通征(Transmantle 征)(箭头所示从脑室壁延伸到皮层的漏斗状信号)显示较为明确。

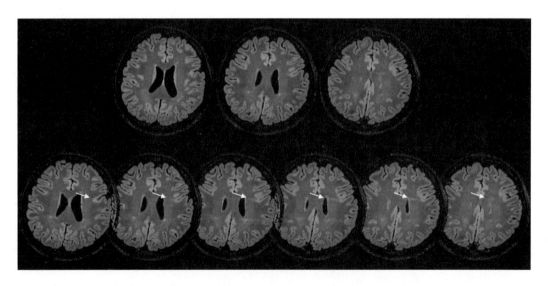

图 6-6　常规(上)与薄层(下)FLAIR 磁共振扫描对细小病灶

分辨力比较,白色箭头显示 Transmantle 征

常用的 FLAIR 序列在 T2 加权扫描的基础上抑制了脑脊液信号,在癫痫患者中还可应用双重反转快速自旋回波序列(DIR)等特定 MRI 扫描序列提升对图像的对比度及分辨率(见图 6-7)。DIR 序列能够施加两个反转脉冲,同时抑制脑脊液及脑白质信号,以进一步提升灰白质之间的对比度,以便于发现隐匿病灶。

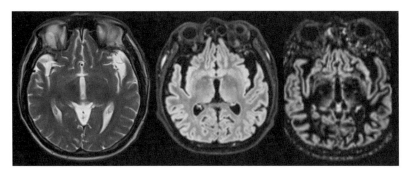

图 6-7　T2 加权(左)、FLAIR(中)及 DIR 序列(右)图像比较

2.7 T 磁共振

高场强磁共振因为信噪比更高,从而具有更好的空间分辨率,以揭示更微小的解剖结构细节。例如,3 T 磁共振对 1.5 T 磁共振阴性病例的病灶检出率为 65%,而 7 T 磁共振对 3 T 磁共振阴性病例的病灶检出率为 29%。尽管 7 T 高场强磁共振具有更高的病灶检出率,但目前临床应用较少,更多处于基础研究阶段。

3.影像后处理技术

磁共振影像后处理技术是一项对原始磁共振数据进行调整、重建、再对比分析的方法,从而提高发现癫痫相关的结构异常的敏感度。高分辨磁共振扫描序列虽然能够检出相当数量的结构性病变,但仍有高达 30% 的微小病变被漏诊。随着计算机技术的进步,基于体素的形态测量(voxel-based morphometry,VBM)已被广泛应用于局灶性皮层发育不良等结构异常的辅助判断。VBM 技术自动提取患者磁共振灰白质信息,并与正常对照数据库进行统计学比较,有助于发现微小皮质病灶(见图 6-8)。灰白质交界计算模型、皮质厚度定量测量、基于大脑形态学及一阶结构模型、脑沟的形态学测量等后处理技术也逐步应用于新皮质微小病灶的检出,提高了病灶检出率。对于海马硬化,也可使用计算机技术对海马不同亚结构进行自动划分、体积测量与信号分析,从而定量评估海马萎缩及信号改变程度。未来,图像后处理技术有必要与病史、症状学、电生理、功能影像学及神经心理学等其他维度的评估结构相结合,以进一步提升其敏感性与特异性。此外,基于大样本数据的癫痫结构性异常机器学习可能也有助于提升图像后处理的临床应用价值与判断效能。

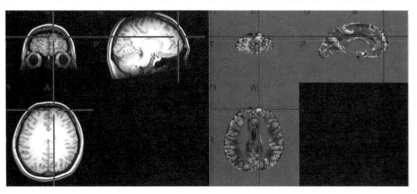

图 6-8　VBM 技术能够提升图像对比度,有助于发现隐匿病灶

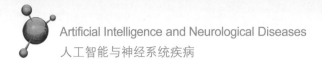
4.SPECT 与 SISCOM

SPECT 是一种测定脑血流与代谢的技术,其原理是将放射性同位素作为示踪剂注入体内,到达所需要成像的断层位置后,由于放射性衰变将释放出 γ 光子,此时利用体外的探测器收集目标脏器组织 γ 光子的放射情况,探测器旋转一个角度可得到一组数据,旋转一周可得到若干组数据,再通过计算机以横断面的方式重建成像,即可获得该断面内的 SPECT 图像。临床上常用的示踪剂是 ^{99m}Tc 标记的双半胱乙酯。由于致痫灶在癫痫发作间期静息状态下表现为低血流灌注区域(发作间期 SPECT),而在癫痫发作期呈高血流灌注情况(发作期 SPECT),如果将发作期 SPECT 与发作间期 SPECT 之间进行减影,信号存在差异的区域提示可能是致痫灶所在位置。因 SPECT 图像空间分辨率较差,难以对癫痫灶精确定位,发作期 SPECT 减影与 MRI 融合术(subtraction ictal SPECT co-registered to MRI,SISCOM)应运而生。SISCOM 处理过程主要包括 SPECT 发作期与发作间期影像配准、密度归一化、减影、SPECT 减影图像与 MRI 配准融合。SISCOM 技术充分结合了 SPECT 功能显像和 MRI 解剖定位的优势,在致痫灶的定位中具有重要价值(见图 6-9)。值得注意的是,发作期注射示踪剂的时间可影响 SISCOM 结果的准确性,癫痫发作开始后注射时间越早,发作期 SPECT 定位价值就越高,因此对于有先兆的患者,更容易获得准确结果。

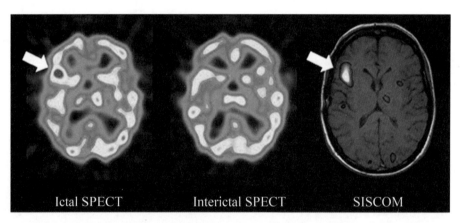

图 6-9　SISCOM 示意图(左为发作期 SPECT 图像,中为发作间期 SPECT 图像,
右为减影后与 MRI 融合的结果)

(二)治疗

1.手术机器人系统

机器人学是一门快速发展的学科,随着人工智能与机器学习技术的发展,机器人技术正在改变着我们的工作和生活。截至 2018 年,世界范围内已有超过 130 万台工业机器人投入使用。自动化与机器人能够极大地提升工作速度、可靠性与精确性,但机器人的应用并不仅仅局限于工业领域。机器辅助外科设备(robotically-assisted surgical devices)是一类允许外科医生借助电脑或软件控制并移动外科器械,通过一个或多个微侵袭性切口完成一系列外科操作的电脑辅助系统,也称"手术机器人"。机器辅助外科设

备的优势在于微创与协助完成复杂操作,但由于离开人类控制无法独立完成外科操作,所以这类设备并不是真正意义上具有人工智能的机器人。

自 20 世纪 80 年代起,大量财力、物力、人力投入手术机器人的研发,其中最具知名度与代表性的就是直觉外科(Intuitive Surgical)公司的达芬奇手术机器人系统。事实上,早在 1985 年,第一台现代意义上的手术机器人 PUMA2000 即应用于 CT 引导下脑组织穿刺活检。经过 30 余年的发展,当代神经外科手术机器人已将机器人工程、计算机图像图形学、放射影像学、立体定向技术及神经外科等学科进行交叉,实现了如下主要技术功能:

(1)图像融合:将 CT/MRI/ PET 等多模态影像融合形成三维模型并进行分割,便于医生观察并制订手术计划。

(2)路径规划:预先制定一条或多条手术路径并进行手术。

(3)注册校准:利用不同原理捕获注册患者与机械臂的相互空间位置,实时指导机械臂运动。

(4)立体定向:机械臂 360°旋转及精确定位,精度可达 0.1～0.2 mm。

(5)支持多种手术:根据术式不同,可搭配不同的手术器械,实现多功能多用途。

SEEG 颅内电极植入前需要根据患者解剖-电生理-临床评估的结果提出可能的致痫假说,主要包括致痫灶位置、范围、痫性放电扩散网络、与功能区相互关系等。所使用的颅内电极尽管空间分辨率很高,但能够探测的范围有限,仅能捕捉触点周边直径

3～5 mm 的电信号,因此需要植入数枚到数十枚电极对上述假说进行验证。在植入前,每一枚电极都精确规划其入点、靶点及路径,同时避开血管、脑室等重要结构,以避免出血、路径偏移等并发症。在植入过程中,对每一枚电极的操作都需精确到亚毫米水平,这无疑是对手术医生团队极大的考验。因此,SEEG 电极植入是神经外科手术机器人的最佳适应证之一。应用机器人系统,手术医生可在术前将 CT、MRI、PET 等多模态影像资料进行融合,较为直观地制订手术计划;利用无框架定位手段,简化定位过程,缓解患者痛苦;利用机械臂的便捷性、精密性与高度可重复性,尽可能缩小人为误差,缩短植入时间;术中随时验证植入精度,确保植入效果;术后对电极实际植入路径进行三维重建,确认颅内放电实际位置。

图 6-10 所示为某神经外科手术机器人,图 6-11 为机器人辅助 SEEG 手术示意图。

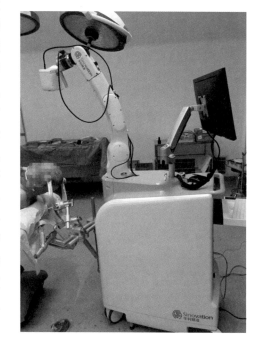

图 6-10　某型神经外科手术机器人示意图

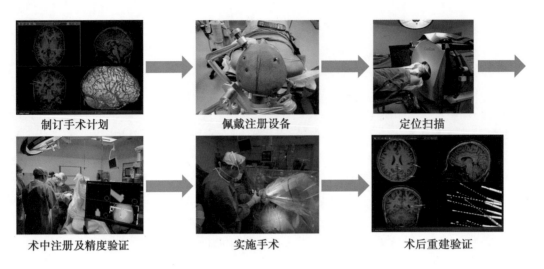

| 制订手术计划 | 佩戴注册设备 | 定位扫描 |
| 术中注册及精度验证 | 实施手术 | 术后重建验证 |

图 6-11　机器人辅助 SEEG 手术示意图

2.神经调控治疗

癫痫的切除性手术主要适用于存在结构性病因的局灶性难治性癫痫,但对于基因突变、脑炎等其他病因引起的癫痫,以及外科治疗失败、无法明确病灶或病灶范围弥散、双侧颞叶独立起源、位于功能区等不适合手术的病例而言,神经调控治疗已成为安全有效的替代性治疗手段。

迷走神经刺激术(vagus nerve stimulation,VNS)通过电刺激一侧迷走神经(通常为左侧),来调控大脑电活动,是一种常用的、安全有效、可调控的难治性癫痫神经调控疗法。迷走神经作为人体分布范围最广、支配效应器官最多的一对颅神经,约 80％ 为上行神经纤维。其上行传入神经环路以脑干孤束核为中继站,投射到去甲肾上腺素能核团-蓝斑系统,进而影响边缘系统、丘脑以及广泛的皮层网络。癫痫为脑网络异常性疾病,从网络结构或网络活动的修饰角度改变网络的任何环节,都会影响癫痫的发作和发作形式。一套完整的 VNS 设备包括植入体内的脉冲发生器与刺激电极(见图 6-12),以及体外的程控仪,主要通过外源性电刺激打破神经元异常同步化电活动网络,影响脑内神经递质系统,影响脑内微环境,诱导和增强大脑可塑性,抑制癫痫发作

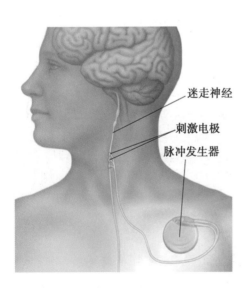

图 6-12　VNS 设备示意图

并改善情绪和认知。根据我国专家共识,VNS 的手术指征包括:①符合国际抗癫痫联盟发布的药物难治性癫痫的诊断标准;②未发现可治疗的癫痫病因,或针对病因治疗失败。

如果存在双侧迷走神经损伤或切断史、植入部位存在局部感染、特异性排异体质，不能耐受异物植入、全身一般情况差不能耐受手术及其他特殊情况，则为手术禁忌证。值得注意的是，VNS 疗法是一个长期治疗过程，需要在术后根据病情调整神经刺激参数（包括输出电流、信号频率、脉冲宽度、刺激时间和间歇时间），其治疗效果也随植入时间的延长而提升。一项 347 例儿童及青少年患者的回顾性队列研究表明，VNS 疗法对 12 岁以下儿童 6、12、24 个月的有效率分别为 36%、43% 和 50%，无发作率分别为 7.0%、7.8% 和 11.3%。除降低发作频率外，VNS 还可减轻癫痫发作的严重程度和缩短发作持续时间。因此，患者的长程管理尤为重要。VNS 术后早期主要关注癫痫控制、手术并发症、程控参数和不良反应；长期随访重点关注患者的程控方案、药物调整、癫痫长期疗效、情绪和认知功能以及生活质量变化，还包括与 VNS 相关的患者日常生活指导以及 VNS 再植入等问题。

脑深部电刺激术（deep brain stimulation，DBS）通过将刺激电极植入脑深部特定靶点，通过释放电刺激信号，发挥治疗效应，已广泛应用于帕金森病、肌张力障碍、特发性震颤等运动障碍性疾病。2016 年，我国食品药品监督管理局已批准 DBS 用于部分发作性成人难治性癫痫患者的辅助治疗，目前最常用的植入靶点是双侧丘脑前核（anterior nucleus of the thalamus），即 ANT-DBS。丘脑前核经由乳头丘脑束接受乳头体纤维投射，再投射至扣带回、眶额回和内侧前额叶皮质，是帕佩兹环路（Papez circle）上的重要节点。因此，对于致痫病灶位于边缘环路或者癫痫网络累及边缘环路的患者而言，丘脑前核可能是有效的治疗靶点。多中心随机对照研究 SANTE（stimulation of anterior nucleus of thalamus for epilepsy）发现，接受 ANT-DBS 治疗的部分发作性成人难治性癫痫患者中，随访 1 年时癫痫频率降低 41%，5 年降低 69%。此外，患者的生活质量、注意力、执行功能、抑郁症状、情绪障碍、紧张/焦虑症状与主观认知功能均有所改善。与 VNS 类似，在进行 DBS 治疗难治性癫痫之前需要对患者进行详细评估，癫痫起源不明确、双侧起源或广泛多灶起源、不适合进行切除性手术的患者才推荐 DBS 治疗。特别是因为 ANT 属于 Papez 边缘环路上的重要节点，故推荐优先应用于边缘系统发作，例如发作前出现恐惧、心慌、似曾相识感、胃气上升感等先兆，发作时表现为意识减低或愣神，肢体及口咽自动症等。

除 VNS、DBS 外，反应性神经电刺激（responsive neurostimulation，RNS）在国外也已应用于难治性癫痫的临床治疗，显示了良好的疗效与安全性。我国自主研发的 RNS 设备也已开始临床试验。

3.激光间质热凝治疗

受制于早期激光器的工作波长和脉冲性质，激光在医疗中的应用最初局限于视网膜疾患的治疗，直到鲍恩（Bown）引入了激光间质热凝治疗（laser-induced interstitial thermotherapy，LITT）理念，即通过光纤将激光束传输到体内目标区域，在处理病灶的同时减少对周围组织的损害（见图 6-13）。此后大量动物实验验证了脑组织对 LITT 的反应及安全性。2007 年，美国已批准 LITT 系统在神经外科的应用，我国自行开发的 LITT 也已完成临床试验等待审批上市。相比于开颅病灶切除手术，LITT 主要有四个方面的优势。

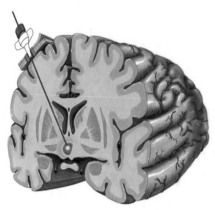
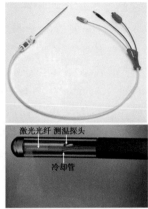

激光光纤 测温探头

冷却管

图 6-13　LITT 治疗示意图

（1）微创：该技术使患者避免了开颅，仅通过一个小的手术切口就可使探针穿过头皮和颅骨进入指定部位，而且纯粹的"烧灼"时间只有数分钟，颅内损伤范围显著减少，患者术后恢复时间大幅度缩短。同时，纤细的光纤可抵达传统显微神经外科难以处理的深部脑组织，因此对于癫痫病灶位置较深的患者更为适用。

（2）精准：LITT 技术利用术中磁共振能够对毁损过程进行全程可视化监测，精准地辨别病灶与周围正常脑组织的解剖关系，从而更准确地毁损病灶。

（3）安全：通过术中的实时温度监控，在毁损病灶的同时，可以充分保护病灶周围正常脑组织。研究证实，LITT 在对颞叶癫痫等疾病的治疗中能够更好地保护患者记忆、语言等高级认知功能。

（4）适用范围广：除癫痫以外，LITT 也已被用于治疗脑转移瘤、放射性坏死、脑胶质瘤、慢性疼痛等多种神经外科疾病，取得了良好疗效。

尽管具有上述优势，但 LITT 对医疗本身和医工结合领域都提出了更高要求。一方面，一枚或多枚 LITT 光纤需要精准植入病灶周围，并根据热凝情况即时调整植入深度，这需要 Leksell 框架、神经导航或手术机器人等立体定向装置来实现。另一方面，热凝过程中需要术中磁共振设备利用梯度回波图像相位进行实时测温，并利用 LITT 软件计算基于累积加热程度的热损伤程度，以实现对目标病灶毁损的同时保护周围正常脑组织。此外，LITT 的毁损范围有限，难以毁损体积较大、形态欠规则的病灶，因此可能需要植入多枚光纤来实现满意的毁损效果，或改为开颅手术等其他治疗手段。

癫痫外科是神经外科近年来发展最迅速的领域之一，其中手术机器人、神经调控技术、激光间质热凝、脑功能成像、图像分析处理技术等医工结合产物为该领域的发展提供了巨大推力，并有望继续向脑机接口、机器学习等方向转化。因此，无论是对于癫痫患者诊疗工作本身，还是从应用转化角度出发，医工结合都展示出巨大潜力，并将不断开拓创新，产生更多成果。

参考文献

[1]刘如恩.功能神经外科与神经调控[M].北京:人民卫生出版社,2020.

[2]蔡立新,陈佳,陈倩,等.癫痫外科治疗术前评估规范(草案)[J].癫痫杂志,2020,6(4):273-295.

[3]乔梁,遇涛,倪端宇,等.机器人辅助立体脑电图电极植入在癫痫外科中的应用[J].中华神经外科杂志,2019(10):1049-1053.

[4]吴晔,周健,关宇光,等.迷走神经刺激治疗药物难治性癫痫的中国专家共识[J].癫痫杂志,2021,7(3):191-196.

[5]FISHER R S, CROSS J H, FRENCH J A, et al. Operational classification of seizure types by the International League Against Epilepsy: Position Paper of the ILAE Commission for Classification and Terminology [J]. Epilepsia, 2017, 58(4): 522-530.

[6]BERNASCONI A, CENDES F, THEODORE W, et al. Response to commentary on recommendations for the use of structural MRI in the care of patients with epilepsy: A consensus report from the ILAE Neuroimaging Task Force [J]. Epilepsia, 2019, 60(10): 2143-2144.

第七章

帕金森病的外科治疗

1.了解帕金森病的定义和病因。

2.熟悉帕金森病的临床表现和诊断方法。

3.熟悉帕金森病的外科治疗方法和进展。

案例

患者,女,65岁,因"左手抖动9年,累及对侧肢体7年,加重3个月"入院。患者9年前无明显诱因出现左手不自主抖动,静止时出现,活动时减轻,情绪激动时加重,做家务时左手活动不灵活,行走时左上肢几乎无摆臂动作,面部表情较前减少,去当地医院就诊,行颅脑磁共振检查提示双侧大脑半球少许缺血变性灶,诊断为缺血性脑血管病,给予相应药物治疗,症状未见明显改善。后患者到上级医院就诊,行DAT-PET检查提示双侧壳核尾端DAT显像降低,右侧为著;黑质超声提示强回声,给予多巴丝肼片(美多芭)125 mg口服,上述症状明显改善,诊断为临床确诊的帕金森病,但患者因症状较轻未规律口服药物治疗。此后患者病情缓慢进展,逐渐出现行走时左下肢拖曳,到某医院帕金森病专科门诊就诊,给予多巴丝肼片(美多芭)125 mg每日两次口服,患者规律服药治疗后症状明显改善。后随病情加重,调整药物方案为多巴丝肼片(美多芭)125 mg每日三次、盐酸普拉克索(森福罗)0.25 mg每日三次。7年前,患者开始出现右侧肢体不自主抖动及活动缓慢,伴有僵硬感,伴起步、转身时双脚轻微粘地,每次服用药物治疗后的症状缓解时间较前缩短,于当地医院就诊,加用恩他卡朋(珂丹)0.1 g每日三次、司来吉兰5 mg每日一次,服药后症状缓解时间延长,双脚粘地感改善。3个月前上述病情较前明显加重,再次调整药物治疗方案为多巴丝肼片(美多芭)187.5 mg每日四次、普拉克索(森福罗)0.5 mg每日三次、司来吉兰5 mg每日一次、恩他卡朋(珂丹)0.1 mg每日三次。药物治疗方案调整后,每次服药后约1小时起效,开期时间维持2小时左右,关期四肢明显震颤、僵硬,自主起身、翻身及行走困难,日常生活受到严重影响,患者为行脑深部电刺激手术来我院就诊,收入病房住院。

入院后完善相关检查,结合既往病史资料,诊断为临床确诊的帕金森病(H-Y 3期),

左旋多巴冲击试验改善率52％,PKG(Pthe Parkinsor's Kineti Graph)腕表监测显示患者清醒状态下药物开期仅5.25小时,非运动症状评分表存在嗅觉减退、便秘、睡眠时噩梦喊叫、多汗,MMSE评分27分(正常),汉密尔顿焦虑量表评分6分(正常),汉密尔顿抑郁量表评分5分(正常),血常规、肝肾功能、凝血等检验结果无明显异常,心肺功能评估无手术禁忌。综合以上术前评估结果,经多学科会诊讨论,结合《中国帕金森病脑深部电刺激疗法专家共识(第二版)》的建议,患者符合临床确诊的帕金森病,服用药物有效,左旋多巴冲击试验改善率大于30％,目前出现运动波动,影响生活质量,量表评估不存在认知减退和神经精神症状,符合脑深部电刺激的手术指征。

　　与患者及家属充分沟通病情后,患者及家属同意行脑深部电刺激器植入手术。术前给予3.0 T磁共振定位,手术当日在局麻下为患者安装立体定向头架,行颅脑CT定位扫描,将磁共振与CT影像导入手术计划系统,计算双侧丘脑底核(subthalamic nucleus, STN)靶点坐标,按坐标值调整立体定向仪,术中双侧STN电生理信号明确,电生理信号长度合适、强度理想,植入永久电极,并分别给予术中临时电刺激,电刺激时患者症状改善,反应良好,副反应阈值合适。固定双侧电极,随后在全麻下为患者植入延长导线和脉冲发生器。手术顺利,患者术后恢复良好,平稳出院。

　　术后1个月开机,在患者药物关期状态下测试每一个触点的有效电压及副反应电压,最终选取有效治疗电压最低、副反应电压最大的触点作为开机后的工作触点。设置合适的电压、脉宽、频率等参数,开机参数为左侧STN C＋ 8～60 μs、150 Hz、1.8 V,右侧STN C＋ 2～60 μs、150 Hz、1.7 V。开机后患者到康复科行虚拟现实技术辅助下步态训练、直肠功能康复训练10天,步态及便秘均得到明显改善。后患者因临床症状波动,调整刺激参数1次,目前患者使用刺激参数为左侧STN C＋ 8～70 μs、150 Hz、2.1 V,右侧STN C＋ 2～60 μs、150 Hz、2.0 V。术后半年药物减量为多巴丝肼片(美多芭)125 mg每日三次、普拉克索(森福罗)0.25 mg每日三次、司来吉兰5 mg每日一次。目前患者震颤、活动缓慢等运动症状较术前明显改善,生活自理。

　　医工结合点:帕金森病外科治疗中的DBS是将神经电生理学、物理学、解剖学、影像学等相结合而发展起来的一项新型治疗技术。通过多学科协作,利用立体定向头架、图像引导靶向、术中微电极记录和植入的电极、脉冲发生器等技术及设备,将颅内刺激电极精准靶向植入特定的神经核团并给予电脉冲刺激,进而改善帕金森病患者运动及非运动症状,显著提高帕金森病患者生活质量。

思考题

1.帕金森病的疾病特点及临床表现是什么?

2.帕金森病的诊断及术前评估中常用的辅助检查有哪些?

3.目前帕金森病常用的治疗方法有哪些?

4.帕金森病行脑深部电刺激术治疗的指征有哪些?

案例解析

一、疾病概述

(一)定义

帕金森病(Parkinson's disease,PD)是一种常见的中老年神经系统退行性疾病,主要临床表现为震颤、肌强直、动作迟缓、姿势步态障碍等运动症状,以及睡眠障碍、嗅觉障碍、自主神经功能障碍、认知和精神障碍等非运动症状。

(二)病因和发病机制

帕金森病的病因和发病机制目前仍不清楚,通常认为老龄化、遗传和环境因素的相互作用参与了帕金森病的发生发展。

1.年龄

帕金森病主要发生于 50 岁以上的中老年人,65 岁以上人群发病明显增多,发病率接近 2%。当黑质多巴胺能神经元数目减少超过 50%,纹状体多巴胺含量减少 80% 以上时,临床上才会出现运动障碍症状。然而按照人体正常衰老速度,60 岁时黑质多巴胺能神经元的丢失(<30%)及纹状体多巴胺递质含量的减少(<50%)均达不到以上水平,因此一般认为老龄化只是帕金森病的促发因素。

2.环境因素

大量有关环境因素的研究显示,生活在除草剂、杀虫剂、鱼藤酮、异喹啉类化合物等较多的环境,或长期接触这些化合物,可能与帕金森病的发病相关。咖啡、绿茶以及健康的饮食习惯等可能具有降低发病风险的作用。

3.遗传因素

自 Parkin 基因确认以来,已有多种与帕金森病发病相关的基因被发现和证实,新检测技术的应用也促进了帕金森病基因研究的快速发展,为疾病诊断和基因治疗等提供了更多的可能与帮助。氧化应激、线粒体功能缺陷、泛素-蛋白酶体功能异常等与黑质多巴胺能神经元变性死亡密切相关,在帕金森病的发病中起重要作用,是目前帕金森病的重要研究方向。

(三)病理

帕金森病的病理改变主要为中脑黑质致密部多巴胺能神经元进行性退变和路易小体的形成;生化改变主要表现为纹状体区多巴胺递质降低,多巴胺与乙酰胆碱递质失平衡。

(四)临床表现

帕金森病的临床表现可分为运动症状和非运动症状。

1.运动症状

运动症状主要表现为运动迟缓、静止性震颤、肌强直、姿势步态障碍。

运动迟缓是帕金森病最重要的运动症状。面部表情肌活动缓慢表现为患者表情减少、眨眼少、凝视等,临床上称为"面具脸"。躯干肢体肌肉活动缓慢表现为起身、行走、写字、穿衣等日常动作减慢。

静止性震颤多从一侧肢体远端开始,逐渐累及对侧肢体,头部、下颌、舌等部位也可受累,震颤多在静止时出现,情绪激动时加重,随意运动及睡眠时减轻或消失,震颤呈节律性,频率通常为 4～6 Hz,幅度不定。

肌强直表现为伸肌和屈肌的肌张力同时增高。四肢肌肉张力检查表现为均匀一致的阻力增高,称为"铅管样肌强直"。当患者合并有震颤时,在均匀一致的阻力上可出现断续的停顿,称为"齿轮样肌强直"。前臂或手部的肌肉张力增高可引起"写字过小症",颈部、躯干及四肢肌张力增高可导致头颈躯干前倾、肘关节屈曲、腕关节伸直、前臂内收、髋关节和膝关节弯曲,这一姿势常称为"屈曲体姿"。

步态障碍表现为出现慌张步态或者冻结步态等。

2.非运动症状

非运动症状种类较多,包括焦虑、抑郁、认知障碍、幻觉、淡漠、便秘、直立性低血压、多汗、排尿障碍、睡眠障碍、疼痛等,给患者带来不同程度的痛苦,严重影响患者的生活质量,近年来逐渐被临床工作者重视。

(五)辅助检查

1.血和脑脊液检验

常规化验均无异常,生化检查采用高效液相色谱(high performance liquid chromatography,HPLC)可检测到脑脊液和尿液中高香草酸(HVA)含量降低。

2.颅脑 CT 及 MRI 检查

常规的颅脑 CT 和 MRI 序列检查均无特征性改变,近年来随着磁共振成像技术的发展,特殊序列的磁共振显像为疾病的诊断、鉴别诊断及分期提供了非常重要的帮助。

(1)磁共振弥散成像:原发性和早期帕金森病患者可见黑质后部游离水增加,中晚期患者则逐渐累及黑质前部和吻部。基底节、中脑和小脑自由水成像可对疾病鉴别诊断提供帮助。

(2)神经黑色素敏感性:早期帕金森病患者的神经黑色素 MRI 成像显示黑质后部信号降低,晚期患者则表现为前内侧和腹外侧信号降低,因此神经黑色素敏感性 MRI 可提供追踪疾病进展的帮助。

(3)T1 加权结构 MRI:研究显示,在不同程度认知障碍症状的帕金森病患者中,存在皮层萎缩分布及程度的不同,并与疾病的严重程度存在相关性。与早中期帕金森患者相比,晚期帕金森病患者双侧额顶叶区域脑回化损失更快。目前研究表明,T1 加权结构 MRI 方法对晚期神经退行性疾病过程更敏感,但能否作为进展标志仍需要验证。

3.黑质超声

经颅脑实质超声(transcranial ultrasound,TCS)可观察黑质结构,同时具有无创、便捷、经济的优点,更易于在临床广泛推行开展。帕金森病患者 TCS 呈高回声性(>20 mm^2,SN＋),但目前对 SN＋形成的机制、统一的判定方法、对诊断与鉴别诊断的作用等方面尚存在未明确的问题。

4.心脏间碘苄胍(MIBG)闪烁显像法

PD 患者的 MIBG 闪烁显像法表现为心脏交感神经去神经支配。

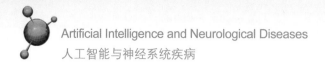
5.PET、SPECT 检查

PET 或 SPECT 进行特定的放射性核素检测,可显示脑内多巴胺转运体(dopamine transporter,DAT)功能、2 型囊泡单胺转运体(vesicular monoaminetransporter,VMAT 2)等。帕金森病 PET 检查可提示双侧壳核 DAT/VMAT 2 显像减低,多呈不对称性,起病侧受累更显著,随病情进展而加重,但该表现并非帕金森病所特有。

6.基因检测

DNS 印记技术、PCR、DNA 序列分析、全基因组扫描等技术可能发现基因突变,对早发型帕金森病的诊断提供更多的帮助。不同致病基因的发现解释了部分患者临床特点的不同,同时为优生优育提供指导。不同致病基因的患者对药物治疗和手术治疗的敏感性不同,可帮助临床医师给予患者个体化的治疗。

7.震颤分析仪

帕金森病患者的静止性震颤频率多为 4～6 Hz,主动肌和拮抗肌交替收缩,有谐波共振的特点。负重及服用药物后震颤分析的变化,有利于同其他以震颤为表现的疾病之间的鉴别。对于不同亚型的帕金森病患者,震颤分析仪可作为临床分型的辅助手段。

8.其他

近年来,步态分析仪、PKG 腕表等电子评估工具也逐渐在临床得到广泛应用,这些设备能较客观、完整地评估患者的症状指标,有利于医生详尽了解患者的病情,提供更有针对性的治疗。同时对医疗干预后的效果给予详细记录,有利于疗效的评价及副反应的观察。

二、疾病的诊断、治疗、康复和预后

(一)诊断与鉴别诊断

1.帕金森病的诊断

依据《中国帕金森病的诊断标准(2016 版)》,帕金森病的诊断分为两步:第一步是帕金森综合征的诊断,第二步是帕金森病的临床诊断。诊断帕金森病的先决条件是帕金森综合征的确诊。帕金森综合征的诊断基于三个核心运动症状,即运动迟缓和至少存在静止性震颤或肌强直 2 项症状中的 1 项。然后按照以下标准进行第二步临床诊断:

(1)临床确诊的帕金森病需要具备:①不存在绝对排除标准;②至少存在 2 条支持标准;③没有警示征象。

(2)临床很可能的帕金森病需要具备:①不符合绝对排除标准;②如果出现警示征象则需要通过支持标准来抵消:如果出现 1 条警示征象,必须需要至少 1 条支持标准抵消;如果出现 2 条警示征象,必须需要至少 2 条支持标准抵消;如果出现 2 条以上警示征象,则诊断不能成立。

2.绝对排除标准、支持标准和警示征象

(1)绝对排除标准:出现下列任何 1 项即可排除帕金森病的诊断。①存在明确的小脑性共济失调,或者小脑性眼动异常(持续的凝视诱发的眼震、巨大方波跳动、超节律扫视)。②存在向下的垂直性核上性凝视麻痹,或者向下的垂直性扫视选择性减慢。③在发病后 5 年内,被诊断为高度怀疑的行为变异型额颞叶痴呆或原发性进行性失语。④发病 3 年后仍局限于下肢的帕金森样症状。⑤多巴胺受体阻滞剂或多巴胺耗竭剂治疗诱导的帕金森综合征,其剂量和时程与药物性帕金森综合征相一致。⑥中等严重程度病情,但对高剂量(不少于 600 mg/d)左旋多巴治疗缺乏显著的治疗应答。⑦存在明确的皮质复合感觉丧失,以及存在明确的肢体观念运动性失用或进行性失语。⑧分子神经影像学检查突触前多巴胺能系统功能正常。⑨存在明确可导致帕金森综合征或疑似与患者症状相关的其他疾病,或者基于全面诊断评估,由专业医师判断其可能为其他综合征,而非帕金森病。

(2)支持标准:①对多巴胺能药物的治疗明确且显著有效。②出现左旋多巴诱导的异动症。③临床体检观察到单个肢体的静止性震颤(既往或本次检查)。④存在嗅觉减退或丧失,或超声显示黑质异常高回声($>20\ mm^2$),或心脏间碘苄胍闪烁显像法显示心脏去交感神经支配。

(3)警示征象:①发病后 5 年内因步态障碍需要经常使用轮椅。②运动症状或体征在发病后 5 年内或 5 年以上完全不进展,除非这种病情的稳定是与治疗相关的。③发病后 5 年内出现延髓性麻痹症状。④发病后 5 年内出现吸气性呼吸功能障碍。⑤发病后 5 年内出现严重的自主神经功能障碍,包括直立性低血压、严重的尿潴留或尿失禁。⑥发病后 3 年内由于平衡障碍导致反复(>1 次/年)跌倒。⑦发病后 10 年内出现不成比例的颈部前倾或手足挛缩。⑧发病后 5 年内不出现任何一种常见的非运动症状。⑨出现其他原因不能解释的锥体束征。⑩起病或病程中表现为双侧对称性的帕金森综合征症状,没有任何侧别优势,且客观体检亦未观察到明显的侧别性。

3.帕金森病的鉴别诊断

(1)继发性帕金森综合征(secondary Parkinson's disease):主要包括脑炎后帕金森综合征、药物性帕金森综合征、中毒性帕金森综合征、血管源性帕金森综合征、外伤性帕金森综合征等。患者多存在颅内感染病史、特殊药物服用史、中毒史、中枢神经系统血管源性疾病史或颅脑外伤史等,帕金森症状的发生与以上因素具有相关性。病因不同,临床表现轻重不一,预后不同。查体可见认知减退、锥体束征等。既往病史、颅脑影像学检查可为疾病诊断提供帮助。

(2)多系统萎缩(multiple system atrophy,MSA):以进展性自主神经功能障碍伴有帕金森症状、小脑性共济失调症状及锥体束征为主要临床表现。临床上分为以帕金森症状为突出表现的 MSA-P 亚型,和以小脑性共济失调症状为突出表现的 MSA-C 亚型。早期即出现严重的自主神经功能障碍是 MSA 的主要特征,如尿频、尿急、尿失禁、性功能障碍、直立性低血压等。磁共振检查可见壳核、小脑、脑桥萎缩,T2 加权像常见脑桥"十字征"及壳核"裂隙征",磁共振弥散加权成像显示 MSA-P 型患者壳核区域弥散系数值明显升高。与帕金森患者不同的是,在[123]I-间碘苄胍心肌显像中,MSA 患者主要是心脏交感神经节前病变,节后纤维相对完整。膀胱功能检查、心血管自主反射功能评价等亦有助于疾病的诊断与鉴别诊断。多数 MSA-P 型对多巴胺能药物反应差,小部分患者可短期有效。多数患者进展快、预期寿命短。

（3）路易体痴呆（dementia with Lewy bodies，DLB）：主要表现为进行性的痴呆合并波动性的认知功能障碍、视幻觉和帕金森综合征。病理改变以神经元包浆内路易小体形成为特点，FDG-PET显像示枕叶代谢下降。对多巴胺能药物反应差，部分患者对神经安定剂呈现高敏现象，疾病进展快、预后差。

（4）进行性核上性麻痹（progressive supranuclear palsy，PSP）：临床特征有眼球垂直运动受限，尤其是下视麻痹。平衡功能早期受累严重，多为向后跌倒。认知障碍较帕金森病更早且严重，构音障碍多见。查体常有假性延髓性麻痹、锥体束征。磁共振检查显示皮层下萎缩明显，中脑面积和小脑上脚宽度小于帕金森患者。多巴胺转运体功能显像提示双侧壳核代谢减低较帕金森病更严重，更具有对称性，对左旋多巴治疗反应差。

（5）特发性震颤（essential tremor，ET）：也称"原发性震颤"，发病年龄存在两个高峰：青少年和40岁以上的中老年人。临床上以双上肢运动性震颤为特点，静止性震颤罕见，可伴有下肢、头部、口面部或声音的震颤，一般不伴有其他神经系统体征。特发性震颤的震颤频率多为4～12 Hz，活动时明显，静止时减轻，情绪紧张时加重，多数患者有家族史，且多呈常染色体显性遗传。颅脑磁共振检查没有特异性表现，但可帮助排除其他疾病，绝大多数患者多巴胺转运体显像正常，可与帕金森病等相鉴别，加速度计结合肌电图检查对疾病诊断可起到一定作用。治疗包括β-受体阻滞剂、扑米酮等药物。病情进展缓慢，不直接影响寿命。

此外，帕金森病还应注意与皮层基底节变性、肝豆状核变性、代谢性疾病震颤或小脑病变性震颤等相鉴别。

（二）治疗

根据《中国帕金森病治疗指南（第四版）》，帕金森病的治疗需遵循综合治疗、多学科治疗模式、全程管理的原则。

1.药物治疗

（1）帕金森病的用药原则：目前临床上有多种可有效改善帕金森症状的药物，药物的选择应以患者为中心，根据患者的年龄、症状、生活工作需求以及经济状况等选择合适的药物。药物治疗应坚持"剂量滴定"的原则，延缓或降低运动并发症的发生。药物治疗的目的是改善症状，避免或降低不良反应，以提高患者的工作能力和生活质量。提倡早诊断、早治疗，以达到改善症状、延缓疾病进展的目的。早期患者多以单药治疗为主，也可采用两种不同作用机制的药物小剂量联合应用。中晚期患者多采用两种或两种以上不同作用机制的药物联合应用，药物之间相互补充可达到改善症状、延长有效时间、避免或减轻不良反应的目的。此外，帕金森患者的症状差异较大，针对震颤、运动迟缓、僵硬等不同症状为主的患者，应给予个体化治疗方案。需要注意的是，应避免突然停药，以免导致撤药恶性综合征。

（2）运动症状的药物治疗：针对运动症状的药物治疗主要有以下六类。

1）复方左旋多巴（多巴丝肼、卡比双多巴）：左旋多巴药物治疗是治疗帕金森病的标准疗法，是帕金森病药物治疗中最有效的对症治疗药物。常释剂起效快维持时间短，缓释剂起效慢但维持时间相对较长。早期使用复方左旋多巴制剂并不增加运

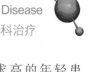

动并发症的发生率，对于晚发型帕金森病患者或者运动功能改善需求高的年轻患者，复方左旋多巴可作为首选，但应在满足症状控制前提下维持尽可能低的有效剂量。随着疾病的进展和运动并发症的发生，患者对左旋多巴的剂量需求增加，异动症的风险增大，因此对中晚期患者多主张给予左旋多巴联合其他机制的药物，多种药物的联合治疗更安全有效。

2）多巴胺受体激动剂：包括麦角类和非麦角类，麦角类可能引起瓣膜病变的严重不良反应，临床已不主张使用。非麦角类是早发型患者病程初期的首选药物，主要包括普拉克索、罗匹尼罗、吡贝地尔、罗替高汀和阿扑吗啡等。早期患者可单用多巴胺受体激动剂，亦可与小剂量左旋多巴联合应用。常见不良反应包括胃肠道不适、嗜睡、冲动控制障碍等，建议患者从小剂量开始逐渐增加到合适剂量。其中普拉克索对于不宁腿综合征有较好的改善特点，贴片或药物泵的给药方式可有效减少胃肠道不适，并达到持续给药的效果。

3）单胺氧化酶B型抑制剂（MAO-BI）：是目前常用的抗帕金森病药物中可能存在疾病修饰作用的一类药物，包括司来吉兰、雷沙吉兰、沙芬酰胺、唑尼沙胺等。MAO-BI可用于早期帕金森病患者，也可用于进展期患者的添加治疗，在步态改善方面存在一定的优势。

4）儿茶酚-O-甲基转移酶抑制剂（COMTI）：主要包括恩他卡朋、托卡朋、奥匹卡朋以及与复方左旋多巴组合的恩他卡朋双多巴片（恩他卡朋/左旋多巴/卡比多巴复合制剂，根据左旋多巴剂量不同分为4种剂型）。恩他卡朋需与复方左旋多巴同时服用，单独应用无效。托卡朋每日首剂与复方左旋多巴同服，此后可单用，一般间隔6小时，但需严密监测肝功能。

5）抗胆碱能药：国内常用苯海索，对于震颤症状控制好，但可引起口干、眼花、无汗、便秘、小便潴留、幻觉、认知减退等不良反应，主要用于震颤显著的患者，对无震颤的患者不推荐应用。60岁以上的患者尽量不用或少用，青光眼或前列腺肥大患者禁用。

6）金刚烷胺：对少动、强直、震颤均有改善作用，与其他类抗帕金森药物相比较，具有改善异动症的效果。

（3）非运动症状的药物治疗：帕金森患者可合并多种非运动症状，严重的非运动症状同样影响患者的工作与生活。睡眠障碍、感觉障碍、自主神经功能障碍及精神认知障碍是临床常见的非运动症状。

睡眠障碍的治疗首先应针对引起睡眠障碍的病因治疗。对于金刚烷胺、司来吉兰等抗帕金森药物导致的入睡困难，应调整用药时间或剂量，必要时停用或更换药物；对于夜间翻身困难、震颤严重等药物关期症状所致的睡眠障碍，应适当增加睡前服药剂量或换用长效缓释剂型。去除病因后仍存在睡眠障碍者可选择镇静催眠药物治疗。嗅觉减退是帕金森病患者常见的非运动症状，但是目前尚无有效改善嗅觉的治疗方法，DBS术后嗅觉变化的报道亦存在不一致性。

帕金森病患者常伴有疼痛，苏菲（Sophie）和福特（Ford）根据疼痛部位及疼痛性质将帕金森病相关性疼痛分为五个亚型：肌肉骨骼型疼痛、肌张力相关性疼痛、根性疼痛、中

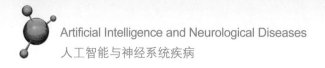

枢性疼痛、静坐不能或坐立不安导致的疼痛。随症状波动出现或加重的疼痛,应首先调整抗帕金森病的药物方案,在优化药物治疗后仍不能改善或与症状波动不相关的疼痛,在排除可治疗的病因后,可加用非阿片类、阿片类镇痛药或抗惊厥药。对于长期疼痛困扰、情绪障碍的患者,抗抑郁药的应用也是必要的。

自主神经功能障碍常见便秘、尿频、尿失禁和直立性低血压等表现。便秘的治疗采用适当运动、调整饮食、培养规律的排便习惯、必要时配合药物的方法。对尿频、尿急和急迫性尿失禁的治疗,可采用外周抗胆碱能药,如奥昔布宁、溴丙胺太林、托特罗定和莨菪碱等,对逼尿肌无反射者给予胆碱能制剂,但可加重帕金森病的运动症状,需慎用。若出现尿潴留,应采取间歇性清洁导尿,若由前列腺增生肥大引起,必要时可行手术治疗。位置性低血压患者应增加盐和水的摄入量,可穿弹力裤,睡眠时适当抬高头位,注意体位改变时应有缓慢的过渡时间。药物治疗首选 α-肾上腺素能激动剂米多君(midodrine),也可使用屈昔多巴和选择性外周多巴胺受体拮抗剂多潘立酮。

当患者出现幻觉、妄想、焦虑、抑郁及认知减退等神经精神症状时,首先应该排除因抗帕金森病药物所致的精神症状。易出现神经精神症状不良反应的药物包括抗胆碱能药物、金刚烷胺、单胺氧化酶抑制剂、受体激动剂等,若调整药物治疗后症状仍不能得到理想的改善,应考虑是否由疾病本身导致,建议加用对症治疗药物,如抗抑郁药、抗精神药、胆碱酯酶抑制剂等,选择药物控制神经精神症状的同时应考虑其对于帕金森症状的影响。

2.手术治疗

多数患者在帕金森病早期对药物治疗反应良好,仅通过药物治疗即可获得良好的生活能力,但随着病情进展、药效减退、运动并发症的出现,规范药物治疗下患者症状仍得不到理想改善,甚至严重影响其工作及生活能力,这时应该考虑手术治疗。传统的手术治疗方式为特定神经核团的毁损术,近年应用更多更成熟的手术方式为脑深部电刺激术,后者具有可逆、可调控、症状控制更佳等优势。

脑深部电刺激设备由电极、延长导线、脉冲发生器组成,在立体定向仪引导下将电极植入特定的核团,通过延长导线连接脉冲发生器,给予特定参数的刺激,以达到改善症状的效果。完善的术前评估、合适的患者选择是手术成功的关键,左旋多巴冲击试验可作为预测术后效果的客观评价指标。脑深部电刺激手术常用的靶点为苍白球内侧核、丘脑底核、丘脑腹中间核,临床上可根据患者具体症状特点选取最优的靶点。但需要说明的是,手术并不能根治疾病,对于震颤、僵硬、活动缓慢等症状手术效果较好,对于言语、吞咽、步态等中轴症状改善效果不一,对于非运动症状的改善,各项研究结果存在差异。大多数患者术后需要继续服药,术后药物调整与机器治疗配合可达到最佳改善状态。脑深部电刺激存在长期有效的治疗效果,随着设备的改善、新的程控模式的发展,越来越多的中晚期帕金森患者将受益于此项技术。

(三)康复与预后

康复与运动疗法贯穿帕金森病治疗的始终,不论是早期的康复训练还是中晚期患者的康复治疗,对于患者的功能保留及活动能力改善都起到重要的作用,尤其对于药物和手术治疗效果不佳的步态、语言、吞咽等功能障碍，康复与运动疗法都起到了重要作用，专业的康复训练以及先进康复设施的应用也为帕金森患者提供了更多更全面的帮助。此外，心理干预与照料护理也十分重要，专业的心理干预和照料护理可改善患者的心理精神状态，改善运动功能。专科医生须与患者及家属积极配合，才能做好心理干预与照料护理，达到改善患者生活质量的目的。

三、医工交叉应用的进展与展望

（一）帕金森病的诊断及评估新技术

帕金森病的临床诊断主要依靠详尽的病史、完整的神经系统体格检查及治疗初期患者对多巴胺能药物的反应。在治疗过程中，根据患者运动症状和非运动症状的综合评估结果，对临床进展及分期进行准确的判断，是实现控制帕金森病症状和预防运动并发症这两大治疗目标的基础。因此，对帕金森病患者全面准确的评估是贯穿帕金森病诊断和治疗全过程十分关键的一环。

帕金森病的评估包括运动症状、运动并发症、非运动症状、生活能力等要素。目前帕金森病评估主要依赖于影像学检查、临床观察、患者回忆报告以及主观量表等。

帕金森病主观量表的评估方式是依据患者对自身情况的描述和医生的主观观察进行评分诊断。这种方式无法得到准确且长期的数据作为评分依据，存在主观性强、诊断误差大的弊端。目前对帕金森病患者的随访评估同样主要依赖量表及患者日记，存在一定的局限性。患者日记作为主观性记录，存在回忆偏倚和遗漏等缺点，漫长的等待间期及短暂的问诊时间极大地限制了疾病评估的准确性与客观性。因此，临床医生及研究者需要更为有效的评估监测手段。

近年来，基于计算机系统和可穿戴运动传感器的帕金森病患者运动障碍量化评估开始兴起。通过量化记录帕金森病患者运动障碍的症状，可为帕金森病的诊断和治疗提供更加全面、客观、准确的评估信息。虽然目前在临床实践的使用尚有限，但在不久的将来，这些系统或将逐步成熟，彻底改变我们诊断和监测帕金森病的方式。

移动健康技术（可穿戴、便携式、身体固定传感器或家用集成设备）量化了无人监督的日常生活环境中的临床症状，其中可穿戴技术（wearable technology）正在成为临床评估帕金森病的有力补充手段。这一技术收集的数据可克服传统临床评估的局限性，支持临床决策。

可穿戴技术是 20 世纪 60 年代由美国麻省理工学院媒体实验室提出的创新技术。该技术的核心是将体感探测器、传输系统整合到衣物中，支持手势、触碰等多种交互方式，具有低负荷、可移动、续航能力强、无线数据传输等优势。随着机器学习、互联网等技术的快速发展，可穿戴技术逐渐在医疗、体育、工程、教育、娱乐等各个领域显示出较高的应用价值。

基于运动传感器的可穿戴设备具备操作便捷、客观定量、日常持久、细致精准的特点，在帕金森病诊治中具有广阔的应用前景。可穿戴传感设备种类包括生理与体征信号传感、九轴运动传感、基于摄像头的运动捕捉、眼动追踪、脑电信号传感、肌肉电信号传感

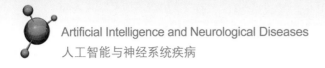

和智能交互手套。可穿戴设备可精确检测帕金森病患者的震颤、运动迟缓、肌强直、步态障碍,能够对症状进行客观评估与监测,有助于病情的准确评估和个体化方案的制定,与现有检测方法相比,精确度得到进一步提高。智能手机的应用有利于患者的信息收集、病情评估以及患者教育。此外,可穿戴设备可作为辅助治疗手段来改善患者生活质量,如防抖勺辅助进食,视听觉提示改善冻结步态等。未来可通过手环、手套、智能衣服、脚垫等可穿戴设备来建立一个可统一管理多个可穿戴设备的云平台系统。

随着科技的发展,人工智能技术已广泛应用于医疗领域,《中国帕金森病治疗指南(第四版)》新增了人工智能及移动技术在帕金森病管理方面的应用。

(二)脑起搏器治疗帕金森病的手术流程及其基本原理

1.脑起搏器治疗帕金森病的手术流程

随着治疗理念的更新以及对治疗方法的不断探索,目前帕金森病的治疗呈现出多学科模式,主要包括药物治疗、手术治疗、肉毒毒素治疗、运动疗法、心理干预、照料护理等。药物治疗作为帕金森病最重要的治疗方法,是贯穿整个治疗过程中的主要手段,虽然早期帕金森病患者药物治疗效果显著,但随着疾病的进展,会逐渐出现药物疗效明显减退或并发严重运动并发症,因此手术治疗成为中晚期帕金森患者重要的治疗方法。

手术方式主要包括神经核毁损术和脑起搏器植入术,即 DBS,后者因其创伤小、不良反应少、安全性高和可调控的优势逐渐成为目前的主要手术选择。目前,临床上有基于头架技术、无头架技术以及手术机器人辅助技术的 DBS 手术方式。基于头架技术的DBS 手术方式应用最为广泛。本书主要描述基于头架并联合微电极记录和术中刺激的DBS 手术流程,包括术前准备、安装头架、电极植入和脉冲发生器植入。

(1)术前准备:适合手术的患者在术前行颅脑磁共振定位扫描,扫描数据一般应包括薄层 T1、T2 加权像和注射钆造影剂的强化成像,然后将 MRI 数据导入手术计划系统,确定前联合(anterior commissure,AC)和后联合(posterior commissure,PC)连线层面,根据植入靶点的不同,制订电极植入预计划。

(2)安装头架:手术当天,患者在局麻下安装 Leksell 头架。患者保持上身竖直(与水平线成 90°),根据术前颅脑 MRI 影像,标记头部 AC-PC 线体表投影连线为辅助线。组装 Leksell 头架,将头架放于患者头部上方,耳棒固定于患者外耳道,头架与 AC-PC 线体表投影连线平行,同时将头架前部中心与患者中线对应。在即将放置螺钉的皮肤部位进行局部麻醉,用螺丝刀将合适长度的螺钉固定于患者颅骨,保证头架的稳定性。头架安装完成后,将患者送至 CT 室,基准定位器底座连接 CT 床,患者平躺于 CT 床后,头架固定并连接基准定位器盒,行高分辨率颅脑定位 CT 扫描(见图 7-1)。

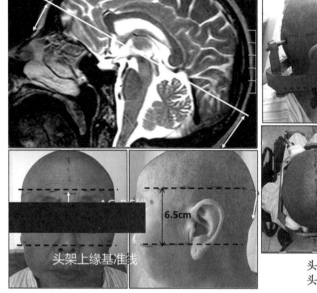

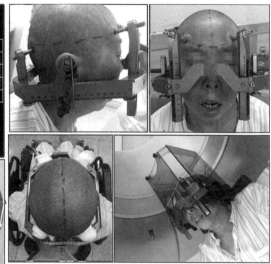

头架上缘与基准线位于同一水平面，
头部居中，左右对称，头架无旋转

图 7-1 安装头架

（3）电极植入：患者完成 CT 定位扫描后，将 CT 数据与术前颅脑定位 MRI 数据预计划导入手术计划系统融合，计算解剖靶点位置，并进一步得到 Leksell 头架框架坐标数值，再次确定术中电极的植入靶点位置及植入路径。

患者取仰卧位，头架与手术床连接固定，常规消毒铺巾，安装导向弧弓，根据设计路径所得数据调整环、弓角度，并应用套管针标示头皮入路点。0.5％利多卡因、罗哌卡因局麻，取双额冠状缝、中线旁开 3.5 cm 处分别作弧形切口，依次切开双侧头皮并牵开。于颅骨表面标示钻孔点，14 mm钻头钻孔，调整导向仪，先将套管针指向右侧骨孔，单极通过套管针电灼并穿透硬膜，流体明胶海绵填塞止血并防止脑脊液流出。推入套管针，拔除针芯，导入内套管，导入微电极，固定微电极于微推进器，根据靶点不同，于靶上 10 mm 或 15 mm 开始行微电极记录，确认植入靶点的电生理信号，明确神经核团的位置，根据微电极记录的电生理信号，将电极放置在合适的位置（见图 7-2）。连接外置程控仪，调整适当的参数（脉宽、频率、电压）并逐渐增加刺激参数，测试评估患者静止性震颤、肌张力、自主活动改善情况以及语

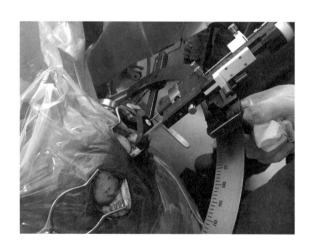

图 7-2 依照手术计划植入电极

言、眼球运动、肌肉抽搐等不良反应。若症状改善良好并且不良反应阈值合适,则证明电极位置良好,继续行下一步手术操作,若症状改善欠佳或引起不可耐受的不良反应,则调整电极位置后再次行术中测试评估。测试症状满意后,拔除套管并将电极固定于颅骨。同样步骤植入左侧电极。将电极线通过皮下隧道导入皮下,缝合双侧头皮切口。

(4)脉冲发生器植入:双侧电极植入完成后,撤除 Leksell 头架和导向弧弓,患者取平卧位全麻,标记左侧顶结节下方 2 cm 长约 4 cm 纵行直切口及左侧锁骨下 1 cm 长约 5 cm 横行直切口。常规消毒铺巾,切开锁骨下切口,向下分离出筋膜下囊袋,切开顶结节下方切口,皮下钝性分离,形成至胸部切口的皮下隧道。将脉冲发生器与电极延长导线连接并固定后置入皮下囊袋,电极延长导线经皮下隧道牵出至顶结节下方。牵出头部皮下电极线,连接电极线与带电极延长导线并固定,程控仪置于胸部。测试系统正常后,分别缝合顶结节下方及锁骨下方切口。图 7-3 所示为埋置脉冲发射器的全过程。

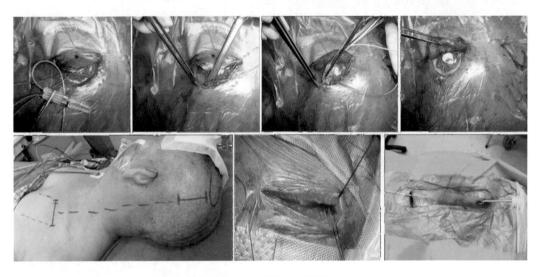

图 7-3　埋置脉冲发射器

2.脑起搏器治疗帕金森病的基本原理

(1)帕金森病的病理生理学:帕金森病是一种常见的神经系统退行性疾病,其病理生理特征是黑质多巴胺能神经元的进行性缺失。多巴胺能神经元的缺失可导致基底神经节环路功能紊乱,进而可诱发运动和非运动功能障碍。基底神经节环路对机体运动功能的调节具有非常重要的作用,包括易化运动发起的直接通路(皮质-纹状体-GPi/SNr)、抑制运动的间接通路(皮质-纹状体-GPe-STN-GPi/SNr)以及超直接通路(皮质-STN-GPi/SNr)。基于基底神经节环路功能在神经退行性疾病中的作用,目前提出了三种模型来解释帕金森病的病理生理学。

1)放电频率模型:正常状态下,多巴胺增强纹状体直接通路神经元投射到苍白球内侧部(GPi)的兴奋性输入和纹状体间接通路神经元投射到苍白球外侧部(external segment of the globus pallidus, GPe)的抑制性输入,而多巴胺的消耗减少了这些兴奋性和抑制性输入。这种变化可通过纹状体-GPi/SNr直接通路减少抑制性输入,同时也通过纹状体-GPe-STN-GPi/SNr间接通路增加兴奋性输入,进而增加了GPi和黑质网状神经元(SNr)的平均放电频率。基底神经节输出核中这种平均放电速率的增加似乎诱导丘脑和皮质神经元的活性降低,导致运动障碍。

2)放电模式模型:多巴胺的消耗增强了GPe和STN之间的联系,并促进基底神经节的振荡活动。基底神经节的振荡及同步放电使单个神经元无法处理传递运动相关的信息,从而导致运动障碍。在帕金森病患者的GPe、GPi和STN中曾记录到异常的发射模式,例如爆发和振荡。使用DBS电极在帕金森病患者中也观察到局部振荡电位(LFP)的存在,特别是β频段的电位。

3)动态活动模型:正常状态下,通过超直接、直接和间接通路的基底神经节环路纤维投射会引起GPi的动态活动变化。帕金森病患者多巴胺的消耗可经直接通路降低运动相关的GPi抑制,并通过超直接和间接途径促进运动相关的GPi激发。缩短和缩小与运动相关的GPi抑制导致丘脑和皮层中的去抑制减少,引起运动障碍。

(2)DBS治疗帕金森病的机制假说:脑起搏器将高频电刺激作用于脑深部结构神经核团(丘脑底核、苍白球内侧部、丘脑等)已成为运动障碍性疾病的有效治疗方式。尽管DBS治疗帕金森病的有效性在临床实践中已得到一致认同,但DBS发挥作用的神经机制原理仍然存在争议。

1)抑制假说(DBS抑制局部神经元活动):STN-DBS对帕金森病运动症状的改善显示出了与STN毁损术相似的效果,因此,DBS最初被认为通过抑制局部神经元活动发挥疗效。几种可能的机制可解释DBS期间的抑制反应:去极化阻滞、电压门控电流的失活及抑制性传入物的激活。实际上,STN-DBS和GPi-DBS最常见的作用是降低相邻神经元的放电率。有研究显示,在帕金森病患者STN-DBS刺激部位的周围明确记录到了神经元活动的抑制,但仅少数STN神经元显示出完全停止放电,其他STN神经元在STN-DBS期间仍表现出残留的神经元活动。GPi-DBS对邻近神经元放电的抑制作用也曾被报道,GPi-DBS抑制局部神经元放电比STN-DBS更完全。抑制假说与运动障碍的放电速率模型和放电模式模型非常吻合,DBS可减少STN和GPi中异常增加的放电或异常放电,改善帕金森病运动症状。

2)激发假说(DBS激发局部神经元活动):DBS的单次电刺激可激发局部神经元的活动。GPi-DBS在GPi神经元中可直接诱发峰值电位,而STN-DBS不但不降低STN神经元的电活动,反而使STN投射靶区GPi神经元的电活动增加。PET和功能MRI研究发现,在STN-DBS中GPi血流量和血氧水平明显增加,提示GPi神经元兴奋增强。有研究者认为,DBS细胞外电刺激可激活抑制性突触前末梢,从而在抑制神经元本身电活动的同时又激活轴突,进而兴奋其靶区神经元。最新研究表明,选择性刺激皮质细胞STN传入轴突而不激活STN传出轴突,可明显改善帕金森病小鼠模型的症状。激发假说与运动障碍的放电模式模型非常吻合,但与放电速率模型不符。DBS激发抑制沿传出通路到达神经核团,或投射激活沿传入通路到达神经核团,可能会改变基底神经节神经元的放电频率和模式,从而改善帕金森病症状。

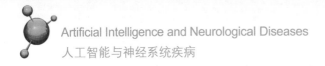

3)中断假说(DBS 中断异常信息流):帕金森症状是由 GPi 中放电频率增加、异常放电模式或运动相关抑制减少引起的。在 STN-DBS 期间,皮质诱导的早期和晚期激发被消除或大大减少,而皮质诱发的抑制被保留,这表明通过超直接和间接途径的信息流被 STN-DBS 阻断,而不会中断直接途径。中断假说与放电速率模型、放电模式模型和动态活动模型较符合。由于基底神经节中异常增加的放电频率、异常放电模式或异常动态活动变化被传递到丘脑和运动皮层,并最终诱发运动症状,破坏这种通过 GPi 和 STN 的异常信息流可抑制运动症状的发生。GPi 是基底神经节的输出核,因此 GPi-DBS 可破坏基底神经节的信息流出。此外,DBS 能够中断 STN 的信息流从而减少 GPe-STN 连接在帕金森病中产生异常放电。

(三)脑深部电刺激术中为定位靶点核团所使用的微电极记录系统原理简介

DBS 于 20 世纪 70 年代出现,是在脑内核团或特定脑区植入刺激电极,通过脉冲电刺激调控相关核团或脑区的功能,以达到改善症状的目的。DBS 可显著改善帕金森病患者的运动症状,提高患者的生存质量。DBS 手术治疗帕金森病的核心技术在于刺激靶点的选择和颅内电极的植入(见图 7-4)。刺激靶点的选择主要根据帕金森病患者临床症状的评估,目前最常用的靶点为 STN 和 Gpi,两者均能改善帕金森病的运动症状,并在改善药物疗效波动引起的运动障碍症状和提高患者生存质量方面同样有效。颅内电极精准植入预定选择的神经核团靶点是 DBS 成功的关键,而术中颅内电极植入精度(靶点的确认以及植入深度)的确定依赖于微电极记录(microelectrode recording,MER)结果,或结合术中临时电刺激临床症状疗效阈值和不良反应阈值测试的综合分析。

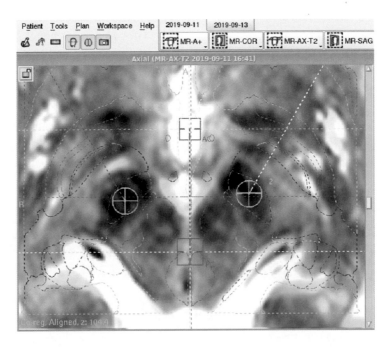

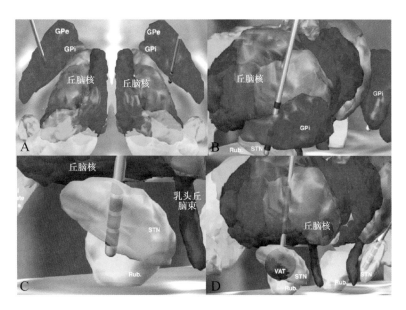

图 7-4　影像学可见 STN 靶点位置，示意图示电极植入 STN 靶点

　　微电极记录技术是指使用高阻抗电极精确识别皮质下结构，对指定部位进行微电流刺激，记录其诱发电信号，经过分析确认刺激部位是否为真实靶点。微电极技术的发展使靶点的定位由解剖定位飞跃到功能定位，帕金森病立体定向 DBS 手术的临床疗效严重依赖于术中靶点的精确定位，因此其作为最常用的靶点定位方法在 DBS 手术治疗中发挥着重要作用。

　　1.微电极记录系统的细胞生物学原理

　　同一个细胞的动作电位大小和形状具有一致性是细胞生物电的一个基本特点，通过微电极记录系统记录单细胞电活动特点，不仅能区分白质和灰质，而且通过分辨各结构的特征性放电模式，可辨别皮质下不同神经核团的边界。微电极记录到的放电细胞多少与其阻抗密切相关，阻抗较大时容易记录到单细胞放电，甚至细胞内膜电位，阻抗较小时记录到的是场电位，用于集合电位（如诱发电位）的记录。帕金森病 DBS 手术中使用的微电极为高阻抗电极，可在神经元密度高的区域进行单一神经元隔离，从而更好地对单细胞电生理活动进行放电模式和频率分析。但在微电极记录单细胞电生理信号过程中，电流的通过会降低电极的阻抗，阻抗的下降增加了单一神经元的隔离难度，因此多数情况下记录到的是多细胞放电，这时应通过动作电位的大小和形状甄别单细胞放电。

　　2.微电极记录系统技术与方法

　　微电极记录系统的一般设置和技术是有统一标准的。作为临床立体定向手术最常用的靶点定位系统，其基本组件包括微电极、音频/视频监视器、放大器/示波器，以及与立体定向定位系统相兼容的微推进器（见图 7-5）。

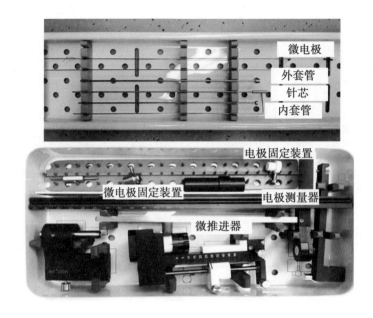

图 7-5　微推进器及微电极

微电极通常是由钨或铂-铱材料组成的高阻抗（＞500 kΩ）双极电极，高阻抗的钨或铂-铱材料有利于神经核团中单一神经元细胞电生理信号的记录。用于记录的电极尖端为玻璃绝缘的锥形，直径为 5 μm，长度为 10～15 μm。微推进器与立体定向定位系统兼容，用来推动微电极前进。独立的前置放大器对神经元放电信号进行滤波和放大，并通过低通和高通滤波器消除多余的噪声。示波器是通过数字处理后显示增强的滤波信号，并可转化为声音以多次放电的形式传输到扬声器。图 7-6 所示为 Leadpoint 微电极记录系统及记录到的电生理信号。

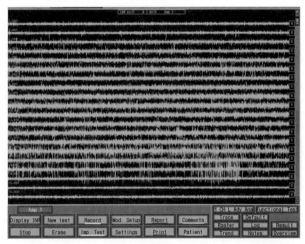

图 7-6　Leadpoint 微电极记录系统及记录到的电生理信号

目前临床上帕金森病 DBS 手术是在术前通过影像数据间接定位神经核团，术中在立体定向仪器的引导下，应用保护性不锈钢套管向靶点方向插入微电极，并在微推进器的协助下使微电极尖端向靶点缓慢推进，使用信号采集识别软件辨识神经核团的放电，从而保证电极植入的准确性。

3.微电极记录技术的争议

随着立体定向技术的进步，以及术中 CT 或 MRI 影像扫描条件的实现，不依赖微电极记录的影像学定位植入电极理念越来越多地应用于帕金森病 DBS 手术中。

相较于影像学定位下植入脑深部电极，对实施 DBS 手术的神经外科医生来说，微电极记录系统技术的优势在于使用微电极记录系统观察靶点神经核团信号特征，能够对靶点边界进行较为准确的定位，从而达到微电极制图，并结合术中患者测试结果，对术后的治疗及程控效果更有把握。但有研究显示，影像学定位与微电极记录系统辅助定位相比较，术后电极位置的准确性和术后运动症状改善率相当，但影像定位手术时间更短。手术时间的缩短可改善患者的舒适性，并提高在术中测试时患者的配合程度。也有证据表明，在 DBS 手术微电极记录过程中，微电极穿刺次数和颅内积气量、脑组织位移程度以及颅内出血概率呈正相关，这些证据表明微电极记录与 DBS 手术并发症风险增高有关。此外，有学者认为，微电极记录获得的定位信息增加了 DBS 手术的成本和复杂性，并需要专门的设备和人员熟练解释电生理记录。图 7-7 所示为 STN 不同位置的微电极记录放电特点，在实际临床工作中，就目前现有设备和经验，识别 STN 相对来说容易，但通过 MER 鉴别 STN 不同位置较为困难。

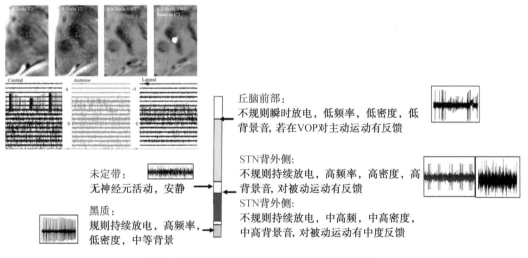

图 7-7　STN 不同位置的微电极记录放电特点

　　虽然微电极记录系统在 DBS 手术中协助电极植入的必要性存在一定的争论，但是微电极技术仍然是目前最直接最准确的定位方法，在 DBS 手术中得到了广泛应用。

　　4.脑起搏器硬件设备及程控的新进展

　　在 20 世纪 80 年代末期，结合对基底节环路和帕金森病病理生理的认识，贝纳毕（Benabid）等发现脑深部电刺激术可改善帕金森病运动症状。但传统 DBS 设备仍存在一些不足，比如刺激方式单一，难以全面改善症状且有副作用，程控过程增加患者及家庭负担。因此，如何优化 DBS 硬件和程控，进一步提高 DBS 治疗的疗效，并减少不良反应，是研究者需要探索的问题。

　　（1）脑起搏器硬件研发进展

　　1）反馈式刺激器：可根据颅内生物学标记和外部行为提供反馈信号的特征变化，实时调整电极触点参数。疾病会随时间变化，反馈式刺激（也称"自适应刺激"）可根据患者的症状波动实时调整进而优化症状控制，可减少重复程控次数和节省电量。

2)方向性电极:DBS 手术可有效改善帕金森病运动障碍症状,而在 STN 背外侧感觉运动区准确植入电极是成功治疗的关键,但电极出现不同程度的偏移也是有一定概率的。当电极发生偏移时,电刺激对靶点核团的有效刺激区域较小,而且增加刺激容易波及邻近组织结构,可能产生如强直性肌肉收缩、感觉异常等副作用。患者既需要减小刺激以减轻不良反应,又要为了获得疗效不得不增加刺激,因此不断在矛盾中寻找平衡,且这些患者多数症状改善不充分。方向性电极的出现有效解决了这一难题,与全向电极相比较,方向性电极使患者获得了更多优化的程控方案,方向性电极可根据个体化治疗,有效地刺激 STN 核团感觉运动相关区域,同时避免对周边组织刺激引起的副作用。

(2)脑起搏器程控研究进展

1)无线远程程控模式:互联网技术实现了患者与医生的远程程控。医生在院内远程程控中心应用远程控制医生端,连接到患者家中的数字摄像机,可在线观察患者症状,与患者对话交流,还可用远程程控软件发送指令到患者家中的体外程控仪来变换程控参数。无线远程程控可减轻术后患者往返医院复诊的行动负担,降低帕金森病患者和陪护人员的旅行和就诊费用,使患者在家中即能够获得及时有效的程控。

2)交叉电脉冲(或交互电脉冲)刺激:是指在同一根电极上选择两个触点交替刺激,这两个触点可设置不同的刺激参数。这种刺激模式可有效改善步态、言语不清等症状,同时可减少异动、肌肉强直等不良反应的发生。

3)变频刺激:低频刺激对包括步态在内的中轴症状改善明显,但对典型的帕金森病运动症状如震颤、僵直改善效果差,而高频刺激对典型的运动症状改善效果好,但对中线症状效果不明显。变频刺激的发明,在保留两者优点的同时,克服了高频和低频刺激的缺点,实现了更全面地控制帕金森病患者的症状。

※ 扩展阅读 ※

立体定向技术的发展史

立体定向(stereotaxis)作为功能神经外科的代表性技术,在一百多年的发展历程中经历了定位由粗糙到精准、操作由繁复到简便、应用由单一到广泛的巨大进步。时至今日,凭借微创性和精准性,立体定向的应用范围已超越功能神经外科,成为包括神经外科在内的整个外科学技术体系的重要组成部分。

立体定向神经外科手术有着悠久的历史。早在 19 世纪,文献就记录了人类立体定向手术概念的发展。同时期,大脑的特定部分具有个体化功能的想法开始扎根,并对颅骨的外部特征与皮质的联系进行了研究。1908 年,神经外科的第一个立体定向框架由英国罗伯特·H.克拉克医生(Robert H. Clarke,1850～1926 年)和维克托·霍斯利医生(Victor Horsley,1857～1916 年)在 Brain 上发表的一篇开创性论文中进行了描述，他们使用基于三维笛卡尔坐标系的带有电极导轨的装置，根据头骨特征描述了猴脑中的病变目标。立体定向神经外科始于 Horsley 和 Clarke 创立的第一个立体定向框架，之后经过不断改进，经历了将近 40 年的时间才应用于人类。1947 年，奥地利神经病学家欧内斯特·A.斯皮格尔（Ernest A. Spiegel，1895～1985 年）和美国神经外科医生亨利·T.韦斯（Henry T. Wycis，1911～1972 年）在 *Science* 上发表了一篇题为"用于人脑手术的立体定向装置"的论文，描述了第一个用于人类的立体定向框架及其潜在的临床应用，立体定向技术才再次进入神经外科手术技术研究者的视野。论文中指出，开发供人类使用的立体定向框架的动力是允许基于皮质下结构精确聚焦消融的心理外科手术，而不是当时常用的粗脑叶切除术。最初的立体定向神经外科手术聚焦于精神疾病和功能性疾病（如运动障碍性疾病）的颅内靶向手术治疗。根据立体定向手术早期先驱的几篇报道，第一次立体定向干预是针对亨廷顿舞蹈症患者。1952 年，斯皮格尔（Spiegel）和韦斯（Wycis）出版了专著《人脑立体定向图谱和方法学》，该书后来成为立体定向技术的经典工具书，从此确立了 Spiegel 和 Wycis 在立体定向技术领域的先驱者地位。与常规开颅手术相比，立体定向手术的创伤和危险性明显降低。Spiegel 和 Wycis 报告的立体定向手术死亡率为 2%，其后里歇（Rieche）和芒丁格（Mundinger）报告的死亡率<1%。在立体定向技术辅助下，神经外科医生成功进行了颅内肿瘤、帕金森、癫痫、精神疾病等的外科治疗。随后很多学者做了大量的研究工作，并研制出各种定向仪供临床使用。瑞典拉尔斯·雷克塞尔教授（Lars Leksell，1907～1986 年）在 1949 年设计出第一台混合型立体定向仪，它除了具备常规应用功能外，还可配合放射外科和显微外科工作。

1968 年，随着左旋多巴用于治疗帕金森病的发现，人们对立体定向神经外科手术的关注度有所下降。但 CT 扫描和其他先进成像技术的出现，导致立体定向神经外科的复兴，甚至有更多的应用。目前它广泛用于立体定向放射外科，电极靶向植入和病变精准切除，主要用于治疗肿瘤、癫痫、血管畸形和疼痛综合征。

随着计算机和神经影像学的发展，立体定向技术从有框架定向仪发展到无框架导航系统。该系统是利用一已知空间坐标的参考点，用数学模型计算出所需靶点的空间坐标值，是一种计算机辅助的智能化手术辅助系统。该系统能够完成医学影像模型的三维重建，既能帮助神经外科医生在手术前更好地规划手术入路，又能够帮助手术者完成复杂精细的操作，使正常脑组织结构损伤减少到最低程度。第一代神经外科导航系统由美国斯坦福大学医学院的罗伯茨（Roberts）医生设计并制造，于 1986 年应用于临床。此后 10 余年间，该项技术在全球范围内迅速推广，包括日本渡边（Watanabe）和德国施隆多夫（Schlondroff）设计的关节臂神经导航系统（1987 年），德国博医来（Brainlab）公司生产的 VectorVision 光学数字化导航仪（1998 年）、美国美敦力（Medtronic）公司的 Stealthstation 电磁数字化导航仪（1986 年），其中以光学数字化导航仪应用最为广泛。目前无框架立体定向系统已发展到可将脑功能成像 PET、SPECT、fMRI、弥散张量成像（diffusion tensor imaging，DTI）、脑磁图（magnetoencephalography，MEG）等融合于脑结构图像如 CT、MRI、MRA、MRV、DSA、CTA 等,可在术前和术中为术者提供多角度动态图像信息。

立体定向神经外科始于霍斯利(Horsley)和克拉克(Clarke)开发的用于动物的三维立体框架,目前已成为人类病理学研究和功能神经外科治疗的重要领域,早期的神经外科医生和立体定位科学家为未来的创新奠定了基础。由于他们的努力,立体定向神经外科现在是一个独立且不断发展的研究领域。

参考文献

[1]刘军.中国帕金森病的诊断标准(2016 版)[J].中华神经科杂志,2016,49(4):268-271.

[2]中华医学会神经病学分会帕金森病及运动障碍学组,中国医师协会神经内科医师分会帕金森病及运动障碍学组.中国帕金森病治疗指南(第四版)[J].中华神经科杂志,2020,53(12):973-986.

[3]李光英,庄乾兴,李斌,等.底丘脑核:从环路、功能到深部脑刺激治疗帕金森病的靶点[J].生理学报,2017,69(5):611-622.

[4]MONJE M H G, FOFFANI G, et al. New sensor and wearable technologies to aid in the diagnosis and treatment monitoring of Parkinson's disease [J]. Annu Rev Biomed Eng, 2019, 1(21):111-143.

[5]OKUN M S. Deep-brain stimulation for Parkinson's disease [J]. N Engl J Med, 2012, 367(16):1529-1538.

[6]CHIKEN S, NAMBU A. Mechanism of deep brain stimulation: Inhibition, excitation, or disruption? [J]. Neuroscientist, 2016, 22(3):313-322.

[7]ASHKAN K, ROGERS P, et al. Insights into the mechanisms of deep brain stimulation [J]. Nat Rev Neurol, 2017, 13(9):548-554.

[8]ZRINZO L, FOLTYNIE T, et al. Reducinghemorrhagic complications in functional neurosurgery: A large case series and systematic literature review [J]. J Neurosurg, 2012, 116(1):84-94.

[9]MIRZADEH Z, CHAPPLE K, et al. Parkinson's disease outcomes after intraoperative CT-guided "asleep" deep brain stimulation in the globus pallidus internus [J]. J Neurosurg, 2016, 124(4):902-907.

[10]KRAUSS J K, LIPSMAN N, AZIZ T, et al. Technology of deep brain stimulation: Current status and future directions [J]. Nat Rev Neurol, 2021, 17(2):75-87.

第八章

椎管内肿瘤

学习目的

1.了解椎管内肿瘤的定义、分类及发病机制。

2.熟悉椎管内肿瘤的临床表现和诊断方法。

3.掌握椎管内肿瘤的治疗方法。

4.熟悉脊髓脊柱疾病相关医工结合的应用。

案例

患者,女,29岁,因"颈肩部阵发性疼痛3月余,加重1个月"来院就诊。患者3个多月前无明显诱因出现颈肩部阵发性疼痛,左侧为重,呈针刺样疼痛,夜间加重,未行特殊治疗。1个月前疼痛症状加重,就诊于当地医院,行颈椎MR平扫检查提示颈2~4椎体左侧及附件区肿物,MR增强检查提示神经源性肿瘤可能性大,建议手术治疗。门诊以"椎管内肿瘤"收入院,准备行手术治疗。

专科检查:患者神志清,精神可,双瞳孔等大等圆,对光反射灵敏,颈软,无抵抗,心肺腹(一),四肢肌力肌张力正常,脊柱、四肢无畸形,生理反射存在,病理反射未引出。

颈椎CT检查:第2颈椎骨质破坏并低密度影(见图8-1)。

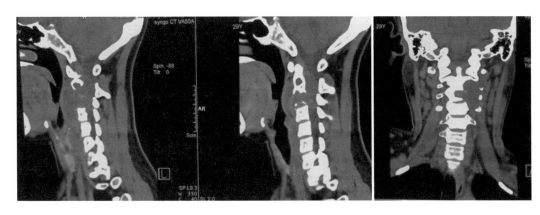

图 8-1　颈椎 CT(矢状位和冠状位)

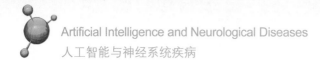
颈椎 MR 检查：颈 2～4 椎体左侧及附件区肿瘤（见图 8-2 至图 8-4），考虑神经源性肿瘤。

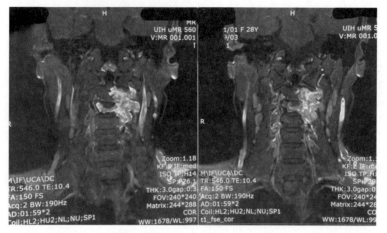

图 8-2　颈椎 MR 强化，冠状位

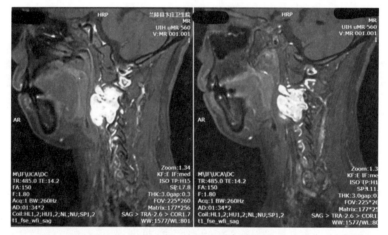

图 8-3　颈椎 MR 强化，矢状位

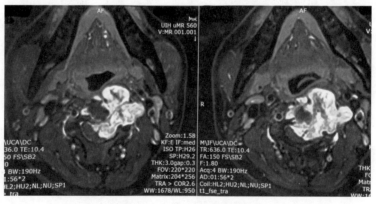

图 8-4　颈椎 MR 强化，轴位

颈部 CTA：左侧颈总动脉及颈内动脉稍向外侧移位，左侧椎动脉中上段受压向后外侧移位、管腔变窄（见图 8-5）。

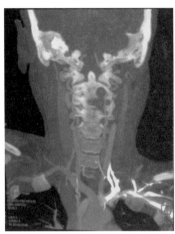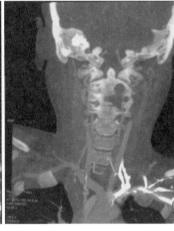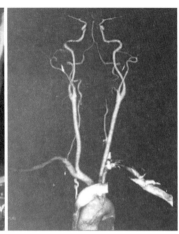

图 8-5 颈部动脉血管 CTA

入院诊断：颈椎管内外沟通肿瘤，考虑神经鞘瘤可能性大。

患者颈 2～4 椎管内的肿瘤体积巨大，颈椎破坏严重，导致颈椎稳定性较差，并与椎动脉关系极为密切，手术风险较大。为充分了解肿瘤对颈椎的破坏程度，以及肿瘤与椎动脉的关系，同时也为了制定更合理有效的脊柱内固定手术方案，从而重建脊柱的稳定性，对患者的颈椎进行了 3D 打印（见图 8-6），手术方案为颈后前路联合颈椎管内外沟通神经鞘瘤切除＋颈后路颈 2～4 内固定植骨融合术＋颈前咽后入路颈 3 假体植入内固定植骨融合术。

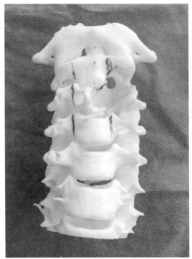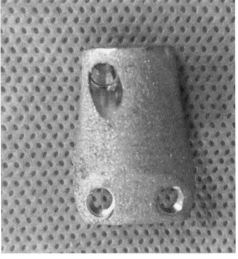

图 8-6 颈椎 3D 打印模型及假体

手术过程:患者全麻成功后,先取俯卧位,头架固定头部,连接电生理监测仪,标记以颈 2～4 水平为中心的长约 10 cm 纵形直切口。术区常规消毒、铺巾和局麻后,按标记切口依次切开皮肤、皮下组织,分离椎旁肌,放置牵开器,显露颈 1～5 的棘突、椎板,首先于右侧颈 2 置入 3.5 mm×26 mm 的椎弓根螺钉、右侧颈 3～4 置入 3.5 mm×18 mm 的侧块螺钉,咬骨钳及磨钻去除颈 2～4 的棘突及双侧椎板后,见肿瘤组织位于椎管内左侧硬膜外,呈灰白色,质地稍韧,血运丰富,边界清楚,包膜完整,将脊髓推移至右侧,并向椎管外生长。咬除颈 2～4 的侧块,可见肿瘤将椎动脉推移至背侧。先于椎动脉外侧间隙电灼切开肿瘤包膜,分块切除肿瘤,后于硬膜囊及椎动脉间隙分块切除肿瘤。瘤内减压充分后,仔细分离肿瘤包膜与硬膜的粘连,见肿瘤侵蚀破坏颈 2 和颈 3 椎体,肿瘤与硬膜外静脉丛关系密切,部分肿瘤与椎动脉及颈 3 神经根粘连紧密,并向椎管前外侧及椎体腹侧生长。仔细分离肿瘤包膜与周围组织的粘连,刮匙刮除突入颈 2 椎体内的肿瘤,完整切除椎管内及椎管左侧的肿瘤和包膜,椎动脉保护完好。术中脊髓减压充分、保护完好,剪开硬膜探查见硬膜下无肿瘤生长,严密缝合硬膜,术野彻底止血,填放止血材料,于硬膜外放置引流管一根,依次缝合肌肉、筋膜、皮下及皮肤各层,无菌敷料包扎固定刀口。

然后患者取仰卧位,肩部垫高,头偏右侧,标记左颈部长约 6 cm 的“L”形切口。术区常规消毒、铺巾后,依次切开皮肤和皮下组织及颈阔肌,于颈阔肌深部分离皮肌瓣,牵向外侧。将颈动脉鞘牵向外侧,将气管食管牵向对侧,显露颈 2～4 椎体前缘的颈长肌。将两侧颈长肌于椎体前缘分离,牵向两侧。可见肿瘤组织突出于颈 3 椎体腹侧,呈灰白色,质软,血运丰富。显微镜下分块切除肿瘤,见肿瘤侵蚀破坏颈 3 及颈 2 椎体,取磨钻及咬骨钳将颈 3 椎体残留骨质及颈 2～3、颈 3～4 椎间盘去除,分块切除突入椎体内生长的肿瘤组织,显露硬膜囊腹侧,见硬膜囊减压充分、保护完好,术野无明显肿瘤残留。彻底止血,于颈 2 及颈 4 椎体前缘放置假体,并取 3 枚螺钉将假体固定良好,术中透视见假体及螺钉位置良好。于颈 2 及颈 4 椎体间填塞人工骨,生理盐水反复冲洗术腔,于术腔放置引流管一根,依次缝合颈阔肌、皮下和皮肤各层。手术顺利,麻醉苏醒后安全返回病房。术中输红细胞 4 U、血浆 400 mL。

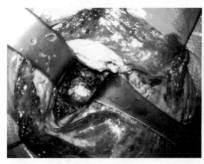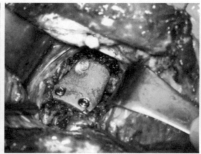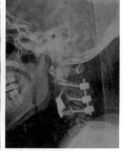

图 8-7　切除肿瘤后显露颈 2～4 椎体,放置假体并固定

医工结合点：椎管内肿瘤切除并 3D 打印假体植入手术是将神经脊髓脊柱学、解剖学、材料学、机械工程学、电子信息工程学、信息技术学、工业设计学等相结合的医学治疗技术，将对椎管内肿瘤切除及恢复脊柱稳定性提供很大支持和帮助。

思考题

除了上述案例中使用的 3D 打印技术之外，还有哪些医工结合的进展给颈椎管内外沟通肿瘤患者带来了益处？

案例解析

一、疾病概述

（一）定义和分类

椎管内肿瘤分为原发性和继发性两类。原发性椎管内肿瘤是指发生于椎管内的脊髓及其相邻组织如神经根、硬脊膜、蛛网膜、血管、脂肪组织、骨性结构及胚胎残余组织等的肿瘤，是中枢神经系统肿瘤的重要组成部分。继发性椎管内肿瘤主要指系统性恶性肿瘤经血液途径转移至椎管内，或脑实质肿瘤经脑脊液途径种植、播散、转移至椎管内。

根据肿瘤与脊髓和硬脊膜等的解剖位置关系，椎管内肿瘤可分为四种类型，包括硬脊膜外肿瘤、硬脊膜内髓外肿瘤、硬脊膜内髓内肿瘤以及椎管内外沟通肿瘤。椎管内外沟通肿瘤是指椎管内肿瘤通过椎间孔或椎板向椎管外生长，肿瘤形似哑铃状。

（二）发病率、发病机制

据文献统计，椎管内肿瘤年发病率为 0.97/10 万人，占全部中枢神经系统肿瘤的 4.3%～10.4%。在椎管内常见肿瘤中，除硬脊膜瘤女性占多数外，其他肿瘤均以男性多见。

椎管内肿瘤发病率最高的是神经鞘瘤，为硬脊膜内髓外肿瘤，占椎管内肿瘤的 31%～45%，起源于脊神经鞘膜和神经束纤维结缔组织，大多发生于脊神经后根。肿瘤包膜完整，一般为单发，呈圆形或椭圆形，常为实质性，约 1/3 病例可发生囊变。

发病率第二位的是脊膜瘤，为硬脊膜内髓外肿瘤，占椎管内肿瘤的 10%～25%，起源于蛛网膜内皮细胞或硬脊膜的纤维细胞，尤其是硬脊膜附近的神经根周围蛛网膜帽状细胞。肿瘤包膜完整，以宽基与硬脊膜紧密附着。肿瘤血运来自硬脊膜，瘤体多呈扁圆形或椭圆形，肿瘤组织结构较致密硬实。

发病率第三位的是室管膜瘤，为硬脊膜内髓内肿瘤，占椎管内肿瘤的 5%～10%，起源于脊髓中央管的室管膜细胞或退变的终丝，沿中心管向脊髓两端长轴生长，可累及多个脊髓节段，多呈梭形。肿瘤与脊髓组织常有明显分界。肿瘤多数为实质性，少数可有囊性变。

（三）临床表现

1.一般症状和体征

椎管内肿瘤一般临床表现包括神经根疼痛、感觉障碍、运动障碍和自主神经功能障

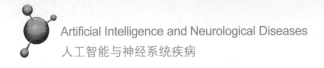

碍四大症状。椎管内肿瘤的四大症状在不同肿瘤及肿瘤发展的不同时期表现也不同，欧本汉（Oppenheim）将椎管内肿瘤分为刺激期、脊髓部分压迫期和脊髓痉挛期。

（1）刺激期：发病早期由于肿瘤刺激脊神经后根，常出现局限于一定部位的疼痛，称为根痛。如肿瘤位于颈段，可出现颈部疼痛，肿瘤位于下颈段可出现上肢疼痛，肿瘤位于上胸段可出现胸背部疼痛，肿瘤位于下胸段可出现腹部疼痛，肿瘤位于腰膨大可出现腰及下肢疼痛等。开始多为一侧疼痛，呈间歇性，常因咳嗽、大便、用力、变换体位或椎管内脑脊液压力的突然变化而诱发或加重。随着肿瘤的生长，可逐渐进展为双侧疼痛，呈持续性放射性剧痛，或是对称束带状的钝痛。疼痛尤其多见于颈部或马尾部的脊髓外椎管内的神经鞘瘤。脊髓内肿瘤早期多不发生疼痛。椎管内肿瘤发病早期因肿瘤生长部位的关系，肿瘤累及脊髓丘脑束、脊髓后根或硬脊膜而出现胸腹部束带样感、肢体麻木、发冷、蚁行感、烧灼样感、针刺样感等异常感觉。因脊膜瘤多位于脊髓的背侧和背外侧，出现根痛者较少，早期症状多表现为肢体麻木或异样感。如果肿瘤位于腹侧或腹外侧，可累及脊髓前角或前根，早期可出现相应部位肌肉无力或轻度萎缩。

（2）脊髓部分受压期：肿瘤在椎管内生长压迫邻近脊髓，使脊髓部分受累，造成上行及下行脊髓传导束功能受损，引起肿瘤平面以下部分运动和感觉障碍，可出现脊髓半切综合征（Brown-Sequard 综合征），表现为病变同侧肢体的运动和深感觉障碍，对侧肢体的痛觉和温度觉障碍。脊髓半切综合征是否出现与脊髓的解剖及肿瘤部位有关。脊髓外硬脊膜下的肿瘤，如神经鞘瘤和脊膜瘤，在病程中可出现脊髓半切综合征；而脊髓内肿瘤，如室管膜瘤，则很少出现脊髓半切综合征。若肿瘤生长在脊髓背侧，压迫脊髓后束，则可引起深感觉和触觉障碍，出现感觉性共济失调。若肿瘤位于脊髓腹侧或腹外侧，锥体束首先受累及，临床表现为肢体运动障碍明显，并可有病变相应部位局限性肌肉萎缩，感觉障碍则不明显。由于脊髓丘脑束的分层排列，来自下肢的感觉神经纤维在脊髓丘脑束的外侧，来自躯干以上的感觉神经纤维在脊髓丘脑束的内侧，自下而上的感觉神经传导纤维排列是自外向内的。如脊髓外的肿瘤引起脊髓受压是由外向内，其感觉障碍也就自下而上发展。脊髓内肿瘤的感觉障碍正相反，是病变节段自上而下发展。这一特点在确定脊髓内外肿瘤时意义较大。

（3）脊髓麻痹期：由于肿瘤持续生长，不断地压迫脊髓，最终造成脊髓横贯性损害，病变以下的脊髓功能丧失而出现截瘫。腰膨大以上肿瘤引起上神经元瘫痪，表现为肢体肌张力增高、腱反射活跃、病理反射阳性等，病变节段以下浅感觉及深感觉丧失，自主神经功能障碍。腰膨大以下肿瘤引起下神经元瘫痪，表现为肌张力低、腱反射低、肌肉萎缩、病理性反射阴性等。自主神经功能障碍主要包括排便障碍、皮肤菲薄、少汗或多汗、腹胀，皮肤浮肿、溃疡等。椎管内肿瘤引起的小便障碍，因肿瘤所在部位不同，其表现也有区别。病变在脊髓圆锥以上的患者，多表现为排尿困难、尿潴留，偶尔尿失禁，病变在脊髓圆锥和马尾的患者，多表现为小便失禁。椎管内肿瘤引起的肢体瘫痪大多数呈缓慢进展，如果有瘤体内出血、急性囊变或脊髓转移瘤，可造成急性脊髓横贯性损害，临床表现为脊髓休克，不论肿瘤位置高低，均出现弛缓性瘫痪，自主神经功能障碍症状大多较明显。

2.定位症状与体征

肿瘤位于不同脊髓节段可出现不同的症状和体征。

(1)高颈髓肿瘤(颈 1～4 节段):此部位的肿瘤,早期由于肿瘤牵拉而刺激颈神经根,可出现枕颈部疼痛、颈部活动受限。由于肿瘤刺激膈神经,也可出现呃逆、呕吐等。晚期可出现顽固性枕颈部疼痛和肌肉萎缩、四肢痉挛性瘫痪、感觉消失,部分患者因膈肌麻痹而出现呼吸困难等。

(2)颈膨大肿瘤(颈 5～胸 1 节段):发病早期可出现肩部和上肢疼痛麻木,手及前臂肌肉萎缩等。随着肿瘤生长,可出现脊髓半切综合征。当引起脊髓横贯性损害时,则出现双上肢弛缓性瘫痪、双下肢痉挛性瘫痪、肿瘤平面以下感觉障碍以及自主神经功能障碍。如果肿瘤位于颈 5～6 节段时,可出现肱二头肌腱反射减退或消失,肱三头肌腱反射存在或增强。如果肿瘤位于颈 6～7 节段,表现为肱三头肌腱反射消失或减弱,而肱二头肌腱反射存在。当肿瘤位于颈 8～胸 1 节段时可出现霍纳综合征(Horner Syndrome),表现为病变侧瞳孔缩小、眼球内陷、眼裂变小、面颊潮红无汗。

(3)胸段肿瘤(胸 2～11 节段):因胸段椎管腔隙较小,脊髓受压症状出现较早,胸背痛最常见,部分患者可出现束带样感觉,向腹部放射状疼痛。脊髓部分受累时,可出现脊髓半切综合征。若脊髓横贯性损害,出现双下肢痉挛性瘫痪,病变平面以下感觉障碍,自主神经功能紊乱。腹壁反射的改变对胸段脊髓肿瘤有定位价值。如果上腹壁反射消失,病变多位于胸 7～8 节段,中腹壁反射消失病变多位于胸 9～10 节段,下腹壁反射消失病变多位于胸 11～12 节段。如果肿瘤位于胸 10 节段,可出现比弗征(Beevor sign),其临床表现为患者平卧,双手置于头下,然后将头仰起屈颈,可见肚脐向上移动,这是由于胸 10 节段以下的脐下腹直肌瘫痪无力而脐上腹直肌有力收缩的缘故。

(4)腰膨大肿瘤(腰 1～骶 2 节段):此部位肿瘤引起的疼痛位置以腰及下肢多见。疼痛多从一侧开始逐渐累及双侧,而后出现双下肢弛缓性瘫痪,病变以下感觉及大小便障碍等。如果肿瘤位于腰膨大上半部的腰 1～4 节段,提睾反射(腰 1～2 节段)和膝反射(腰 2～4 节段)减退或消失,而跟腱反射(腰 5～骶 1)可增强,出现病理征阳性。如肿瘤在腰膨大下半部(腰 5～骶 2 节段),跟腱反射消失,且排尿障碍出现较早。

(5)圆锥部肿瘤(骶 3～5 节段):如果不伴有马尾神经损伤,多数患者无疼痛及下肢感觉运动障碍,表现为大小便失禁和马鞍区(两臀部肛门周围和会阴部)感觉障碍,随着肿瘤生长压迫附近神经则可出现双下肢弛缓性瘫痪及双下肢感觉障碍。两侧症状改变多呈对称性。

(6)马尾部肿瘤(脊髓圆锥以下):患者早期即出现顽固性下肢疼痛,先为一侧,后逐渐累及双侧,可有尿急尿频等括约肌刺激症状;随着肿瘤的生长可出现下肢感觉和运动障碍,其改变多不对称;晚期出现双下肢弛缓性瘫痪和大小便失禁。高位巨大马尾肿瘤患者可出现低位马尾肿瘤的多数症状。低位马尾部较小的肿瘤(尤其在一侧)患者早期症状可能很轻,甚至无症状,这点与圆锥部肿瘤不同。另外,位于圆锥部和马尾部的良性肿瘤(特别是先天性肿瘤)患者,常出现足部畸形,如弓形足。

(7)骶管部肿瘤:主要表现为会阴部和骶尾部疼痛,逐渐加重,感觉障碍往往局限在

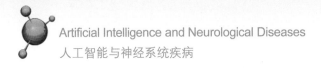
一侧。排便障碍多不明显,双下肢无运动和感觉障碍。

表 8-1　硬膜内脊髓内、外病变的鉴别诊断

鉴别要点	髓内	髓外
起病与病程	缓慢,病程长	缓慢,病程长
疼痛	有自发性疼痛,部位不定	早期有根痛
感觉缺失与运动障碍	自病灶开始,离心发展,可有感觉分离	多自肢体下部开始,向心发展,常有脊髓半切表现,无感觉分离
受压节段的肌萎缩	多见,且明显	少见,不甚明显
括约肌功能障碍	早期出现	晚期出现
椎管腔阻塞	较晚出现,程度较轻	较早出现
脑脊液蛋白质增高	较轻	可较明显
脊椎 X 线改变	少见	较多见
椎管碘剂造影像	脊髓呈圆形膨大,阻塞不完全	阻塞面光滑,常呈深杯口状,脊髓明显移位
磁共振成像	脊髓呈梭形膨大	髓外肿块,脊髓移位

二、疾病的诊断、治疗及康复

(一)诊断

1.病史及体征

详细的病史对于脊髓肿瘤的诊断意义很大,可有定位和定性的价值。病史中应注意以下几点:

(1)刺激性疼痛:疼痛常是脊髓神经纤维瘤早期出现的症状之一。神经纤维瘤患者有根性疼痛者占 71%。特别是早期疼痛的部位,对脊髓肿瘤定位诊断往往有一定价值。

(2)运动功能障碍:早期多出现肢体无力,先从一侧开始,逐渐累及对侧,晚期出现截瘫和肌肉萎缩。肌肉萎缩的肢体相应脊髓节段往往是肿瘤所在部位。

(3)感觉障碍:感觉障碍是脊髓肿瘤最常见的症状之一。在询问病史时要特别注意感觉障碍的发展情况。脊髓内肿瘤多是自病变节段向下发展。圆锥马尾部肿瘤的感觉障碍多局限于马鞍区。

(4)自主神经功能改变:脊髓内肿瘤早期可出现小便障碍。圆锥以上肿瘤,小便障碍多表现为排尿困难和尿潴留;圆锥以下肿瘤,小便障碍表现为尿失禁。肿瘤位置相对应的椎板棘突常有叩击痛,特别是硬脊膜外肿瘤叩击痛明显。腰骶部肿瘤可伴有相应部位

的皮肤异常,如毛发生长、皮肤凹陷或高起。脊髓血管瘤可伴有面部或胸背部皮肤血管征。脊髓转移瘤常表现为消瘦、贫血、疼痛等恶病质症状及原发肿瘤症状和体征。

(5)神经系统检查及体征

1)感觉检查:包括浅感觉和深感觉,其中以浅感觉检查为重要。详细检查浅感觉减退的平面,结合脊椎和脊髓的关系,对于脊髓病变的定位诊断非常重要。脊髓内肿瘤感觉障碍平面多不明显,且有感觉分离现象,脊髓外硬脊膜内肿瘤或硬脊膜外肿瘤感觉障碍平面明显,无感觉分离现象。

2)运动和反射检查:主要检查肢体是否有肌肉萎缩和肌张力的改变。对于瘫痪的患者,要详细检查是上神经元瘫痪,还是下神经元瘫痪。如果下肢为上神经元瘫痪则肿瘤定在腰膨大以上,如果是下神经元瘫痪肿瘤多位于腰膨大以下。

2.脑脊液及动力试验

(1)脑脊液细胞数:一般都在正常范围内,肿瘤出血时脑脊液内有红细胞,部分髓内肿瘤表现脑脊液内淋巴细胞增多,可见游离的瘤细胞,转移癌可查到癌细胞,但阳性率并不高。脊髓肿瘤时脑脊液内蛋白质常增高,有的高达每升数千毫克。造成脑脊液蛋白高的原因一般认为与肿瘤压迫造成脑脊液在椎管内循环梗阻有关,梗阻部位愈低则蛋白愈高。脑脊液蛋白含量升高时脑脊液颜色呈黄色,但细胞数正常,称为蛋白-细胞分离。

(2)压颈试验:当脊髓肿瘤位于腰椎穿刺的上方,造成脊蛛网膜下腔不完全梗阻,压颈试验表现为压力上升和下降都很慢,特别是下降明显;如果脊蛛网膜下腔完全梗阻,则压颈试验时压力不升。当肿瘤位于腰椎穿刺部位以下腰骶部,压颈试验可完全通畅。高位肿瘤压腹试验压力上升,低位肿瘤压腹试验多无改变。

3.神经放射学检查

影像学检查是诊断脊髓肿瘤不可缺少的检查方法,大多数可做出明确的定位诊断,部分有定性价值。

(1)脊柱 X 线平片:脊髓肿瘤可引起脊柱的改变,X 线平片检查阳性率在 50%～60%,且少数病例可确定肿瘤性质。常见的骨质改变有以下几方面:

1)椎弓根形态的改变:是脊髓肿瘤常见征象之一。患者主要表现为椎弓根变窄内缘变平或凹陷,其次是椎弓根轮廓模糊或消失,前者多见于生长较缓慢的良性肿瘤,后者多见于生长较快的恶性肿瘤。

2)椎弓根间距增宽:由于肿瘤在椎管内呈膨胀性生长,压迫椎管使椎管横径增大,椎弓根变形向外移位造成。此征象多见于生长缓慢的良性脊髓肿瘤,尤其是先天性脊髓肿瘤。

3)椎体后缘弧形压迹和硬化:此种征象多见于生长缓慢的良性脊髓肿瘤,尤其是位于腰段脊髓腹面的肿瘤,由于肿瘤直接压迫椎体后缘所致。轻者表现为硬化,重者则出现弧形凹陷。

4)椎板、棘突及椎体骨质破坏:主要是由肿瘤压迫侵蚀所致,此征象多见于硬脊膜外恶性肿瘤,特别是转移瘤。

5)椎间孔增大、椎旁软组织肿块阴影:是诊断哑铃形脊髓肿瘤的一个很重要的依据。

6)椎管内钙化:此征象不多见,脊膜瘤可表现为沙粒状钙化,畸胎瘤可出现不规则片

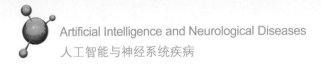

状阴影。

(2)椎管碘油造影：椎管碘油造影对脊髓肿瘤的定位诊断价值很大。在有明显脊蛛网膜下腔梗阻的情况下，有80％以上可明确诊断。肿瘤在椎管内膨胀性生长，压迫蛛网膜下腔和脊髓，引起蛛网膜下腔局限性梗阻，脊髓变形移位。

1)脊髓内肿瘤：肿瘤在脊髓内生长，脊髓呈梭形增粗而多无移位，故蛛网膜下腔对称性变窄。如果蛛网膜下腔完全梗阻，梗阻端造影剂呈喇叭口状充盈缺损。如果蛛网膜下腔不全梗阻，造影剂多呈偏心型喇叭口状或呈梭形改变。

2)脊髓外硬脊膜内肿瘤：梗阻端多呈偏心型或中心型浅而不规则杯口状压迹。偏心型压迹肿瘤多位于脊髓旁侧，中心型压迹肿瘤多位于脊髓背面或腹面。脊髓因肿瘤压迫多表现变窄向健侧移位。病侧肿瘤以下的蛛网膜下腔变宽，健侧蛛网膜下腔变窄。

3)硬脊膜外肿瘤：由于肿瘤和脊髓之间有硬脊膜相隔，肿瘤在椎管内生长，首先压迫硬脊膜，间接压迫脊髓和蛛网膜下腔。因硬脊膜有一定张力，故脊髓及蛛网膜受压和移位超出肿瘤相应的部位，脊髓移位轻而幅度大，蛛网膜下腔梗阻轻而广。梗阻端造影剂多呈刷状或截面状。病侧蛛网膜下腔与椎管间距增宽。

(3)CT 及 MRI 表现

1)髓内肿瘤：CT 扫描多呈低密度，边缘欠清，脊髓不规则增粗，邻近蛛网膜下腔狭窄，可有均匀或不均匀强化。但 CT 显示椎管内肿瘤效果往往欠佳。MRI 多为长 T1、长 T2 信号，注射钆对比剂后多强化明显，对肿瘤范围、周边水肿、伴发脊髓空洞显示效果佳。髓内肿瘤以室管膜瘤、星形细胞瘤多见，另可有血管网状细胞瘤、脂肪瘤等。室管膜瘤以脊髓两端多见，边界较清楚。星形细胞瘤范围多广泛，累及多个脊髓节段，常有囊变，囊变区为更长 T1、长 T2 信号，其上下端脊髓空洞多见。血管网状细胞瘤呈多中心性生长，囊变出现率高可延伸到肿瘤之外，在囊壁上有时可见附壁结节，结节呈明显均一强化；T1、T2 加权像均为高信号是脂肪瘤的特点。

2)髓外硬脊膜下肿瘤：CT 扫描多呈略高于脊髓密度，常有邻近脊髓骨质改变，椎间孔扩大，椎弓根吸收破坏，有时可有脊椎骨质增生。MRI 的 T1 加权像呈等信号，T2 加权像呈略高或等信号，注射钆对比剂后明显强化。神经鞘瘤和脊膜瘤为最常见的髓外硬脊膜下肿瘤。神经鞘瘤多向椎间孔方向发展，典型者呈哑铃状；脊膜瘤有时可见不规则钙化，可见邻近骨质增生。

3)硬脊膜外肿瘤：CT 扫描常有邻近椎骨破坏，椎弓根溶骨性破坏，正常硬脊膜外轮廓消失，硬脊膜外可见不规则组织块影，向椎旁软组织内侵犯，硬脊膜囊脊髓受压移位，增强扫描可有肿瘤强化。MRI 显示骨性改变不如 CT，但其对于肿瘤的部位、范围、脊髓是否受累显示清楚，多为长或等 T1、长 T2 信号，钆对比剂增强扫描后更易区分肿瘤与瘤周围组织，以转移瘤、淋巴瘤、脂肪瘤为多见。除脂肪瘤具有特征性短 T1、长 T2 信号外，其他肿瘤不易区分。

(二)治疗

1.手术治疗

椎管内肿瘤，尤其是髓外硬膜内良性肿瘤，一旦确诊应尽早行手术切除。手术时

应注意:

(1)高颈段肿瘤可经枕骨大孔向上生长进入颅腔,术前应做好开颅的准备,并且高颈段肿瘤易导致呼吸肌麻痹,围手术期管理应高度重视。

(2)椎管内外沟通肿瘤一次手术切除有困难时,应分期进行手术。

(3)髓内室管膜瘤术中应采用显微外科技术,力争完全切除。

(4)髓内胶质瘤与正常脊髓分界不清,全切除风险较大,但必须充分减压,缓解脊髓压迫症状,以获得较长时间的症状缓解。

(5)良性肿瘤的基底,尤其是脊膜瘤,应一并切除,以防复发。

(6)转移瘤应充分减压,脊柱破坏明显者,应行内固定。

2.放射治疗

椎管内恶性肿瘤由于手术难以根治,术后辅以放射治疗可提高治疗效果。椎管内良性肿瘤,尤其是先天性良性肿瘤,即使手术没有全切,也不推荐术后放疗。

1)室管膜瘤:WHO 1 级和 2 级偏良性,3 级属于恶性肿瘤。WHO 1 级和 2 级完整切除后可达到治愈或长期控制,WHO 2 级部分切除后是否需放疗尚存在争议,WHO 3 级术后需行放疗和化疗。

2)星形细胞瘤:呈浸润性生长,较难全切。肿瘤切除后为充分减压,可行减张缝合硬膜。高级别肿瘤术后可给予放疗。

3.其他治疗

椎管内恶性肿瘤术后应采取放疗、化疗、免疫治疗等综合治疗,可进一步提高疗效。术后进行理疗和功能锻炼等有助于促进神经功能恢复。

4.预后

椎管内肿瘤的预后与肿瘤的性质、位置、大小、分类、是否全切、脊髓受压的程度、患者的全身状况、术后护理、功能锻炼以及术后并发症的防治等因素有关。

椎管内良性肿瘤,若能早期诊断、早期手术全切除,绝大多数可根治,预后良好。髓内肿瘤或髓外转移瘤,手术效果较差,预后不良。

髓内肿瘤主要是室管膜瘤和星形细胞瘤,即使全切,手术效果也较髓外硬脊膜内肿瘤差,手术后容易复发。髓外硬脊膜内肿瘤大多是良性肿瘤,主要包括神经纤维瘤和脊膜瘤,大多数可手术全切,预后良好。马尾部肿瘤多为良性肿瘤,瘤体较小能全切除者,疗效满意,若肿瘤较大并与马尾神经广泛粘连,手术效果不理想。

(三)康复

1.康复教育

医生应经常鼓励患者,以增强患者的自信心,注意健康饮食,每天多食高纤维素食物,多食用水果。强化患者自主训练的意识,多下床活动,减少并发症。

2.行为管理

括约肌功能障碍对患者的日常生活有较大影响,同时也直接关系到患者康复治疗效果和患者的心理状态。较好的括约肌功能管理不仅能促进患者肢体功能的恢复,而且还可增强患者信心,提高患者生活质量。括约肌功能管理包括饮食的合理控制、定时排便、

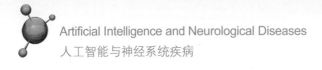

药物应用、促进排便，必要时可采用间歇性清洁导尿。

3.预防长期卧床并发症

长期卧床可引起全身各个系统的并发症，最常见的有肺部感染、压疮、泌尿道感染、深静脉血栓形成和骨质疏松等，可采用气垫床、定时翻身、体外反搏、起立床训练、呼吸训练等康复措施进行预防。一旦发生并发症，应根据具体情况积极进行治疗。

4.运动疗法

运动疗法可采用肌力训练和耐力训练，主动活动和被动活动。上肢以主动抗阻肌力训练为主，改善患者的日常生活自理能力。下肢以被动运动为主，辅以体外反搏、推拿和起立床训练，以防治关节挛缩、肌肉萎缩和深静脉血栓的发生。耐力训练应针对心肺系统和残留肌肉两方面。进行有氧训练（水中训练、上肢功率计等训练）对维持患者心肺功能和运动能力有重要意义。运动疗法同时也能起到心理治疗的作用，可减少抑郁等心理问题的发生率，增加患者与疾病做斗争的信心和勇气。

5.其他物理治疗及传统治疗

对于患者术后的腰背部酸痛、局部炎症可采用激光、红外线、超短波、离子导入等物理疗法，以及针灸、推拿等传统的治疗措施，这对于缓解腰背部酸痛，改善神经功能等有一定的帮助作用，此外，针灸、推拿还对患者的尿便功能恢复有着明显的促进作用。肌电生物反馈和功能神经电刺激可提高患者的运动功能和主动运动功能。

6.日常生活活动训练（ADL）

患者应根据具体情况采取相应的 ADL 训练，包括梳头、剃须、穿衣、口腔卫生、洗澡等修饰和个人卫生活动。必要时使用一些自助器具，如拾物器、穿袜器、持物器、洗澡椅等，最大程度提高患者的生活自理能力。

7.辅助器具的应用

康复目标是能自理生活，恢复行走能力。可选用标准轮椅，以增大患者的活动范围，减少对他人的依赖。加强患者上肢的力量和耐力训练，学习轮椅操作技术，注意座位上给坐骨结节区减压。此外，应给患者选配双腋拐杖，KAFPO 矫形器，腰背支架，以训练其站立和治疗性步行。

8.文体活动及职业训练

文体活动可增加患者运动系统的功能，从心理上提高患者的自信心和自尊心。如能进行职业康复，则更能提高患者的生存价值和生活质量，使其重返社会。

三、医工交叉在神经脊柱脊髓手术中的应用

（一）天玑机器人

北京积水潭医院田伟教授团队发明的天玑机器人，是国内唯一获得原国家食品药品监督管理总局认可上市的机器人。其体积小，图像匹配准确，通过光学感应器准确感应精准位置，并在辅助软件上进行 3D 成型，准确规划出置钉路线，目前已被多家医院逐步引入使用，具有广阔的应用前景。其优势如下：①具有较高的精确度。其误差仅 1 mm左右，有学者应用该款机器人行脊柱侧弯手术，其精准率为 95.30%～98.95%，相较于传

统的置钉技术(80.18%)优势明显。②手术过程在视觉上更立体,更容易掌控。天玑机器人系统可多角度逼真重建术中即时置钉效果,具有三维可视图像,置钉者在机器人辅助下置钉更从容,同时可避免操作者在旋转椎体或由于上胸椎发育异常难以置钉时产生紧张情绪,缓解手术疲劳,在一定程度上可缩短置钉时间及手术时间,降低出血率。但是对于经验丰富的医师而言,对容易置钉的椎体行传统的徒手置钉,置钉效率会更高。③可提高年轻医师对"困难椎"置钉的认识,让年轻医师清晰观察并参与"困难椎"置钉过程,利于年轻医师置钉技术的提高。

但该款机器人还存在以下不足:①非全自动化机器人,仅提供置钉导引,还需操作者亲自置钉。②费用较高,平均一台手术成本比传统术式高出 2 万～3 万元,难以在基层医院普及。③对于重度畸形多种骨性结构重叠患者,重建图像欠佳,此时需要更多地依赖操作者的丰富经验,若有条件,结合神经电生理监测及 3D 打印行术前规划可使手术更加安全。

1.机器人组成

(1)结构组成:机器人主要由主机及机械臂、光学跟踪系统、主控台车(含手术计划与控制系统)和导航定位工具包五个部件组成(见图 8-8),根据不同手术需求,导航定位工具包分为创伤和脊柱两种导航定位工具套件。手术前将各部件组装好,再与具有三维成像功能的"C"形臂连接,以读取其拍摄的患者手术部位图像。

(2)位置摆放:手术床上的患者体位摆放完毕后,根据体位调整手术机器人位置,以保证机械臂有足够运动空间。具体摆放要求为主控台车应距离手术床>1.5 m,并且移除机械臂周围直径1 m范围内的其他设备或障碍物。

图 8-9 所示为机械引导下导针置入过程。

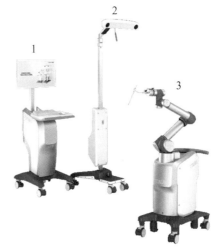

1:电脑主控台;2:光学跟踪系统;
3:主机及六轴大自由机械臂

图 8-8 天玑机器人系统

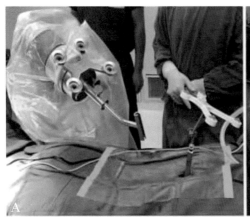
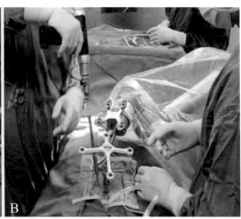

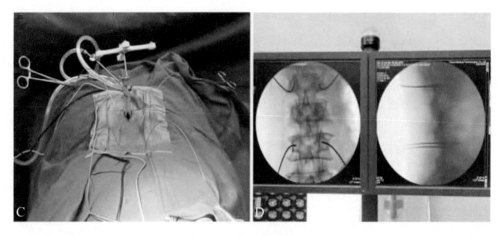

A:机械臂按照规划移动至设定的位置;B:使用电钻依次打入 4 枚导针;C:4 枚导针置入完毕;
D:"C"形臂 X 线机透视验证导针位置。

图 8-9　机械臂引导下导针置入

图片来源:于凌佳,孟海,杨雍,等.国产"天玑"骨科机器人辅助微创椎方根钉置入的新技术报道[J].临床和实验
医学杂志,2020,19(14),1514-1518.

2.机器人功能特点

天玑骨科机器人搭配相应导航工具包一起使用,即可用于植入或创伤修复的脊椎手术。其内置图像处理软件可以对手术部位的二维或三维图像进行校正处理以减少图像失真度,基准法和形态法相结合以实现手术导航跟踪。基准法为在校正后图像中摆放虚拟植入物以设置手术路径的位置坐标,用于规划机械臂运动轨迹,手术医生向机械臂发送控制指令控制其基座、肩部、肘部、手腕 1、手腕 2 和手腕 3 这六个部件的电机沿着规划运动路径向指定位置移动;形态法为应用光学跟踪系统实时跟踪患者和机械臂的相对位置变化以建立坐标系数据,手术计划与控制系统再根据相关数据计算手术植入物与规划的手术路径实时相对位置,以实现机械臂在移动过程中的定位补偿。因此,借助导航定位技术,该骨科机器人具有定位准确,植入精度高等优点。

总结与展望

脊髓脊柱神经外科是神经外科的重要分支,其治疗范围包括脊髓、脊柱及其供血血管和组织等相关疾病。我国脊髓脊柱神经外科虽然起步较早,但后续发展缓慢,长期以来以诊治脊髓肿瘤及神经管畸形疾病为主,较少开展脊柱退行性变、脊柱外伤类手术。近年来,随着诊治观念的转变,神经外科从事脊髓脊柱疾病的手术量和质量均大幅度提高,涵盖的疾病种类也越来越广泛。随着经皮脊柱内镜技术、经皮通道下显微镜技术、单侧入路双通道内镜技术、天玑机器人技术、脊髓电刺激技术及适合脊髓损伤修复的神经再生胶原支架技术的发展,脊髓脊柱神经外科将取得更大发展和进步。

参考文献

[1]习志强.神经外科疾病诊断标准[M].北京:科技文献出版社,2009:353-375.

[2]俞晓杰,吴毅,胡永善,等.脊髓肿瘤患者术后的康复评定与治疗[J].中国临床康复,2003,7(17):2485-2487.

[3]李德志,孔德生,郝淑煜,等.2447例椎管内肿瘤的流行病学特点[J].中华神经外科杂志,2014,30(7):653-657.

[4]曹正霖,禤天航,于淼,等.天玑骨科手术机器人在青少年特发性脊柱侧弯手术患者中的临床应用[J].医疗装备,2021,34(17):3-6.

[5]杨倩倩,郭大为,王爽,等."天玑"骨科手术机器人工作原理与质量控制检测[J].中国医学装备,2021,18(5):198-202.

[6]于凌佳,孟海,杨雍,等.国产"天玑"骨科机器人辅助微创椎弓根钉置入的新技术报道[J].临床和实验医学杂志,2020,19(14):1514-1518.

[7]贾文清.脊髓脊柱神经外科的快速发展与思考[J].中华神经外科杂志,2021,37(10):973-975.

[8]DUONG L M, MCCARTHY B J, MCLENDON R E, et al. Descriptive epidemiology of malignant and nonmalignant primary spinal cord, spinal meninges, and cauda equina tumors, United States, 2004-2007 [J].Cancer,2012,118:4220-4227.

第九章

自发性脑出血

1. 了解脑出血的定义、分类及临床表现等。
2. 熟悉脑出血的机制、诊断和监测、治疗方法等。
3. 掌握脑出血的诊断和治疗过程中有关医工结合应用设备的优缺点。
4. 了解脑出血领域目前存在的难题和困境，展望可能应用于该领域的医工结合情景。

案例

患者，男，65 岁，因"突发右侧肢体活动不灵并言语不清 3 小时"入院。患者约 3 小时前突然出现右侧肢体活动不灵，持物及行走不能，伴言语不清、不能理解他人讲话，伴饮水呛咳，呼之可睁眼，无头痛、头晕，无恶心、呕吐，上述症状持续存在，到当地医院就诊后行颅脑 CT 检查提示左侧基底节区脑出血，为求进一步治疗转入我院。患者既往有高血压病史 10 余年，口服硝苯地平缓释片治疗，血压控制欠佳；2 型糖尿病病史 10 余年，口服二甲双胍治疗，血糖控制欠佳。

神经系统检查：患者嗜睡状态，混合性失语，双侧瞳孔等大等圆，直径约 2.5 mm，对光反射灵敏，双眼球有自主转动。右侧鼻唇沟浅，右侧口角低，伸舌不合作。右侧肢体肌力 0 级，左侧肢体肌力 5 级，左侧肢体可见自主活动。右侧肢体肌张力减低，左侧肢体肌张力正常。右侧腱反射叩不出，右侧 Babinski sign（＋）、查多克征（Chaddock sign）（＋），脑膜刺激征（一）。

辅助检查：颅脑 CT 提示左侧基底节区脑出血（见图 9-1）。

入院诊断：①左侧基底节区脑出血；②高血压病（3 级，很高危）；③2 型糖尿病。

患者入院后出现意识逐渐变差，呼吸困难，予以气管插管呼吸机辅助呼吸，完善手术相关检查，排除手术禁忌证后，在全身麻醉下行电磁导航辅助下左侧基底节区血肿穿刺引流术。术前行 CT 薄层扫描，导入数据，注册信息，设计穿刺路径避开重要神经功能区域。术中根据导航定位穿刺点行穿刺手术，导航下实时定位引流管置管位置及深度等（见图 9-2）。手术顺利完成，术后血肿腔内注射尿激酶促进血块溶解流出，同时予以药物治疗以预防感染、维持水电解质平衡、保护胃黏膜、降颅压等，复查颅脑 CT 提示血肿引流彻底,效果良好(见图 9-3)。经积极治疗,患者意识转清,言语表达欠清晰,自主呼吸平稳,右侧肢体肌力 3 级,出院后继续行康复治疗。

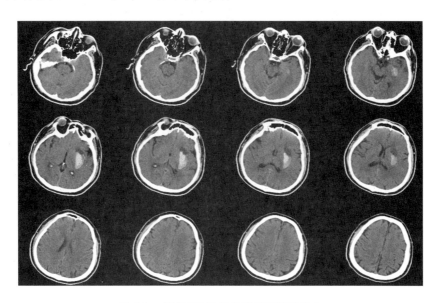

图 9-1　颅脑 CT 提示左侧基底节脑出血

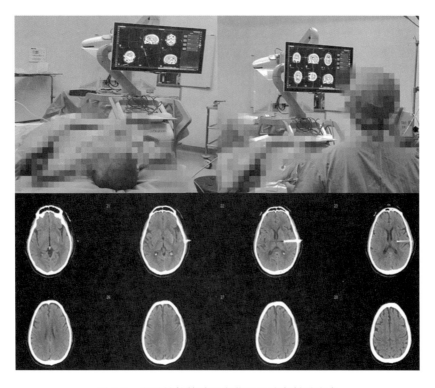

图 9-2　电磁导航辅助基底节区血肿穿刺引流术

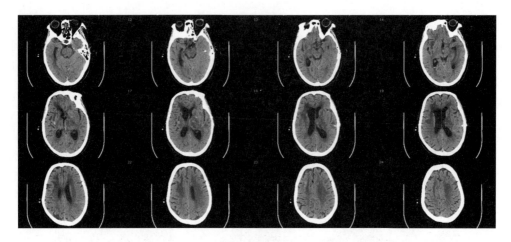

图 9-3　复查颅脑 CT 基底节血肿引流良好

医工结合点：术中电磁导航定位技术融合了影像学定位、计算机设计和临床实时操作等，辅助临床医生更精准定位关键部位或结构的空间位置，尤其对于脑组织深部和重要部位出血灶的定位作用更大，显著提升脑内血肿引流效果以及改善脑出血患者预后。

思考题

1.上述基底节脑出血救治案例中，试比较传统定位方法（体表投影、方体定位等）与电磁导航定位技术的利弊，并总结电磁导航技术解决了该患者治疗中的哪些难题。

2.试想一下，将来还有哪些医工结合的新技术或方法可应用于自发性脑出血的诊治，以达到降低患者致死致残率、促进康复、回归社会的目的？

案例解析

一、疾病概述

自发性脑出血（spontaneous intracerebral hemorrhage）是指非外伤性脑实质内血管破裂引起的出血，占全部脑卒中的 20%～30%，急性期病死率为 30%～40%。发生的原因主要与脑血管的病变有关，即与高血脂、糖尿病、高血压、血管硬化、吸烟、饮酒等密切相关。

（一）自发性脑出血的病因

自发性脑出血的病因包括高血压合并小动脉硬化、微动脉瘤或者微血管瘤、脑血管畸形、硬脑膜动静脉瘘、淀粉样脑血管病、囊性血管瘤、颅内静脉血栓形成、特异性动脉炎、真菌性动脉炎、烟雾病和动脉解剖变异、血管炎、瘤卒中等。血液系统因素有抗凝、抗血小板聚集或溶栓治疗、嗜血杆菌感染、白血病、血栓性血小板减少症等。其他病因还包括颅内肿瘤卒中、酒精中毒及交感神经兴奋药物等因素。

（二）自发性脑出血的病理生理

自发性脑出血的常见部位是壳核,占全部脑出血的 30%～50%,其次为丘脑、脑叶、脑桥、小脑及脑室等。脑出血因病因不同,出血特点各有不同。脑动脉瘤和脑动静脉畸形等常导致血管破裂,出血量大,病情较重;血液病、脑动脉炎及部分梗死后出血常表现为点状、环状出血,出血量小,症状相对较轻。出血侧大脑半球肿胀,脑回宽、脑沟浅,血液可破入脑室系统或流入蛛网膜下腔。脑出血后由于血肿的占位效应及血肿周围脑组织水肿,可引起脑组织受压移位。幕上半球的血肿向下挤压丘脑下部和脑干,使其变形移位和继发出血,并常出现小脑幕切迹疝,如中线结构下移可形成中心疝,如颅内压增高明显或小脑大量出血时可发生枕骨大孔疝。新鲜的出血呈红色,红细胞降解后形成含铁血黄素而带棕色。血块溶解,吞噬细胞清除含铁血黄素和坏死的脑组织,胶质增生,小出血灶形成胶质搬痕,大出血灶形成中风囊,囊腔内有含铁血黄素等血红蛋白降解产物及黄色透明黏液。

（三）自发性脑出血的发病机制

长期高血压可使脑动脉发生玻璃样变性,血管内膜下基质肿胀,内膜下有脂质沉淀,在内膜与内弹力层之间形成无结构物质,弹性降低,脆性增加,血管壁张力丧失并有纤维素性坏死,局部动脉壁在血压冲击下呈纺锤体或球状凸出,即粟粒状动脉瘤,血液还可侵入管壁而形成夹层动脉瘤,当血压骤然升高时,血管破裂引起出血。高血压还可引起脑小动脉痉挛,导致远端脑组织缺血、缺氧、坏死,导致出血。此外,脑内动脉壁薄弱,中层肌细胞及外膜结缔组织少,无外弹力层,可能导致高血压脑出血多于其他内脏出血。

（四）自发性脑出血的诱发因素

自发性脑出血的诱发因素包括用力、气候变化、烟酒等不良嗜好、血压波动、情绪激动、过度劳累等。

（五）自发性脑出血的临床表现

1.共同临床表现

自发性脑出血常发生于 50～70 岁,男性略多,冬春季易发,通常在活动和情绪激动时发病,出血前多无预兆,半数患者出现剧烈头痛,常伴有呕吐,出血后血压明显升高,临床症状常在数分钟至数小时达到高峰。临床症状因出血部位及出血量不同而异,基底核、丘脑和内囊出血引起轻偏瘫是常见的早期症状,少数病例出现癫痫发作,常为局灶性,重症者迅速出现意识模糊或昏迷。

（1）头痛、头晕:头痛是脑出血的首发症状,常位于出血一侧的头部,有颅内压力增高时,疼痛可发展到整个头部。头晕、头痛常伴发,特别是在小脑和脑干出血时。

（2）恶心、呕吐:约一半的患者发生呕吐,可能与出血时颅内压增高、眩晕发作、脑膜受到血液刺激有关。

（3）肢体活动和言语障碍:肢体运动障碍以偏瘫多见,言语障碍主要表现为失语和言语含糊不清。

（4）意识障碍:表现为嗜睡或昏迷,意识障碍程度与脑出血的部位、出血量和出血速度有关。脑深部短时间内大量出血,大多会出现意识障碍。

（5）眼部症状：瞳孔不等大常发生于颅内压增高出现脑疝的患者，还可有偏盲和眼球活动障碍。急性期脑出血患者的眼球常向出血侧凝视（凝视麻痹）。

2.不同部位自发性脑出血的临床表现

（1）基底节区出血：基底节区出血是高血压脑出血最常见的出血部位，其中壳核占50%～60%，丘脑出血约占24%，尾状核出血少见。

1）壳核出血：主要是豆纹动脉外侧支破裂出血。血肿常向内扩展波及内囊，损伤内囊常引起对侧肢体偏瘫、对侧偏身感觉障碍和同向性偏盲等"三偏"症状；还可表现为双眼球向病灶侧凝视；优势半球受累时可有失语的表现。根据出血量不同，可表现为昏迷，或仅表现为轻度运动、感觉障碍等。

2）丘脑出血：主要由丘脑穿通动脉或丘脑膝状体动脉破裂引起。出血侵及内囊可出现对侧肢体瘫痪，下肢多重于上肢；感觉障碍较重，深浅感觉同时受累，但深感觉障碍明显，可伴有偏身自发性疼痛。优势半球出血的患者可出现失语。丘脑出血可出现精神异常，表现为情感淡漠、视幻觉及情绪低落等，还可出现丘脑语言（言语缓慢不清、重复言语、发音困难、朗读正常但复述差等）和丘脑痴呆（记忆力、计算力下降等）。

3）尾状核头出血：较少见，一般出血量不大，多经侧脑室前角破入脑室。临床表现为头痛、呕吐、对侧中枢性面舌瘫、肢体瘫痛，阻塞第三脑室引起急性梗阻性脑积水，出现昏迷、脑疝等。

（2）脑叶出血：占脑出血的5%～10%，常见原因有脑动静脉畸形、淀粉样血管病、血液病、烟雾病等。血肿常局限于一个脑叶或者累及两个脑叶。出血常见部位依次为顶叶、颞叶、枕叶及额叶，出血量较脑深部大。临床表现为头痛、呕吐、癫痫发作、肢体运动障碍、意识障碍等。根据出血脑叶的不同，可出现不同的局灶性定位症状和体征。

1）额叶出血：可有前额痛及呕吐，癫痫发作较多见，对侧轻偏瘫，共同偏视，精神障碍，尿便障碍，并出现摸索和强握反射等，优势半球出血时可出现运动性失语。

2）顶叶出血：偏瘫较轻而偏侧感觉障碍显著，对侧下象限盲，优势半球出血时可出现混合性失语，非优势侧受累有体象障碍。

3）颞叶出血：表现为对侧中枢性面舌瘫及以上肢为主的瘫痪，对侧上象限盲，优势半球出血时可出现感觉性失语或混合性失语，可有癫痫、幻嗅、幻视等。

4）枕叶出血：可表现为对侧同向性偏盲并有黄斑回避现象，也可表现为对侧象限盲，可有一过性黑矇和视物变形，多无肢体瘫痪。

（3）脑干出血：约占脑出血的10%，绝大多数为脑桥出血，由基底动脉的脑桥支破裂导致。偶见中脑出血，延髓出血较为少见。

脑桥出血临床表现为突然头痛、呕吐、眩晕、复视、眼球不同轴、侧视麻痹、交叉性瘫痪或偏瘫、四肢瘫等。出血量少时患者意识清楚，可表现为一些典型的综合征。血肿波及脑桥、双侧基底和被盖部，患者很快出现意识障碍，出现针尖样瞳孔、四肢瘫痪、呼吸障碍、去大脑强直、应激性溃疡、中枢性高热等，常在48小时内死亡。

中脑出血少见，表现为突然出现复视、眼睑下垂、一侧或两侧瞳孔扩大、眼球震颤、同侧肢体共济失调，也可表现为大脑脚综合征（韦伯综合征，Weber syndrome）或本尼迪特综合征(Benedikt syndrome)。严重者很快出现意识障碍、四肢瘫痪、去大脑强直,常迅速死亡。

延髓出血更为少见,临床表现为突然猝倒、意识障碍、血压下降、呼吸节律不规则和心律失常,继而死亡。轻症患者可表现为不典型的延髓背外侧综合征(瓦伦贝里综合征,Wallenberg syndrome)。

(4)小脑出血:约占脑出血的10%。最常见的出血动脉为小脑上动脉的分支,病变多累及小脑齿状核。主要表现有眩晕、眼球震颤、病变侧共济失调、站立和步态不稳,肌张力降低及颈项强直、构音障碍和吟诗样语言,可伴有频繁呕吐、后枕部疼痛等。出血量增加时还可表现有脑桥受压体征,如展神经麻痹、侧视麻痹、周围性面瘫、吞咽困难、肢体瘫痪和锥体束征等。大量小脑出血,尤其是蚓部出血时患者很快出现昏迷、双侧瞳孔缩小呈针尖样、呼吸节律不规则、去大脑强直发作,甚至因枕骨大孔疝而呼吸心跳停止,导致患者死亡。

(5)脑室出血:占脑出血的3%~5%。出血量较少时仅表现为头痛、呕吐、脑膜刺激征阳性,无局限性神经系统体征,临床上易误诊为蛛网膜下腔出血。颅脑CT扫描可帮助确定诊断。出血量大时导致脑室铸形、急性脑积水,可出现昏迷、脑疝等症状。

二、疾病的诊断、治疗、康复和预防

(一)诊断

1.辅助检查

(1)颅脑CT:为首选辅助检查,颅脑CT扫描可快速准确显示出血部位、出血量大小、血肿形态、是否破入脑室、血肿周围有无低密度水肿带和占位效应等。病灶多呈圆形或卵圆形均匀高密度区,边界清楚,脑室内大量积血时多呈高密度铸型,脑室扩大。血肿吸收后呈低密度或囊性变。动态CT检查还可评价出血的进展情况。

(2)颅脑MRI和MRA:对发现结构异常、检出脑干和小脑的出血灶以及监测脑出血的演进过程优于CT扫描,对急性脑出血诊断不及CT。

(3)DSA:主要用于明确出血原因,对于诊断脑血管疾病价值较大,可诊断出脑动脉瘤、脑动静脉畸形、烟雾病和血管炎等。DSA检查是诊断脑血管疾病的“金标准”。

(4)TCD:有助判断颅内高压和脑死亡,当血肿大于25 mL时,TCD显示颅内血流动力学不对称改变,表示颅内压力不对称,搏动指数较平均血流速度更能反映颅内压力的不对称性。

(5)其他检查:如血常规、凝血系列、肝肾功能、电解质、血栓弹力图、心电图及颈动脉超声等,有助于明确病因和综合治疗。

以往脑出血的诊断主要依赖于临床表现、体格检查和定位定性分析等。CT、MRI、DSA等设备的发明和临床应用使脑出血得以快速明确诊断,并进一步分析出血原因,使得该类患者获得早期治疗,并辅助手术定位。目前,先进的移动卒中单元可实现患者在“120”救护车转运途中行颅脑CT扫描检查,明确出血或缺血,使脑卒中患者更快速得到诊断和治疗。移动卒中单元(mobile stroke unit)是针对急性脑卒中(脑缺血和脑出血)的一种新型诊疗模式,以救护车为载体,装配小型移动 CT、相关检查设备、监测设备及信息化支持系统,将脑卒中的检查、CT 诊断、治疗、监测融为一体,以挽救脑损害,赢得救治时间。

2.诊断与鉴别诊断

(1)诊断:中老年患者在活动中或情绪激动时突然发病,迅速出现局灶性神经功能缺损症状以及头痛、呕吐等颅高压症状,应首先考虑脑出血的可能,结合头颅 CT 检查,可迅速明确诊断。脑出血诊断主要依据:

1)大多数为 50 岁以上患者,有较长期的高血压病史、吸烟饮酒史。

2)用力、情绪激动时突然发病,有头痛、呕吐、意识障碍等症状。

3)发病迅速,在几分钟或几小时内出现肢体功能障碍及颅内压增高的症状。

4)查体有偏瘫、偏身感觉减退、偏盲、失语等表现。

5)颅脑 CT 扫描检查为首选检查,可见脑内血肿呈高密度区域,可确定出血的部位、血肿大小、是否破入脑室、有无脑水肿和脑疝形成。CT 对脑出血可快速诊断,并有助于鉴别诊断。

6)脑血管检查可帮助明确出血原因,如 MRA、CTA、DSA。

(2)鉴别诊断:需要与以下疾病相鉴别。

1)脑梗死:老年人多见,多有动脉粥样硬化的危险因素,可有短暂性脑缺血发作史,头痛、恶心、呕吐少见,头颅 CT 检查有助于鉴别。

2)蛛网膜下腔出血:各年龄组均可见,以青壮年多见,多在动态时起病,病情进展急骤,头痛剧烈,多伴有恶心、呕吐,多无局灶性神经功能缺损的症状和体征,头颅 CT、MRI 及脑脊液检查有助于明确诊断。

3)外伤性颅内血肿:主要包括脑挫裂伤、硬膜下血肿、硬膜外血肿等,有颅脑外伤病史,以颅内压增高的症状为主,头颅 CT 检查有助于确诊。

4)其他昏迷患者:对发病突然并迅速昏迷、局灶体征不明显的患者应与引起昏迷的全身性疾病鉴别,如中毒(CO 中毒、酒精中毒、镇静催眠药中毒等)和某些系统性疾病(低血糖、肝性昏迷、肺性脑病、尿毒症等)。应仔细询问病史和认真查体,并进行相关的实验室检查。头颅 CT 可快速帮助诊断。

(二)治疗

积极合理的治疗可挽救患者生命、降低神经功能残疾程度和再出血风险。

1.内科治疗

患者需卧床,保持安静,重症患者须严密观察体温、脉搏、呼吸和血压等生命体征,注意瞳孔和意识变化,保持呼吸道通畅,及时清理呼吸道分泌物,必要时吸氧。加强护理,保持肢体功能位。意识障碍和消化道出血者宜禁食 24~48 小时,之后放置胃管。

(1)止血、纠正凝血异常:可早期(3 小时内)给予抗纤溶药物,如 6-氨基己酸、氨甲环酸、酚磺乙胺、蛇毒凝血酶等。脑出血后有必要监测评估凝血功能,对于严重凝血因子缺乏或严重血小板减少的患者,推荐给予补充凝血因子和血小板。因口服阿司匹林、氯吡格雷导致的脑出血,需急查血栓弹力图,评估全身情况后及早停用抗凝药物,评估其他脏器停用抗凝药物的风险。因口服华法林导致脑出血的患者,应立即停用华法林,给予肌注维生素 K,可静脉输注新鲜冰冻血浆或凝血酶原复合物。因应用肝素引起的脑出血,应立即停用肝素并给予鱼精蛋白对抗。

(2)控制高血压:血压波动是脑出血的重要因素,也极易导致出血增加或再出血发生。对高血压性脑出血,应及时应用适当的降压药物以控制过高的血压,但降压不可过快、过低。急性脑出血时血压升高是颅内压增高情况下保持正常脑血流灌注的脑血管自动调节机制,过快过低降压可影响脑血流灌注,导致低灌注或脑梗死,但持续高血压可使脑水肿恶化。一项近年发表的急性脑出血强化降压试验(INTERACT2)研究表明,在脑出血急性期进行强化降血压是安全的,且可能获得更好的预后。因此,脑出血急性期收缩压>180 mmHg 或舒张压>100 mmHg,可予以平稳降压治疗,并严密观察血压变化。急性期后可常规用药控制血压,避免再出血的发生。

(3)减轻脑水肿、降低颅内压:颅内压(intracranial pressure,ICP)升高的主要原因是早期血肿占位效应和血肿周围脑组织水肿。脑出血后 48 小时水肿达到高峰,维持 3～5 日或更长时间后逐渐消退。脑水肿可致颅内压增高和脑疝,是脑出血的主要死因,因此降低颅内压是脑出血急性期处理的重要措施。常用 20％甘露醇、50％甘油果糖和利尿药等,或用 20％人血白蛋白。渗透性脱水剂甘露醇是最重要的降颅压药物,20％的甘露醇用量为 125～250 mL,快速静脉滴注,每 6～8 小时 1 次,使血浆渗透压维持在 310～320 mOsm/kg。甘露醇的脱水作用迅速,但需监测肾功能,防止肾功能损害,用药时间不适宜过长。甘油果糖脱水作用相对温和,没有反跳现象,适用于肾功不全患者。亦可应用呋塞米 20～40 mg 静脉或肌肉注射,用药过程中应该监测尿量及电解质。20％人血白蛋白能够提高血浆胶体渗透压,减轻脑水肿。

(4)营养支持和维持水电解质平衡:每日液体输入量按尿量＋500 mL 计算,高热、多汗、呕吐或腹泻的患者还需适当增加入液量。尽早给予肠内营养,保护胃肠道黏膜,防止消化道黏膜坏死、消化道出血、菌群失调、菌群移位、菌血症等。注意防治低钠血症,以免加重脑水肿。

(5)并发症防治

1)中枢性高热:主要是由于丘脑下部散热中枢受损所致,表现为体温迅速上升,出现 39 ℃以上的高热,躯干温度高而肢体温度次之,高热时无汗液。可给予解热镇痛剂,或予以物理降温治疗等处理。

2)感染:脑出血患者出现意识障碍,极容易并发肺部感染、尿路感染、肠道菌群失调等,可根据经验、痰和尿培养、药物敏感试验、大便球杆比等检验结果选用敏感抗生素治疗。

3)应激性溃疡:可引起消化道出血,可用 H$_2$ 受体阻滞剂预防,如奥美拉唑、泮托拉唑等;若发生上消化道出血可用胃管内注入去甲肾上腺素加冰盐水、云南白药、凝血酶等方法治疗,保守治疗无效时可行胃镜检查直视下止血。

4)下肢深静脉血栓形成(deep venous thrombosis,DVT):常见患肢进行性水肿和发硬,可通过勤翻身、被动活动或抬高瘫痪肢体、气压泵治疗等方式进行预防,可口服利伐

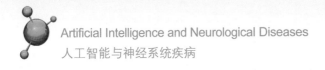
沙班或低分子肝素皮下注射等方法防治下肢 DVT 形成。肢体血管超声检查可帮助确诊,确诊后及早启动抗凝治疗,请血管外科会诊协助评估处理,避免肺栓塞等严重并发症发生。

2.外科治疗

外科治疗可减轻血肿压迫,挽救脑出血重症患者生命及促进神经功能恢复,手术宜在发病后 6～24 小时内进行,预后与术前意识水平有关,昏迷患者通常手术效果不佳。对于大多数原发性脑出血患者,外科开颅手术治疗的有效性尚不能充分确定,不主张无选择地常规使用外科开颅手术,微创治疗是安全的,有助于降低病死率。

(1)手术适应证:目前对手术适应证和禁忌证尚无完全一致意见。

1)基底节区出血:中等量出血(壳核出血＞30 mL 或丘脑出血＞15 mL)。

2)小脑出血或脑干出血:易形成脑疝,出血量＞10 mL 或直径≥3 cm,或合并脑积水,应根据患者的具体情况尽快手术治疗。

3)对于脑叶出血超过 30 mL 且距皮质表面 1 cm 内的患者,可考虑标准开颅术清除幕上血肿,或微创手术清除血肿,或穿刺引流术。

(2)手术禁忌证:脑干出血、大脑深部出血、淀粉样血管病导致脑叶出血手术治疗效果不佳,应谨慎选择手术治疗。多数脑深部出血病灶可破入脑室而自发性减压,而手术会造成正常脑组织二次破坏。术前血管相关检查(CTA/MRA/DSA)发现脑血管病变(动脉瘤、血管畸形、硬脑膜动静脉瘘等),需处理脑血管病变。脑叶出血高龄患者常为淀粉样血管病出血,宜行内科保守治疗,若血肿量较大危及生命或由血管畸形引起需外科手术干预。

(3)手术方式选择:发病 72 小时内、血肿体积 20～40 mL、GCS 评分≥9 分的幕上高血压脑出血患者,在有条件的医院,经严格选择后可应用微创穿刺引流手术,联合或不联合溶栓药物液化引流清除血肿,微创治疗应尽可能清除血肿,使治疗结束时残余血肿体积≤15 mL。对于血肿量大于 10 mL 的小脑血肿或脑干出血,有条件的医院可谨慎评估风险后给予穿刺引流手术,或开颅血肿清除。血肿体积 40 mL 以上的重症脑出血患者,由于血肿占位效应导致意识恶化明显(GCS＜8 分)、中线明显移位(＞1 cm)、环池受压等脑疝征象者,可考虑行开颅手术清除血肿＋去骨瓣减压术挽救生命。对于脑室出血或脑实质出血破入脑室,轻型患者可行内科保守治疗,重症(脑室铸型)或存在梗阻性脑积水的患者,需行脑室穿刺体外引流,辅以腰穿放液或腰大池置管引流促进血性脑脊液廓清。

(三)康复

脑出血患者生命体征平稳、无严重并发症时,宜尽早进行康复治疗,主要为高压氧治疗、肢体功能锻炼和针灸康复等,对神经功能恢复、提高生活质量有益。脑出血患者可能出现卒中后抑郁,应及时予以调节情绪药物治疗,或至精神科或心理门诊就诊,给予心理辅导支持。

(四)预防

脑出血的预防主要是针对脑出血的危险因素。脑出血的危险因素包括高血压、糖尿病、高血脂、高龄、饮酒、吸烟、肥胖、不良生活方式、过度劳累等。主要预防措施包括监测和控制血压、合理饮食、控制血脂水平、低盐饮食、避免劳累、坚持戒烟及戒酒、糖尿病者合理控制血糖、保持乐观情绪、避免过度肥胖等。脑出血患者的复发风险很高，年复发率为 1% ～ 5% 。高血压是脑出血复发的重要危险因素，研究发现，降低血压可降低脑出血复发的风险。同时需积极调控其他危险因素，以降低脑出血复发概率。

三、医工交叉应用的进展与展望

（一）术中电磁导航设备的应用

手术导航设备（见图 9-4）目前在各类手术中被广泛应用，可引导医生进行手术训练、制订手术计划、实时导航手术器械和减少患者创伤。手术导航设备广泛应用于神经外科、骨科、耳鼻喉科、心脏和大血管介入治疗等领域。导航设备的应用使得手术微创化，有助于患者的早期康复。

1.手术导航设备的组成

（1）影像来源：手术导航设备的影像来源包括 CT、MRI、PET 等术前影像，术中 X 线透视、超声、术中 MRI 等术中影像。基于术前影像的导航系统，需要进行术前计划和术中注册跟踪。

典型的术前 CT 导航系统可用于骨科、脊柱外科导航，典型的术前 MRI 导航系统可用于神经外科导航。术中 MRI 可实时监测术中解剖结构的位移，能够彻底解决现有术前影像导航系统的术中影像漂移的问题。但其造价昂贵，需要专用的手术室且要求手术器械和设备具有磁相容性。

（2）定位方式：手术导航设备的定位方式主要有机械定位、电磁定位、光学定位、超声波定位等。

1）机械定位法具有技术成熟、定位精度高等优点，但存在自由运动有限、系统体积大、无法跟踪移动物体等缺点。目前，机械定位中的框架机械立体定向仪仍广泛应用于神经外科穿刺、立体定向放疗等高精度微创治疗中。

2）电磁定位无光路遮挡问题，广泛应用于体内器械追踪，但其工作范围小，且易受铁磁性材料干扰，对环境有一定要求。

3）光学定位使用可见光或红外光进行定位，分为主动式和被动式两种定位方式，其定位精度高，体积小，可同时跟踪多个目标，是目前应用最广泛的导航方式，但其在术中容易被遮挡，应用受到部分限制。

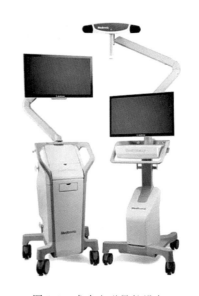

图 9-4 术中电磁导航设备

4）超声波定位基于超声测距原理，具有价格便宜、校准方便的优点，但定位精度易受环境噪声影响，精度差。

（3）显示方式：手术导航设备主要有二维平面显示和三维立体显示两种显示方式。

目前手术导航设备多基于二维显示器进行导航,并且显示器经常被放置在远离手术区域的位置。这种设置需要额外的步骤匹配显示器中的导航信息和患者真实的解剖结构,存在手眼一致性问题,干扰正常的手术操作。三维增强现实技术能够解决手眼一致性问题,并为外科医生提供纵向视差,现已成为研究热点。增强现实手术导航设备主要包括视频显示、透视显示和投影显示三种显示方法。

2.手术导航设备关键技术

基于手术导航设备的手术流程和手术导航原理如图9-5所示。手术导航精度是手术导航设备最重要的性能指标,其关键技术有注册技术和影像融合。术前数据与术中数据的注册是图像引导外科中的关键技术,它将术前数据(患者术前影像或由这些影像获取的解剖结构模型和手术规划)和术中数据(患者图像、手术器械位置、跟踪系统等)统一到同一坐标系下。多模影像融合的意义是综合不同模态影像的优势,产生包含有更多价值信息的多源融合图像。

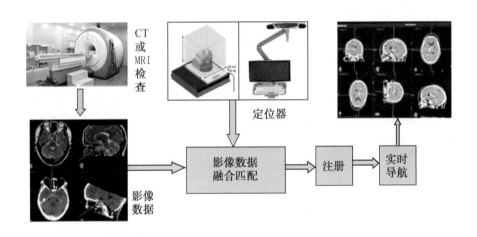

图 9-5　导航原理图

(1)注册技术:注册技术可分为术中注册和自动注册两大类。术中注册依赖于解剖标志点,表面轮廓或术前植入基准标记物,采用基于特征点注册或表面注册的方法。其中,基于特征点的配准方法是在患者身上粘贴标记点或直接提取内部特征,其配准结果受特征点提取精度的影响。而表面配准方法是通过建立术前表面模型点云与术中采集的患者组织表面点云之间的匹配关系完成配准。自动注册方法是通过在术中实时获取2D或3D透视图像完成患者的自动注册,仅需在透视设备上固定跟踪标记物和在患者特定解剖结构上固定参考架。

"C"形臂和"O"形臂X线透视手术导航都使用自动注册技术,通过实时获取手术器械相对患者的空间位置关系,推测其行进路径。上述注册方法常用于骨科等刚性器官手术的配准。术中组织移位会导致结构性影像与真实位置偏差,影响导航精度,术中超声可用于纠正影像漂移误差,术中MRI导航也可解决这一问题。

(2)多模态影像融合:不同模态的影像数据结合便于从医学特性上更加精确、全面地分析目标组织,这涉及医学图像配准技术。医学图像配准技术已经由 2D/2D 平面图像的配准延伸到 2D/3D 的配准、3D/3D 的配准,可用于手术路径规划、临床诊断等领域。例如,术前 CT/MRI 和术中 X 线的配准既保证了配准精度又能达到术中即时应用的要求。不同模态影像数据的 3D/3D 配准(如 3D-MR/CT 或 CT/PET 配准)也便于精准诊断。

(3)手术导航现状分析:目前手术导航也存在一些问题,影响其临床应用与推广。首先,导航设备的注册配准过程多采用刚性变化,且在术前影像与术中患者配准后,用术前影像辅助判断术中组织状态,这一方式对形变组织关注较少,因此会引导手术医生错误判断容易变形的组织结构。其次,三维医学影像的自动化分割程度与精确度有待提升。目前常用的分割软件为 3D Slicer Mimics 等,它的分割算法虽然能够进行分割与处理,但分割效果尚未达到高自动化与高精度。光学定位法虽然定位精度高,但存在遮挡问题,电磁定位虽然可解决遮挡问题,但定位精度偏低且容易受到干扰,手术导航设备仍有很大改进空间。

(4)手术导航发展趋势:手术导航设备在临床手术中具有重要应用,在未来发展中将围绕高精度配准融合、多模态融合、三维影像导航和增强现实、多种导航技术结合和手术机器人导航等方向展开。多种模态的影像融合将会融合丰富的解剖结构信息和病理生理信息,高精度的术前、术中数据精确配准与融合能够准确地显示关键区域的空间位置信息,三维影像导航能够显示医学影像的三维空间信息。增强现实导航的发展将会有效解决手眼协调问题,有效辅助手术医生进行观察与操作。

此外,为改进现有导航的不足,多种导航技术相结合可提升导航精度,改善遮挡问题,并通过降低操作难度改善手术医生的学习曲线。局部高精度成像,如光学相干断层成像,精度可达亚毫米级,可用于病变组织的精确诊断,但其成像范围有限。全局空间采集图像(CT/MRI)虽然可提供大范围的导航空间,但存在大空间尺度和细节精度难以兼顾的问题,将全局采集图像范围大的优势和局部图像精度高的优势进行结合,建立大范围高细节分辨率的术中实时诊断与导航系统,具有重要的临床意义。将手术导航技术和机器人技术相结合也是一个重要的发展方向,可使手术操作更加精确,实现精准微创诊疗,同时也可遥控机器人进行外科手术,实现远程化医疗。

总结与展望

手术导航设备能够辅助医生确定关键部位或结构的空间位置,准确了解解剖结构信息,进而保证手术精度与安全,目前在微创手术中具有重要的作用。随着医学图像处理技术、分子影像技术、三维显示技术和机器人技术的发展,针对大变形组织的导航、融合多模态图像的高精度导航、术中影像引导的高精度诊断和治疗、增强现实导航和机器人手术导航等将得到逐步发展和应用,为疾病的诊断和治疗带来便捷,更好地服务于卫生健康事业。

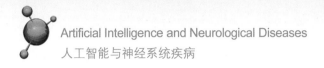
参考文献

1.中华医学会神经病学分会,中华医学会神经病学分会脑血管病学组.中国脑出血诊治指南(2019)[J].中华神经科杂志,2019,52(12):994-1005.

2.吴江,贾建平.神经病学[M].3版.北京:人民卫生出版社,2013.

2.钱东翔.高血压脑出血微创血肿穿刺引流治疗进展[J].中华神经创伤外科电子杂志,2015,1(2):108-112.

3.马龙飞,范真诚,姜炜鹏,等.手术导航设备关键技术分析和展望[J].中国医疗器械信息,2016,22(17):1-5,11.

第十章

颅脑损伤

1.了解颅脑损伤的定义、分类及临床表现等。

2.熟悉颅内压增高的机制、临床表现、诊断和监测、治疗方法等。

3.了解颅脑损伤的诊断和治疗过程中有关医工结合应用的设备优缺点。

4.了解颅脑损伤领域目前存在的难题和困境,展望未来可能应用于该领域的新技术。

案例

患者,男,10 岁,因"外伤后意识不清 12 小时"来诊。患儿约 12 小时前因车祸伤及头部,伤后当即意识不清,无恶心呕吐,无大小便失禁,送至医院急诊行颅脑 CT 检查示双侧丘脑脑内出血。为行进一步诊治,转来我院。

入院查体:小儿男性,昏迷状态,格拉斯哥昏迷评分(Glasgow coma scale,GCS)5 分,左侧瞳孔直径约 1.5 mm,右侧瞳孔直径约 1 mm,对光反射均消失,双上肢刺痛屈曲,双下肢刺痛伸直,肌张力增高,颈软,双侧 Babinski sign(+)。

辅助检查:颅脑 CT 提示脑内出血(右侧基底节区及左侧丘脑),脑室积血,弥漫性轴索损伤,创伤性蛛网膜下腔出血,右侧额骨骨折(见图 10-1)。

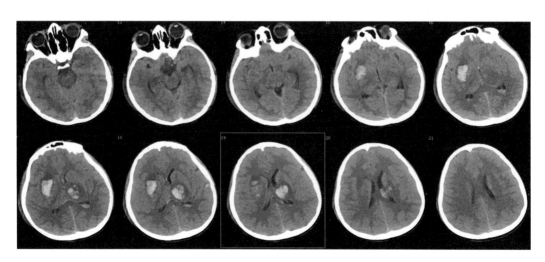

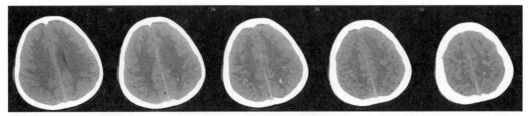

图 10-1　入院后复查颅脑 CT 影像

注:入院后复查颅脑 CT 提示脑内出血(右侧基底节区及左侧丘脑),脑室积血,弥漫性轴索损伤,创伤性蛛网膜下腔出血,右侧额骨骨折。

入院诊断:创伤性特重型颅脑损伤;创伤性脑内出血(右侧基底节区及左侧丘脑);脑室积血;弥漫性轴索损伤;创伤性蛛网膜下腔出血;脊髓损伤;右侧额骨骨折;头皮挫伤;头皮血肿;多发皮肤挫伤。

入院后给予重症监护、特级护理,予以呼吸机辅助呼吸,予以镇痛镇静、预防癫痫、改善脑组织代谢等药物治疗。入院第 5 天凌晨,患儿突发双侧瞳孔散大,直径 4 mm,直接、间接对光反射均消失,紧急复查颅脑 CT 提示脑组织肿胀较前加重,环池显示不清(见图 10-2)。急诊行电磁导航辅助下脑内血肿穿刺引流＋颅内压(ICP)监测探头植入术(见图 10-3)。术后注射尿激酶促进血肿溶解引流,监测 ICP 数值波动于 7～16 mmHg,根据颅内压监测数值指导调整甘露醇等脱水药物剂量。患者复查颅脑 CT 见血肿引流良好(见图 10-4),颅内压控制平稳,避免了开颅去骨瓣手术。经积极救治,患儿脱离危险期,平稳出院继续康复治疗。

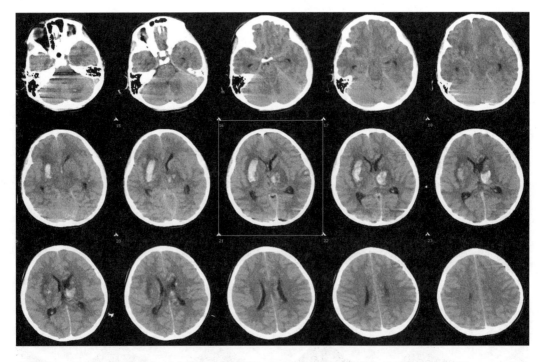

图 10-2　入院第 5 天凌晨复查颅脑 CT 提示脑组织肿胀较前加重,环池显示不清。

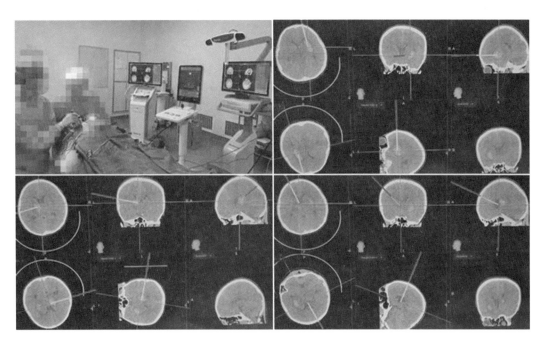

图 10-3　神经导航辅助下急症行脑内血肿穿刺引流＋颅内压监测探头植入术

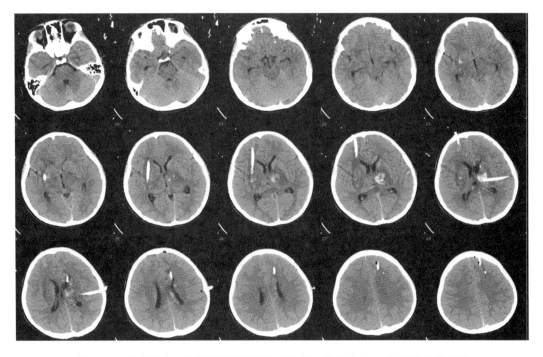

图 10-4　术后复查 CT 见引流管位置及 ICP 探头位置良好，血肿引流效果良好

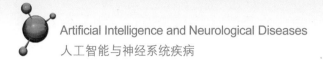

医工结合点:颅内压监测技术可实时监测颅脑损伤患者的颅内压,帮助临床医师诊断病情、指导治疗和判断预后,显著提高中重型颅脑损伤患者的救治水平;电磁导航技术融合了影像学、计算机设计和临床操作,辅助临床医生更精准定位创伤性脑内血肿,提升血肿引流效果,显著改善患者预后。

思考题

1.上述颅脑损伤救治案例中,电磁导航技术、颅内压监测技术等新医学技术的使用,分别解决了该患者在诊断和治疗中碰到的哪些难题?

2.将来还有哪些医工结合的新技术或方法可应用于颅脑损伤的诊治,以达到降低患者致死致残率、促进康复、回归社会的目的?

案例解析

一、疾病概述

(一)定义

颅脑损伤是一种常见的外伤,多见于交通伤、高处坠落伤、工矿事故等,可单独存在,也可与其他损伤复合存在。根据颅脑解剖部位分为头皮损伤、颅骨损伤与脑损伤,三者可合并存在。

头皮损伤包括头皮血肿、头皮裂伤、头皮撕脱伤。颅骨骨折包括颅盖骨线状骨折、凹陷性骨折及颅底骨折。脑损伤包括脑震荡、弥漫性轴索损伤、脑挫裂伤、脑干损伤。

按损伤发生的时间和类型又可分为原发性颅脑损伤和继发性颅脑损伤。按颅腔内容物是否与外界交通分为闭合性颅脑损伤和开放性颅脑损伤。根据伤情程度又可分为轻、中、重、特重四型。

(二)临床表现

1.一般表现

(1)意识障碍:绝大多数患者伤后即出现意识丧失,时间长短不一,意识障碍由轻到重表现为嗜睡、意识模糊、浅昏迷、昏迷和深昏迷。

(2)头痛、呕吐:是伤后常见的症状,若程度不断加剧,应警惕颅内血肿的情形。

(3)瞳孔改变:若伤后一侧瞳孔立即散大,光反应消失,患者意识清醒,多为动眼神经直接原发损伤;若双侧瞳孔大小不等且多变,多提示中脑受损;若双侧瞳孔极度缩小,光反应消失,多为桥脑损伤;若一侧瞳孔先缩小,继而散大,光反应差,患者意识障碍加重,则为典型的小脑幕切迹疝表现;若双侧瞳孔散大固定,光反应消失,多为濒危状态。

(4)生命体征改变:伤后多出现呼吸、脉搏浅弱,节律紊乱,血压下降,一般经数分钟及十多分钟后逐渐恢复正常。如果生命体征紊乱时间延长,且无恢复迹象,表明脑干损伤严重;如果伤后生命体征已恢复正常,随后逐渐出现血压升高、呼吸和脉搏变慢,则为库欣反应,常提示颅内压增高,可能存在颅内血肿。

2.特殊表现

(1)新生儿颅脑损伤几乎都是产伤所致,一般表现为头皮血肿、颅骨变形、囟门张力高或频繁呕吐;婴幼儿以骨膜下血肿较多见,且血肿容易钙化;小儿外伤易出现颅骨乒乓球样凹陷骨折。婴幼儿及学龄前儿童伤后反应重,生命体征紊乱明显,容易出现休克症状,常有延迟性意识障碍表现;小儿颅内血肿临床表现轻,脑疝出现晚,病情变化急骤。

(2)老年人颅脑损伤后意识障碍时间长,生命体征改变显著,但并发颅内血肿时早期症状多不明显,呕吐常见,症状发展快。

(3)重型颅脑损伤常可引起水、盐代谢紊乱,高渗高血糖非酮性昏迷,脑性肺水肿及脑死亡等表现。

(三)辅助检查

1.CT 检查

CT 检查可快速反映损伤范围及病理,还可动态观察病变的发展与转归。

(1)头皮血肿:头皮软组织损伤最常见的表现是帽状腱膜下血肿,呈高密度影,常伴凹陷骨折、急性硬膜下血肿和脑实质损伤。

(2)颅骨骨折:颅脑 CT 能迅速诊断线性骨折或凹陷骨折,明确是否伴有硬膜外或硬膜下血肿及脑实质损伤。CT 骨窗像对于颅底骨折诊断价值更大,可了解视神经管、眼眶及鼻窦的骨折情况。

(3)脑挫裂伤:常见的脑挫裂伤多发生于额叶、颞叶前部,易伴有脑内血肿和蛛网膜下腔出血等表现,呈混杂密度改变,较大的挫裂伤灶周围有明显的水肿反应,可见脑室、脑池移位变窄等占位效应。

(4)颅内血肿:急性硬膜外血肿典型表现为颅骨内板与脑表面凸透镜形密度增高影;急性硬膜下血肿表现为脑表面呈新月形或半月形高密度区;慢性硬膜下血肿在颅骨内板下可见新月形、半月形混杂密度或等密度影,中线移位,脑室受压;脑内血肿表现为脑挫裂伤附近或深部白质内圆形或不规则高密度或混杂密度血肿影。

2.MRI 检查

对于等密度的硬膜下血肿,轻度脑挫裂伤,小灶性出血,外伤性脑梗死初期及位于颅底、颅顶或后颅窝等处的薄层血肿,MRI 检查有明显优势,但不适用于躁动、不合作或危急患者。

二、疾病的分类、诊断、治疗

(一)颅脑损伤分类

颅脑损伤按损伤部位分为头皮损伤、颅骨损伤和颅脑损伤。

(1)头皮损伤:按损伤部位分为头皮血肿、头皮裂伤和头皮撕脱伤。

(2)颅骨损伤:颅骨骨折是指颅骨受暴力作用导致的结构改变,分为线性骨折和凹陷性骨折,线性骨折按部位又分为颅前窝骨折、颅中窝骨折和颅后窝骨折。

(3)颅脑损伤:颅脑损伤分为原发性脑损伤和继发性脑损伤。原发性脑损伤是指外力作用于头部时即刻发生脑损伤,包括脑震荡、弥漫性轴索损伤、脑挫裂伤和原发性脑干损伤等;继发性脑损伤包括脑水肿、硬膜下血肿、硬膜外血肿、蛛网膜下腔出血、脑内血肿等。颅脑损伤还可分为开放性脑损伤和闭合性脑损伤等。

(二)伤情分级

目前较常用的是依据格拉斯哥昏迷评分(Glasgow coma scale,GCS)进行伤情评定,分别评估伤者睁眼、语言、运动等反应情况(见表 10-1)。轻型:GCS 评分 13~15 分,伤后昏迷时间小于 20 分钟;中型:GCS 评分 9~12 分,伤后昏迷 20 分钟至 6 小时内;重型:GCS 评分 3~8 分,伤后昏迷时间大于 6 小时,或伤后 24 小时内意识逐渐恶化并昏迷大于 6 小时。另外较常用的还有按照伤情轻重分级。

表 10-1 格拉斯哥昏迷评分表

睁眼反应	评分	语言反应	评分	运动反应	评分
能自行睁眼	4	能对答,回答正确	5	能遵嘱完成指令动作	6
呼之能睁眼	3	能对答,回答错误	4	能定位刺痛部位	5
刺痛能睁眼	2	胡言乱语,不能对答	3	刺痛肢体能躲避	4
不能睁眼	1	能发音,无语言	2	刺痛肢体能屈曲	3
		刺痛无梵音	1	刺痛肢体能伸展	2
				刺痛肢体无反应	1

(三)颅内压增高的诊断与治疗

颅内压增高(increased intracranial pressure)是神经外科常见临床病理综合征,是颅脑损伤、脑肿瘤、脑出血、脑积水和颅内炎症等疾病所共有的征象。各种因素导致颅腔内容物体积增加,导致颅内压持续在 2.0 kPa (1 mmH$_2$O≈9.807Pa,2.0 kPa≈200 mmH$_2$O)以上,从而导致相应的病理生理综合征,称为颅内压增高。颅内压增高可引发脑疝危象,导致患者出现呼吸循环衰竭,甚至死亡,因此需对颅内压增高及时诊断和正确处理。

1.颅内压的形成与正常值

颅腔内容纳脑组织、脑脊液和血液三种内容物,这三种内容物使颅内保持一定的压力,称为颅内压(intracranial pressure, ICP)。颅内的脑脊液是充满于颅腔壁和脑组织之间的流体介质,一般以脑脊液的静水压代表颅内压力,通过侧卧位腰椎穿刺或直接脑室穿刺测压可测得颅内压。成人的正常颅内压为 0.7~2 kPa (70~200 mmH$_2$O),儿童的正常颅内压为 0.5~1.0 kPa(50~100 mmH$_2$O)。临床上还可采用颅内压监护装置持续动态地监测颅内压变化。

2.颅内压的调节与代偿

正常情况下,颅内压与血压和呼吸关系密切。心脏收缩期颅内压略有增高,舒张期颅内压稍下降。呼气时压力略增,吸气时压力稍降。颅内压的调节主要是通过脑脊液量的增减来调节。当颅内压低于 0.7 kPa(70 mmH$_2$O)时,脑脊液的分泌增加,吸收减少,使颅内脑脊液量增多,以维持正常颅内压。当颅内压高于 2 kPa(200 mmH$_2$O)时,脑脊液的分泌减少,吸收增多,以代偿增加的颅内压。当颅内压增高时,一部分脑脊液被挤入脊髓蛛网膜下腔,也起到一定的调节颅内压的作用。脑脊液的总量占颅腔总容积的10%,血液则依据血流量的不同占总容积的2%～11%。一般情况下,颅腔内容物增加的临界容积约为5%,超过此范围,颅内压开始增高。当颅腔内容物体积增大或颅腔容量缩减超过颅腔容积的8%～10%时,则会引起严重的颅内压增高。

3.颅内压增高的病因

引起颅内压增高的原因可分为三大类:

(1)颅腔内容物的体积增大:如脑组织体积增大(脑水肿)、脑脊液增多(脑积水)、颅内静脉回流受阻、脑血流量增加等。

(2)颅内空间相对变小:颅内占位性病变可使颅内空间变小,如颅内血肿、脑肿瘤、脑脓肿等。

(3)颅腔容积变小:先天性畸形(如狭颅症)、颅底凹陷症、颅骨大面积凹陷骨折等,可导致颅腔容积变小。

4.影响颅内压增高的因素

(1)年龄:婴幼儿及小儿的颅缝未闭合,颅内压增高可使颅缝裂开而相应地增加颅腔容积,从而延缓病情的进展。老年人由于脑萎缩,颅内的代偿空间增大,颅内压增高代偿空间也增大。

(2)病变的扩张速度:颅内占位性病变缓慢增长时,可长期不出现颅内压增高症状,一旦颅内压代偿功能失调,则病情迅速进展,往往在短时间内即出现颅内高压危象或脑疝。

(3)病变部位:位于颅脑中线或颅后窝的占位性病变,容易导致脑脊液循环通路阻塞而发生梗阻性脑积水,颅内压增高症状可早期出现。颅内大静脉窦附近的占位性病变,在病变早期可压迫静脉窦,引起颅内静脉血液回流障碍,进而导致脑脊液吸收障碍,颅内压增高症状也可早期出现。

(4)伴发脑水肿的程度:脑脓肿、脑炎等疾病时,脑组织的炎症性反应可伴有较明显的脑水肿,早期可出现颅内压增高症状。

(5)全身系统性疾病:如尿毒症、肝昏迷、毒血症、肺部感染、酸碱平衡失调等都可引起继发性脑水肿而致颅内压增高。

5.颅内压增高的分类

(1)弥漫性颅内压增高:由于颅腔狭小或脑实质的体积增大而引起,其特点是颅腔内各部位及各分腔之间压力均匀升高,不存在明显的压力差,因此脑组织无明显移位。临床所见的弥漫性脑膜脑炎、弥漫性脑水肿、交通性脑积水等所引起的颅内压增高均属于这一类型。

(2)局灶性颅内压增高:当颅内有局限性扩张性病变,病变部位压力首先增高,附近的脑组织受到挤压而发生移位,并把压力传向远处,造成颅内各腔隙间的压力差,这种压力差可引起脑室、脑干及中线结构移位。

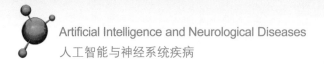

6.颅内压增高的监测

对颅脑损伤患者可进行颅内压监测,了解颅内压变化,作为手术指征参考和辅助判断伤者预后,具体的监测方法如下:

(1)根据患者典型的临床表现,影像学表现为脑沟减少、环池不清、脑组织间质水肿等即可诊断颅内压增高。

(2)腰椎穿刺间接测定颅内压力,该方法对于颅内占位或脑积水患者有诱发脑疝的风险,应慎用。

(3)脑室引流导管测算液柱高度可评估颅内压,连接应变式传感器是 ICP 监测最准确、最经济有效的方法之一。同时,该方法还可释放脑脊液降低颅内压。

(4)颅内压监测仪为有创监测颅内压的电子设备,通过向脑组织或脑实质内植入光纤探头,连接光电传感器便可实时显示颅内压数值,同时可显示脑温变化。

7.颅内压增高的治疗

(1)一般处理:对于颅内压增高的患者,均应留院观察。密切观察患者的神志、瞳孔、血压、呼吸、脉搏及体温变化,以动态观察病情发展。

(2)病因治疗:若颅内占位性病变引起颅内压升高,首先应考虑行病变切除术;有脑积水的患者可行脑脊液分流术;颅内压增高已引起脑疝时,应进行紧急抢救或手术处理。

(3)降低颅内压治疗:适用于颅内压增高但尚未查明原因,或已查明原因但可非手术治疗的病例。常用的降颅压药物有甘露醇、甘油果糖溶液、氢氯噻嗪,也可采用 20% 人血白蛋白,对减轻脑水肿、降低颅内压有效。

(4)激素应用:地塞米松 5~10 mg 静脉或肌内注射可缓解脑水肿,缓解颅内压增高。

(5)冬眠低温疗法或亚低温疗法:降低脑的新陈代谢率,减少脑组织的氧耗量,防止脑水肿的发生与发展,对降低颅内压亦起一定作用。

(6)脑脊液体外引流:有颅内压监护装置的病例,可经脑室缓慢释放脑脊液少许,以缓解颅内压增高。

(7)过度换气:目的是使体内 CO_2 排出,动脉血 CO_2 分压每下降 1 mmHg,可使脑血流量递减 2%,从而使颅内压下降。

(四)脑疝的诊断与治疗

1.脑疝的定义

颅腔内某一分腔存在占位性病变时,该分腔的压力比邻近分腔的压力高,脑组织从高压区向低压区移位,被挤到附近的生理孔道或非生理孔道,使该部分脑组织、神经及血管受压并引起脑脊液循环发生障碍而产生相应的症状群,称为脑疝。

脑内任何部位的占位性病变发展到一定程度,均可导致颅内各分腔因压力不均而诱发脑疝。引发脑疝的常见病变包括损伤、血管性疾病导致的各种颅内血肿,如急性硬脑膜外血肿、硬脑膜下血肿、脑内血肿等;各种颅内肿瘤,特别是位于一侧大脑半球的肿瘤和颅后窝肿瘤;颅内脓肿、脑积水;颅内寄生虫病及其他各种慢性肉芽肿;先天因素,如小脑扁桃体下疝畸形等。

此外,颅内压增高的患者腰椎穿刺若释放的脑脊液过多,导致颅内各分腔之间的压力差增大,也可导致脑疝的形成。

2.脑疝的发生机制

正常情况下,颅腔被大脑镰和小脑幕分割成压力均匀、彼此相通的各分腔。小脑幕以上称幕上腔,大脑镰将其分为左右两个分腔,容纳左右大脑半球。小脑幕以下称为幕下腔,容纳小脑、脑桥和延脑。当某种原因引起某一分腔的压力增高时,脑组织即可从高压力区通过解剖间隙或孔道向低压力区移位,从而产生脑疝。疝出的脑组织压迫邻近的神经、血管等组织结构,引起相应组织缺血、缺氧,造成组织损伤功能受损。脑疝压迫或牵拉临近脑神经产生损伤最常见于动眼神经损伤。动眼神经紧邻颞叶钩回,且支配缩瞳的神经纤维位于动眼神经的表层,对外力非常敏感。此外,移位的脑组织压迫或牵拉脑干引起脑干变形、扭曲,影响上、下行神经传导束和神经核团功能,可导致神经功能受损。供应脑组织的动脉直接受压或者牵拉引起血管痉挛,造成缺血、出血、继发水肿和坏死软化,静脉淤滞可导致静脉破裂出血或神经组织水肿。脑疝还可引起脑脊液循环障碍,中脑周围脑池是脑脊液循环必经之路,小脑幕切迹疝可使中脑周围脑池受压,导致脑脊液向幕上回流障碍。疝出脑组织可因血液循环障碍发生充血、出血或水肿,加重对临近组织的压迫。

3.脑疝的分类

按照脑疝发生部位,可将脑疝分为以下常见的三类:

(1)小脑幕切迹疝:又称"颞叶沟回疝",为幕上颞叶海马旁回、钩回通过小脑幕切迹被推移至幕下;或小脑蚓部及小脑前叶从幕下向幕上疝出。

(2)枕骨大孔疝:又称"小脑扁桃体疝",为小脑扁桃体及延髓经枕骨大孔推挤向椎管内。

(3)大脑镰下疝:又称"扣带回疝",一侧半球的扣带回经镰下孔被挤入对侧分腔。

4.临床表现

(1)小脑幕切迹疝

1)颅内压增高症状:表现为剧烈头痛及频繁呕吐,其程度较在脑疝前更加剧烈,伴烦躁不安。

2)意识改变:表现为嗜睡、浅昏迷或昏迷,对外界的刺激反应迟钝或消失。

3)瞳孔改变:两侧瞳孔不等大,初期病侧瞳孔略缩小,光反应稍迟钝,后期病侧瞳孔逐渐散大,略不规则,直接及间接光反应消失,但对侧瞳孔仍可正常,这是由于患侧动眼神经受到压迫牵拉所致。此外,患侧还可出现眼睑下垂、眼球外斜等。脑疝继续发展,则出现双侧瞳孔散大,光反应消失,这是因为脑干内动眼神经核受压导致功能失常引起的。

4)运动障碍:大多出现于瞳孔散大侧的对侧,表现为肢体的自主活动减少或消失,若脑疝继续发展,症状可波及双侧,引起四肢肌力减退。若出现间歇性头颈后仰,四肢挺直,躯背过伸,呈角弓反张状,称为去大脑强直,是脑干严重受损的特征性表现。

5)生命体征紊乱:表现为血压、脉搏、呼吸、体温的改变。最终血压下降、呼吸停止、心脏停搏,最终死亡。

(2)枕骨大孔疝:患者常剧烈头痛,反复呕吐,生命体征紊乱,颈项强直、疼痛,意识改变出现较晚,没有瞳孔的改变,但呼吸骤停发生较早。

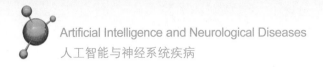

（3）大脑镰下疝：引起病侧大脑半球内侧面受压部的脑组织软化坏死，多出现对侧下肢轻瘫，排尿障碍等症状。

5.脑疝的紧急处理

脑疝是由急剧的颅内压增高造成的，在做出脑疝诊断的同时，应按颅内压增高的处理原则快速静脉输注高渗性降颅压药物以缓解病情，争取时间。当确诊后，根据病情迅速完成开颅术前准备，尽快手术去除病因，如开颅血肿清除、去骨瓣减压术或切除脑肿瘤等。如难以确诊或虽确诊而病因无法去除时，可选用下列暂时性或姑息性手术，以降低颅内高压和抢救脑疝。

（1）脑室外引流术：可在短期内有效地降低颅内压，暂时缓解病情，对有脑积水的病例效果特别显著。

（2）减压术：小脑幕切迹疝时可作颞肌下减压术，枕骨大孔疝时可作枕下减压术。减压术常造成脑组织的大量膨出，对脑的功能损害较大，故非迫不得已不宜采用。

（3）脑脊液引流术：适用于有急性脑积水的病例，可根据具体情况及条件选用脑室钻孔引流术、脑室腹腔分流术及脑室心房分流术等。

（4）内减压术：在开颅术中遇到脑组织大量膨出，无法关闭颅腔时，不得不做部分坏死脑组织切除以达到减压目的。

三、医工交叉应用的进展与展望

（一）颅内压监测

1.有创颅内压监测设备组成、原则及标准

有创颅内压监测设备基本组成部件包括压力传感器、信号传导线、数据记录和显示系统等部分（见图 10-5）。压力感受器感受颅内压力变化，光纤探头以光传感信息，用光纤作为传输信息媒介，监护时把探头感受到的颅内压转换为差动光信号传递给监护仪，监护仪经光电转换和信号反馈，测量后将颅内压显示在监护仪面板上。用于颅内压监测的多种设备和技术应满足 $0\sim100$ mmHg 的监测压力范围，在 $0\sim20$ mmHg 范围内的精度应保持 ±2 mmHg，在 $20\sim100$ mmHg 监测范围内的最大误差为 10%。理想的颅内压监测仪器应满足以下几项基本原则：

（1）置入颅内的监测装置对脑组织损伤小。

（2）易于使用，操作简单可靠。

（3）记录压力数据准确、动态、可重复。

（4）无脑脊液漏风险，不会或极少引发颅内感染风险或出血等并发症。

（5）进行诊断和治疗操作时能继续发挥作用。

（6）价格合理，便于基层单位推广等。

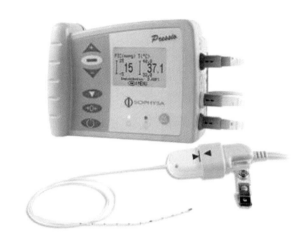

图 10-5　颅内压监测仪,可实时监测脑温及颅内压变化

2.有创颅内压监测方法

(1)光纤式颅内压监测:光纤式颅内压监测设备的工作原理是通过传感器顶端压力敏感性膜片上反射的光强度信号转变为电信号监测颅内压,可放置在脑实质、脑室及硬脑膜下腔。虽然该方法准确性低于脑室内导管法,且不具备引流脑脊液的作用,但降低了颅内感染和颅内出血的风险。

1)脑实质型:此型在临床应用最为广泛,是将带有传感器的细纤维光缆置入脑实质内监测颅内压变化,例如美国强生公司 Codman 单纯型颅内压监测探头(可放置于脑实质内及硬膜下)。脑实质型颅内压监测设备尤其适用于裂隙脑室(尤其在儿童年龄组)和脑肿胀等情况。

脑实质型颅内压监测设备(如 Codman 监护仪采用的微芯片换能器)主要优点是易于置入、操作简便。最常用的探头置入位置是右额叶区域,也可将探头置入病变区域(如脑挫伤/脑梗死组织等)。颅内不同区域脑组织其压力各不相同,因此光纤式探头置入位置及深度选择非常重要。光纤式监测探头应置入皮层下或者骨板下至少 2 cm,可将光纤导线缝合固定于头皮避免探头移位或脱出。颅内压探头置入手术要严格遵守无菌操作规程。

研究表明,脑实质型光纤 ICP 监护仪测量的 ICP 与脑室体外引流(external ventricular drain,EVD)测量的 ICP 之间存在高度相关性,相比于 EVD 测量的 ICP 结果,脑实质型光纤 ICP 监护仪测量值平均高 9 mmHg。脑实质型光纤 ICP 监护仪相关并发症发生率较低,在一项纳入 1000 余名患者的大型研究中,脑实质型光纤 ICP 监护仪相关出血发生率仅为 2.5%,并且出血均无临床症状,该研究没有临床感染发生。另一项纳入 224 名患者对比 EVD 导管法与脑实质光纤置入监测 ICP 的研究表明,脑实质型光纤 ICP 监护仪相关出血率为 0～5.1%,相关感染率低于 EVD 脑室内 ICP 监测。

脑实质型光纤 ICP 监护仪临床常见的问题是零点漂移,在置入颅内或脑室前,应先调零至大气压(通常在室温下),然后置入脑实质内,若需重新校准,需拔除传感器调零后再置入颅内。一项针对 Codman 颅内压监测仪的文献研究显示,中位绝对零点漂移为 2.0 mmHg,零点处于原位的中位时间为 108 小时。零点漂移与探测器在原位停留的时间正相关,随着时间推移,零点漂移增加,会导致错误的 ICP 读数,最大漂移甚至大于 20 mmHg。因此,尽管颅内压监测对神经重症患者的管理有重要作用,但应慎重解读 ICP 数据,需与临床表现以及影像学相结合评估患者颅内压真实水平,当发现影像学结果与 ICP 读数不匹配或监护仪上出现 ICP 读数负值时,可能需要重新校准零点,但拔除光纤探头重新校零或重置会增加感染风险和经济成本。此外,脑实质型光纤 ICP 监测系统还具有无法引流脑脊液以及不能预测整体 ICP 等局限性。

2)脑室内型:光纤式探头也可置入脑室内,脑室型 ICP 监护仪光纤式探头与脑室体外引流管捆绑在一起,可同时引流脑脊液和进行 ICP 监测。脑室内光纤装置测量的 ICP 与 EVD 测量的 ICP 相关性极高,有研究报道,两者之间 97% 的读数相差在 5 mmHg 以内。

3)硬膜下腔或硬膜外腔:光纤探头也可置入硬膜下腔或硬膜外腔,多用于开颅术后 ICP 监测,但目前尚无大规模临床研究来判断其准确性。一项在狗体内进行的颅内压实验研究表明,在操作前后的基线时间点测量颅内压,传感器放置位置(吻侧、尾侧、脑实质内和硬膜下)对颅内压测量没有产生明显差异,且硬膜下放置光纤探头可避免脑实质内放置光纤探头所带来的并发症。与脑室内 ICP 监测比较,硬膜下或硬膜外监测具有感染、癫痫和出血发生率低及放置时间长等优点,但同时也存在监测结果不可靠的缺点,因此该监测方法适用于不适合放置脑室内或脑实质 ICP 监测的患者。

(2)微型压电应变传感器监测 ICP:微型压电应变式探头顶端有一个微芯片压力传感器,传感器的电阻随 ICP 变化而改变,通过换算后可监测 ICP。这种传感器可置入不同部位,包括脑室、脑实质和硬膜下腔。脑室内微型压电应变传感器测量的 ICP 与 EVD 测量的 ICP 之间存在很好的相关性,而脑实质型光纤 ICP 监护仪与脑实质内微型压电应变传感器测量的 ICP 数值则存在显著差异。一项对 549 名置入脑实质内微型压电应变传感器的患者进行回顾分析的研究显示,传感器平均监测时间为(7.0±4.9)天,平均置入脑实质深度为(21.3±11.1)mm,27 例患者出现了传感器置入相关血肿,26 例血肿小于 1 mL,1 例血肿约为 8 mL,感染率约为 0.6%。

(3)气动传感器监测 ICP:气动传感器属于压力传导型传感器,其探头的顶端有微小气囊,通常放置于硬膜下腔或硬膜外腔,施加于气囊上的压力等于周围组织压力,通过气体介质将压力导出到体外的传感器上,再进行信号转换和处理,如采用气囊传导的 LCY-3E 型监护仪和 Spiegelberg 压力监测仪。有研究显示,气动传感器监测可准确了解患者 ICP 动态变化并可进行较长时间监测,获得的结果可与 EVD 导管监测或脑实质 EVD 监测相媲美,而感染和出血等并发症的发生率可忽略不计。该类型监护仪体积较小,置入颅内可有效减小楔入压,传感器位于 ICP 监护仪内部,容易进行环境压力重新校准,解决了长时间监护出现零位漂移的难题。

(4)脑室体外引流接压力传感器监测 ICP:EVD 可连接到外部压力传感器或压力换

能器监测颅内压变化,目前该方法是测量 ICP 的"金标准",因此 EVD 系统是所有监测 ICP 设备中的基准设备。EVD 操作可在急诊室床旁、重症监护室床旁或手术室进行,根据解剖标记将脑室体外引流管插入侧脑室,使其顶端位于室间孔,通过充满脑脊液的导管连接外部压力传感器测量脑室内液体压力。压力传感器可在不影响 EVD 引流的情况下重新校准,并可连接到标准的监护仪器设备上,显示 ICP 测量值及其他生理数据(如脉搏、血压或中心静脉压)。EVD 监测颅内压的优点有以下几方面:蛛网膜下腔出血或脑室内出血容易并发梗阻性或交通性脑积水,可引起 ICP 升高,EVD 监测法兼备 ICP 监测和引流脑脊液降低颅内压的功能,因此被认为是最合适的 ICP 监测手段;引流脑室内积血/出血;通过 EVD 导管可脑室内给药,例如抗菌药物、尿激酶等;经济成本低,适合在我国经济欠发达的地区,特别是广大县级基层医院推广使用,具有良好的经济和社会效益。

（5）多模式 ICP 监测:多模式颅内压监测是一种集成装置,将脑实质 ICP 监护仪、脑室引流系统和多模态监测探头序列整合在一起。该装置具有一个钛螺栓端口,用于颅骨骨孔固定,通过中空管道置入脑室体外引流导管,另有两个侧端口,可供放置其他功能的探头,如脑组织氧分压监测探头、脑温探头。除包含脑室导管的端口和多模态监测探头的端口,该套装置还包含一个气动传感式脑实质 ICP 监护仪。多模式颅内压监测仪器实现了颅内压监测与其他脑功能监测的集成,具有多功能的特点。光纤式颅内压装置还可添加温度探头或脑组织氧分压探头,如 SOPHYSA 颅内压监测仪可同时记录颅内压和脑组织温度,置入时探头可采用螺栓型、隧道型等埋藏方式,置入位置可是脑实质或脑室内,脑温监测对于实施亚低温治疗有良好的指导作用。

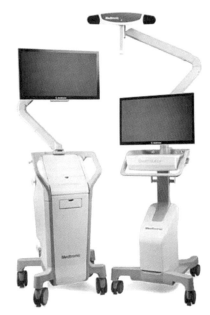

图 10-6　术中电磁导航设备

（二）术中电磁导航设备的应用

详见本书第九章"自发性脑出血"相应内容的介绍。

总结与展望

近几十年来,神经外科经历了经典神经外科、显微神经外科、微侵袭神经外科等阶段,工业电子设备的应用起到了非常大的助推作用,例如 CT、MRI、显微镜、脑电监测设备、导航设备等。目前,颅脑损伤在诊断和治疗中尚有诸多困难待克服,例如外伤后脑代谢和功能的监测、严重颅脑损伤后意识障碍、严重神经功能障碍(失明、失聪、瘫痪)、癫痫等。目前,脑深部电刺激技术、脊髓电刺激技术、脑机接口技术等有望解决颅脑损伤领域

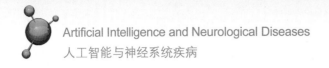

乃至神经系统疾病诊断和治疗中存在的困境,促进脑科学的发展。

参考文献

1.赵玉沛,陈孝平.外科学[M].8 版.北京:人民卫生出版社,2016:256-276.

2.难治性颅内压增高的监测与治疗中国专家共识[J].中华医学杂志,2018,98(45):3643-3652.

3.中国颅脑创伤颅内压监测专家共识[J].中华神经外科杂志,2011,27(10):1073-1074.

4.ZHANG X,MEDOW J E,ISKANDAR B J,et al. Invasive and noninvasive means of measuring intracranial pressure:A review [J]. Physiol Meas,2017,38(8):R143-R182.

5.NAG D S,SAHU S,SWAIN A,et al. Intracranial pressure monitoring:Gold standard and recent innovations [J]. World J Clin Cases.2019,7(13):1535-1553.

6.MAHDAVI Z K,OLSON D M,FIGUEROA S A. Association patterns of simultaneous intraventricular and intraparenchymal intracranial pressure measurements [J]. Neurosurgery,2016,79(4):561-567.

7.CHESNUT R M,TEMKIN N,CARNEY N,et al.Global neurotrauma research group. A trial of intracranial-pressure monitoring in traumatic brain injury [J]. N Engl J Med,2012,367(26):2471-2481.

学习目的

1.熟悉颅骨缺损的病因、手术时机、适应证、禁忌证及治疗过程。

2.熟悉颅骨缺损修补材料的选用。

3.熟悉颅骨缺损的并发症处理原则及相关问题。

4.熟悉颅骨缺损修补过程中医工结合的现状及进展。

案例

患者,男,34岁,因"颅脑外伤去骨瓣减压术后 9 个月"入院。患者 9 个月前因车祸导致意识障碍,急诊 CT 检查提示脑疝、多发脑挫裂伤并脑内血肿、急性硬膜下血肿、开放性颅骨粉碎性骨折、颅底多发骨折、鼻旁窦积液、颌面多发骨折、多发肋骨骨折、血气胸,急症在全麻下行左侧硬膜下血肿清除＋内减压术＋去骨瓣减压术＋胸腔闭式引流。术后出现高热,脑脊液常规检验提示白细胞数 7453 $\times 10^6$/L,脑脊液细菌培养结果提示屎肠球菌阳性,考虑颅内感染,给予抗感染、营养支持等治疗后,复查颅脑 CT 提示左侧头皮下及硬膜下积液、中线结构移位(见图 11-1),多次穿刺引流积液。后行脑动脉造影提示左侧颈内动脉眼动脉段夹层动脉瘤,行左侧颈内动脉密网支架植入术＋左侧颈内动脉眼动脉段动脉瘤栓塞术。之后患者出现梗阻性脑积水,行神经内镜下第三脑室底造瘘术,术后继续加强抗感染治疗,多次复查颅脑 CT 提示脑室系统仍扩大,且患者意识障碍逐渐加重,给予腰大池置管引流后意识障碍明显好转,MRI 检查提示梗阻性脑积水(见图 11-2),考虑单纯第三脑室

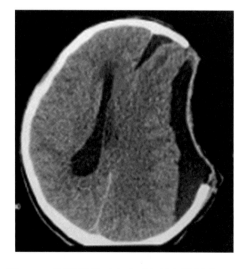

图 11-1　颅脑影像 CT 显示左侧大量硬膜下积液、中线向右移位、左额颞顶部颅骨缺损

底造瘘无法全部解决脑积水问题。多次留取脑脊液化验,脑脊液培养无细菌生长,排除颅内感染后,在全麻下行腹腔镜辅助脑室-腹腔分流术,术后积极行抗感染、营养支持等治疗,复查颅脑 CT 提示左侧头皮下及硬膜下积液消失,脑室系统较前明显缩小,经积极治疗后患者意识清楚,病情好转出院。现为行颅骨修补手术再次入院。

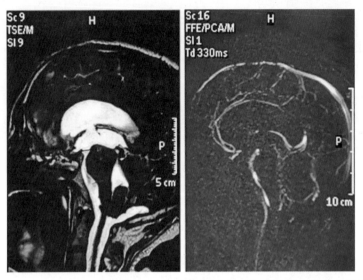

图 11-2　MRI 显示幕上脑室扩大,中脑导水管通而不畅,考虑存在不完全性梗阻

体格检查:青年男性,神志清,精神可,言语流利,对答正常,格拉斯哥昏迷评分(Glasgow coma scale,GCS)15 分,营养中等,发育良好,双侧瞳孔等大等圆,直径约 3 mm,直接、间接对光反射均灵敏,双侧鼻唇沟对称,双侧额纹对称,伸舌居中,咽反射存在,耳鼻无异常。左额颞顶部可见颅骨骨质缺损、凹陷畸形,颈软,气管居中,双肺呼吸音清,步态正常,左侧肢肌力Ⅴ级,右侧肢体肌力Ⅳ级,肌张力正常,腱反射(++),病理征阴性。

辅助检查:颅脑 CT 提示左额颞顶部颅骨缺损、局部硬脑膜骨化,脑室腹腔分流术后改变(见图 11-3、图 11-4)。

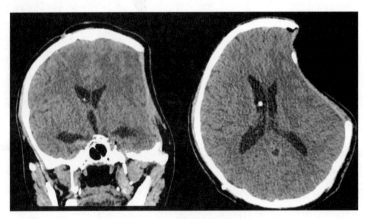

图 11-3　颅脑 CT 影像

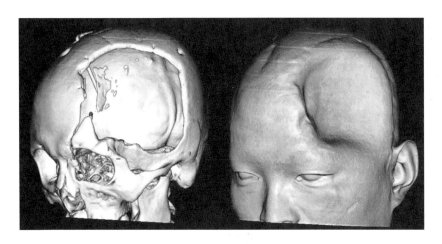

图 11-4　颅脑 CT 三维重建

　　手术过程：根据术前影像学表现及左额颞顶部骨窗凹陷畸形表现，考虑术后硬膜下积液发生率高，给予调高分流阀压力（见图 11-5），在全麻下行聚醚醚酮（PEEK）材料颅骨缺损修补术，术中沿原手术切口切开头皮各层，仔细分离皮瓣，可见部分硬膜骨化，仔细止血，反复冲洗后，置入人工骨瓣并固定，皮下放置引流管一根，依次缝合头皮各层，消毒包扎，术毕患者清醒，拔除气管插管后安返病房。术后注意患者意识状况及头部引流情况，头部适当加压包扎，注意卧床休息，给予营养支持、预防癫痫、预防感染等治疗，请康复科协助进行床上肢体功能锻炼，预防下肢静脉血栓，术后复查颅脑 CT 提示颅内无明显出血、骨瓣下少量积气和积液（见图 11-6、图 11-7）。

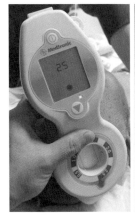

图 11-5　调高分流阀
压力至 2.5 档

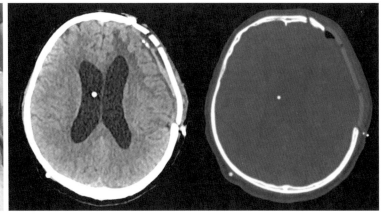

图 11-6　术后复查颅脑 CT 显示骨瓣下少量积气和积液

　　康复过程：患者头部刀口愈合良好，右侧肢体肌力略低，到康复医院行高压氧疗、针灸、肢体功能锻炼等治疗，出院后 1 个月复查颅脑 CT，提示无硬膜下及骨瓣下积液，予以调整分流阀压力。患者通过康复训练，四肢肌力恢复至 Ⅴ 级，日常活动无影响。

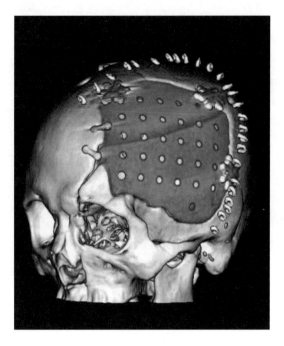

图 11-7　术后颅脑 CT 三维重建显示植入
PEEK 后精确匹配解剖结构

医工结合点:根据颅脑 CT 扫描结果进行三维重建,通过 3D 打印技术,制作 PEEK 人工骨瓣,精确匹配解剖结构(见图 11-7)。PEEK 材料强度超过人体自然颅骨,能有效保护脑组织,力学性能接近人体骨骼,受力时会产生类似的形变,有效分散应力。PEEK 材料无磁性,磁共振检查安全,且成像无伪影,PEEK 材料 X 线透过性好,CT 成像兼容性好。

思考题

1.针对颅内感染的患者,如何选择手术的时机?

2.对于已行脑室腹腔分流手术的颅骨缺损患者,如何预防术后硬膜下、皮下积液和积血?

3.如何选择颅骨修补材料?

案例解析

一、疾病概述

(一)定义

颅骨缺损(defect of skull)部分是由于开放性颅脑损伤或火器性穿通伤所致,部分是由于手术减压、颅骨病变所致的穿凿性破坏或切除颅骨病变所致。较大范围的颅骨缺损患者因大气压使局部头皮下陷,可能会导致颅内压不平衡、脑组织移位、大脑半球血流量减少和脑脊液循环紊乱,从而引起一系列的临床表现,主要包括头痛、眩晕、易激惹、癫痫、无其他原因可解释的不适感和各种精神障碍。颅骨修补术不但能够修复颅骨缺损、恢复患者的头颅外貌,还能有效地恢复正常脑脊液动力学和大脑皮层血流灌注,有利于减少颅内并发症,有助于患者的神经功能恢复。

(二)病因

(1)开放性颅脑损伤或火器性穿通伤。

(2)不能复位的粉碎性或凹陷性颅骨骨折扩大清创术后。

(3)严重颅脑损伤或其他类型的颅脑手术,因病情所需,行去骨瓣减压术。

(4)小儿生长性颅骨骨折。

(5)颅骨骨髓炎等颅骨病变所致穿凿性颅骨破坏,或切除颅骨病变的手术所致。

（三）临床表现

1.一般症状

直径小于 3 cm 的颅骨缺损及位于颞肌和枕肌下的颅骨缺损多无临床症状。较大的颅骨缺损可引起头痛、头晕、恶心、肢体肌力减退、畏寒、注意力不集中和其他精神症状等。

2.局灶性症状

颅骨缺损早期因严重脑水肿，脑组织和硬膜在颅骨缺损处形成蕈状膨出，并嵌顿于骨缘，造成局部缺血坏死，可引起相应的神经系统定位症状和体征。

3.心理、行为及精神症状

颅骨缺损直径大于 3 cm 时，可导致记忆力减退、敏感性增高、注意力不集中、头晕、头痛、易疲劳、易怒、焦躁、忧虑等相关心理和躯体症状，临床上称为颅骨缺损综合征。大面积的颅骨缺损会造成患者头颅严重畸形，影响颅内压的生理性平衡，大气压长期直接作用于缺损区的局部脑组织，可导致脑组织萎缩，加重脑损伤症状。小儿的颅骨缺损，随着儿童的生长发育，可致缺损变大、边缘外翻，突出的脑组织进行性萎缩及囊变。

二、疾病的诊断、治疗、康复及并发症预防

（一）诊断

1.临床症状

颅骨缺损的临床症状包括头颅外形改变、神经局灶症状、心理症状、行为症状及精神症状，少数患者会出现反常性脑疝。主要发生机制是去大骨瓣减压后颅脑硬膜腔变形，大脑皮层及脑静脉回流受大气压的直接作用，形成脑脊液动力学的虹吸效应，脑脊液过度引流使颅内压降低，而大气压及重力的共同作用进一步导致颅内压与大气压之间形成负梯度，最终颅腔内脑组织被推挤向对侧移位，形成小脑幕切迹疝，从而出现一系列神经功能受损的表现。

2.辅助检查

（1）颅骨 X 线平片：可见颅骨缺损部位呈透亮区。

（2）CT 及颅骨三维重建：可见颅骨缺损部位初期的脑水肿、晚期的脑萎缩、脑室憩室和包裹性积液等表现。

（3）MRI：对颅骨缺损的分辨不如 CT 清晰，但对膨出的内容物分辨率较高，可见骨质缺损及由缺损处膨出的脑脊液、脑组织、脑血管及硬脑膜组织信号。

（4）磁共振相位对比电影成像（phase-contrast cine magnetic resonance imaging，PC cine MRI）：通过相位对比序列，重建后可获得流动液体的图像，且可判断液体流动的速度和方向，目前主要用于颅脑创伤后脑积水相关的评估。

（二）治疗

较大面积的颅骨缺损不仅改变了颅腔内正常压力，影响颅内血液循环，而且打破了颅内原有的生理平衡，导致颅腔内容物处于可变状态，容易造成脑组织变形移位、脑室扩大、脑实质内液体流向紊乱，影响脑脊液的产生和吸收，进而形成外伤性脑积水、脑膨出等并发症。目前的观点一致认为,颅骨缺损需行手术修补,如何选择手术材料、手术时机,需要根据个体化情况具体分析。

1.手术适应证

(1)颅骨缺损直径>3 cm。

(2)颅骨缺损直径<3 cm,但位于影响美观的部位。

(3)按压缺损处可诱发癫痫者,脑膜-脑瘢痕形成伴发癫痫者。

(4)因颅骨缺损产生颅骨缺损综合征,造成精神负担,影响工作和生活、有修补要求者。

2.手术禁忌证

(1)颅内或切口曾有感染,治愈尚不足半年。

(2)颅内压增高症状尚未得到有效控制者。

(3)严重神经功能障碍(KPS 评分<60 分)或估计预后不良者。

(4)头皮瘢痕广泛致头皮菲薄,修补术有引起切口愈合不良或头皮坏死可能者。

3.手术时机和基本条件

(1)颅内压已得到有效控制并稳定。

(2)伤口愈合良好,无感染。

(3)以往多主张在首次术后 3～6 个月修补,目前多主张在首次手术后 6～8 周修补为宜。自体骨瓣埋藏的回植以 2 个月内为宜,帽状腱膜下埋藏的牵拉复位法不应超过 2 周。

(4)5 岁以下的患儿因头围增长较快,不主张颅骨修补;5～10 岁可修补,宜采用覆盖式修补,修补材料应超出骨缘 0.5 cm;15 岁以后颅骨修补与成人相同。

4.修补颅骨材料的选择

颅骨缺损修补材料主要分为自体颅骨保存移植和人工颅骨材料。

(1)自体颅骨保存移植:自体颅骨有相对经济、组织反应性小、无须塑形、符合生理解剖要求、无排斥反应等优点,但自体颅骨保存的安全性和效果仍存争议。自体颅骨保存可在生理状态下保存颅骨(如保存在患者的腹部皮下脂肪层内),但增加了患者的痛苦,保存过程中颅骨可能出现吸收变薄、骨性能下降,导致术后出现骨板松动、塌陷等并发症。深低温体外保存的颅骨可保持骨细胞活性,冷冻骨瓣基质中的骨引导物未被灭活,修复后可存活并与周围骨质融合,但此方法要求超低温保存所需的特殊设备。长时间深低温保存也存在颅骨骨性能下降、增加手术感染率等风险。目前,临床上应用人工颅骨材料逐渐替代了自体骨进行颅骨修补术。

(2)人工颅骨材料:包括高分子材料(有机玻璃、骨水泥、硅胶、钛板、聚醚醚酮)、异体骨质材料(目前已少用)、同种异体材料(如同种异体骨脱钙、脱脂等处理制成骨基质明胶)、自体骨材料(肋骨、肩胛骨、颅骨等)、新型材料(高密度多孔聚乙烯、EH 复合材料人工骨),目前以三维重建塑形的钛合金网和 PEEK 医用级材料最为常用。

1)钛合金网:特点是强度与刚度适中,较薄、质量轻,有较强抗压性,易于塑形,钛钉固定后非常牢固,不易陷入,具有较好的生物相容性、稳定性和低致敏性,无毒性和无致癌性,植入人体后可永久保留,且对 CT、MRI 检查干扰较小。钛合金网是目前国内外使用较普遍的颅骨修补材料。但钛合金网机械强度有限,受外力作用易发生变形,且对温度变化较敏感,当户外环境冷热剧烈变化时,采用钛合金网行颅骨修补术的患者常感到不适。

2)PEEK 是一种人工合成的半水晶样多聚体,组织相容性极好,无毒性和无致癌性,具有优异的抗高温性、耐化学性和抗疲劳性,具有极好的强度、硬度和韧性,强度超过自体颅骨,可有效保护脑组织。其弹性模量介于皮质骨与松质骨之间,力学性能接近人体骨骼,受力时会产生类似的形变,有效分散应力,是一种极好的颅骨修补材料。PEEK 的机械特性和生物学特性明显优于钛合金网,国内外已广泛用于脊柱外科、美容整形外科、颅骨修补等手术,但其最大不足之处是费用较高。

（三）康复治疗

1.高压氧治疗

高压氧治疗是在超过一个大气压的环境中呼吸纯氧气,为脑损伤的治疗提供了新的科学有效的辅助治疗方法,对改善脑外伤患者的预后,提高治愈率,降低致残率具有重大意义。其治疗目的包括:提高动脉血氧分压、增加血氧和组织氧含量;提高氧的弥散率和有效弥散距离;高压氧下脑血管收缩,脑血流量减少,脑水肿减轻,能相应地降低颅内压;脑组织血管丰富,高压氧不仅可促进侧支循环形成,保护"缺血半影区"内的神经细胞,而且大量的微血管形成能修复某些病变的脑血管;预防血栓形成、促进血栓吸收;改善脑代谢、恢复脑功能;具有促醒作用,促进觉醒及生命中枢功能活动。同时,高压氧治疗可及时纠正代谢障碍,防止心肌缺血缺氧、肺水肿、肺部感染,改善肝、肾功能,促进排尿,保持水电解质平衡,改善营养等,有利于提高机体整体应激能力。

2.针灸推拿治疗

中医认为脑损伤的病机为气机逆乱、瘀血、痰湿阻滞经络。治疗时应以活血化瘀、化痰开窍、疏通经络为原则。针灸推拿治疗的意义在于:

（1）针刺疗法具有疏通经络、运行气血、调和阴阳作用,使脑血管扩张、血流量增加;促进神经细胞功能恢复与轴突再生,激活网状激活系统的功能,提高神经细胞的兴奋性,使处于抑制状态的脑细胞重新苏醒;加强药物的降颅压作用;在一定程度上可抑制自由基的产生及连锁反应的发生。

（2）推拿可使肌群间运动协调,运动单位活动同步,肌肉收缩有序,改善随意运动,增加肌肉血流量,有效地改善中枢性瘫痪造成的肌肉失用性萎缩,促进肢体功能的恢复。

3.康复训练

通过对各肢体关节的被动运动来刺激患者的大脑,有利于促进昏迷患者的苏醒,同时可有效预防关节萎缩及变形。训练时间和训练量根据患者病情和耐受能力而定,训练动作应从简单开始,逐渐复杂,循序往复,酌情慢慢增加。肢体功能训练内容涉及广泛,如正常肢体的体位摆放、被动关节维持一定活动度训练、变换体位训练、控制和自制能力训练、提高稳定性并缓解躯干痉挛训练、抑制下肢痉挛训练、加大关节活动范围训练、踝关节背屈训练、从卧位到坐位再到立位训练、下肢负重训练、诱发平衡反应训练等。

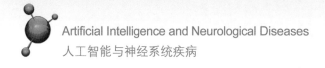
（四）并发症的防治

颅骨修补术后常见并发症包括硬膜外血肿、皮下积液积血、头皮切口感染、颅内感染、骨吸收、颅内出血、脑脊液漏、皮瓣坏死、修补材料外露及颅骨成形术后癫痫发作（post-cranioplasty seizures, PCS）等。严密缝合硬膜并悬吊，使用可吸收缝线和倒齿缝线缝合皮下及皮肤，严格遵守无菌操作等，可有效减少并发症的发生率。

PCS是颅骨缺损修补术最常见并发症之一，PCS的危险因素包括年龄、性别、初始创伤的严重程度、减压术与颅骨成形术间隔时间以及植入物材料植入后的刺激等。虽然已知重度颅脑损伤及颅内出血本身会引起癫痫，但越来越多的证据显示，颅骨缺损修补术可引起新的癫痫发作，甚至会发展为癫痫持续状态，危及生命。陈（Chen）等研究后发现，颅骨修补术与术后癫痫高发有较高的相关性，颅骨修补术后预防性使用抗癫痫药物（anti epileptic drug, AED），以及对已有发作的患者使用抗癫痫药物，可减少早期癫痫的发生。

头皮下积液也较常见。头皮下积液的发生与术中残留硬膜外无效腔、局部渗血、脑脊液漏以及修补材料的组织相容性等有关。此外，对于部分早期修补的患者，脑表面的硬脑膜或纤维结缔组织膜不完整或不够致密，在翻起皮瓣时容易破损导致皮瓣下积液感染。手术中剥离皮瓣时应保持硬膜完整，彻底止血。若修补范围较大，应在缺损中心位置用丝线悬吊硬膜。术后头皮下积液可经皮下穿刺抽液，加压包扎后大部分可愈合。部分头皮下积液需要反复抽液，增加了患者的痛苦和精神压力，且易诱发感染。

术后感染也是最常见的并发症之一，尤其是自体骨植入后感染的发生率较高。但目前随着新材料的研发，已很少采用自体骨进行颅骨修补。为预防感染，除了术中严格无菌操作外，术区应用庆大霉素溶液或碘附浸泡，术后常规应用抗生素治疗，同时注意改善患者的营养状况。一旦发生感染，要及时去除人工颅骨。对于开放性颅脑损伤或外伤后有颅内感染的患者，切忌行早期颅骨修补术。

钛钉松脱与手术操作有关，术中颅骨缺损边缘剥离不彻底，钛钉未完全钉入颅骨是主要原因。

人工颅骨外露多是由于破溃部位为原手术切口瘢痕、局部血运差、摩擦坏死所致，发生后行换药处理，给予重新缝合，若仍不愈合则需取出人工颅骨。

三、医工交叉应用的进展与展望

当前，随着脑与类脑科学的快速发展，新型颅骨缺损材料及3D打印技术广泛应用于临床，其能够精确匹配解剖结构，让手术更加安全。

（一）诊断

1.颅骨三维重建与3D打印技术

3D打印技术又称"快速成型技术"。根据CT扫描提供的高质量射线成像数据进行颅骨三维重建，利用计算机技术辅助设计、制造，通过"层层叠加，层积成型"的方式，快速精确地生成所需的目标模型。采用3D打印能够精准塑形剪裁钛网，缩短修补时间，减少术后并发症及风险，但由于钛网的导热系数较高，患者头部术后对外界温差会变得敏感,产生不适,长期的温差变化也会对脑组织产生慢性损伤。近年来 PEEK 材料越来越多地应用于颅骨缺损修补术。PEEK 是一种适合制作假体的人工合成的高分子材料,具有较好的延展性和耐腐蚀性。其弹性模量与皮质骨接近,碰撞后不易出现变形或凹陷,且具有放射线透过性和磁共振扫描不产生伪影等优点。3D 打印 PEEK 修补材料应用于颅骨缺损修补术,具有精确匹配解剖结构,植入便捷,减少手术时间,降低手术风险的优点。

2.PC cine MRI

该技术可评估脑损伤患者的脑积水程度及是否适合颅骨修补。

(1)鉴别交通性脑积水与脑萎缩:多项研究显示,交通性脑积水中脑导水管流速及流量均较正常人和脑萎缩患者明显增加。

(2)梗阻性脑积水的诊断:脑脊液电影检查发现正常导水管双向流动减弱或消失,其流动曲线为不规则形,与心动周期无关,于阻塞处流速和流量明显降低。

(3)评价神经内镜下第三脑室底造瘘术的疗效:MR 相位对比电影成像技术通过显示造瘘口的流动波形和定量分析情况,可准确判断造瘘口是否通畅及其流量改变情况。

通过评估脑损伤后脑积水的程度,对于临床医师手术方式(颅骨修补术及脑室腹腔分流手术)的选择有重要的意义。

(二)治疗

1.术中超声

颅脑手术中脑出血比较隐匿,后果严重,术中尽快做出诊断尤其重要。手术医生若无影像定位指导,无法判断出血的部位、深度和范围,盲目探查会对正常脑组织造成牵拉和损伤,很难制定下一步手术方案。神经外科术中影像检查方法较多,术中 MRI 和 CT 设备昂贵、操作复杂,在突发紧急情况下,MRI 和 CT 受场地制约,检查用时长,耽误抢救时间。术中超声因分辨率不如 MRI 和 CT,一直未能广泛应用。但在术中突发脑膨出等紧急情况时,术中超声体积小、使用方便、操作简单,可即刻应用于术中判断,能快速、精确定位出血部位,减少牵拉损伤,展现其术中应用的独特优势。

2.新型修补颅骨材料的研发

颅骨修补材料的选择,取决于患者的经济条件及外科医生的习惯,可使用自体切除的骨瓣或合成材料。安全、有效是颅骨修补术对于材料方面的要求。理想的代用品应具备理化性能稳定、生物组织相容性好、塑形及术中固定方便、质地轻、机械结构强度大、不影响术后影像学检查、来源方便以及价格适中等特点。近年来,关于颅骨修补材料的研究提出,利用修补材料负载药物以减少手术部位感染。手术部位感染是颅骨修补术的常见并发症和导致手术失败的重要原因,导致感染最常见的细菌是葡萄球菌,其具有形成生物膜的能力而难以控制。因此,在植入物中负载抗菌药物的概念被提出来。针对颅内感染问题,松德布卢姆(Sundblom)等在研究中对比了磷酸钙、PEEK 和钛样品负载药物对葡萄球菌的抑制作用后发现,庆大霉素能负载于磷酸钙,在 400 mol/mL 时可达到有效浓度并对颅骨成形术提供临床益处。同样,羟基磷灰石骨替代品在儿童颅骨修补中的应

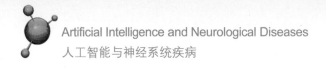

用也被研究者关注。研究指出,羟基磷灰石骨替代品在儿童颅骨修补中可提供出色的保护性,恢复正常的颅内生理功能,达到令人满意的美容效果,实现与自体颅骨良好的整合性及在发生创伤时良好的抵抗力。

参考文献

[1]汤宏,张永明,许少年,等.颅骨成形术后并发症的临床分析及治疗策略(附158例报道)[J].中华神经创伤外科电子杂志,2017,3(1):17-20.

[2]王忠,苏宁,吴日乐,等.标准大骨瓣减压术后早期颅骨修补的选择及并发症的临床分析[J].临床神经外科杂志,2014,11(5):360-362.

[3]赵继宗.神经外科学[M].2版.北京:人民卫生出版社,2012:284-285.

[4]王建军,孙炜,胡安明.颅骨成形术常见因素与并发症相关分析[J].中国现代医学杂志,2016,26(4):138-142.

[5]中华神经外科分会神经创伤专业组,中华创伤学会分会神经创伤专业组.颅脑创伤后脑积水诊治中国专家共识[J].中华神经外科杂志,2014,30(8):840-843.

[6]刘智强,林志雄.脑积水的相关研究进展[J].中华神经外科疾病研究杂志,2014,13(1):86-88.

[7]刘百雨,王忠.颅骨成形术的研究进展[J].中国医药导报,2020,17(7):35-38.

[8]WANG H,ZHANG K,CAO H. Seizure after cranioplasty:Incidence and risk factors [J]. Craniofac Surg,2017,28(1):e560-e564.

[9]CHEN C C,YEAP M C,LIU Z M,et al. A novel protocol to reduce early seizures after cranioplasty:A single-center experience [J]. World Neurosurg, 2019, 125:e282 -e288.

[10]HAKIMI R, ALEXANDROV A V, Garami Z. Neuroultrasonography [J]. Neurol Clin, 2020,38(1):215-229.

[11] HWANG M, PISKUNOWICZ M, DARGE K. Advanced ultrasound techniques for pediatric imaging [J]. Pediatrics, 2019, 143(3):e20182609.

[12]SUNDBLOM J,GALLINETTI S,BIRGERSSON U,et al. Gentamicin loading of calcium phosphate implants:implications for cranioplasty [J]. Acta Neurochir (Wien),2019,161(6):1255-1259.

[13]BEURIAT P A,LOHKAMP L N,SZATHMARI A,et al. Repair of cranial bone defects in children using synthetic hydroxyapatite cranioplasty (customBone) [J]. World Neurosurg,2019, 129:e104-e113.

第十二章　脑积水的外科治疗

学习目的

1.了解脑积水的定义、分类、病理生理、病因及发病机制。

2.熟悉各类脑积水的临床表现和诊断方法。

3.了解分流管的工作原理。

4.熟悉脑积水外科治疗医工结合的现状及进展。

案例一

患者,男,50岁,因"脑出血后认知下降、步态不稳3个月余"入院。患者3个月前接打电话时突发意识丧失,急诊到当地医院行CT检查,诊断为"脑出血",行侧脑室血肿引流术,术后给予抗感染、营养支持、维持水电解质平衡、脑功能保护及康复治疗,患者逐渐恢复意识。术后逐渐出现认知、记忆力下降,步态不稳,大小便失禁。行颅脑CT检查提示脑积水,现患者为求进一步诊疗,就诊于我科。患者自发病以来,饮食、睡眠可,大小便失禁,近期体重未见明显变化。吸烟20余年,约5支/日;饮酒20余年,约200 g/d。现已戒烟戒酒。

体格检查:中年男性,神志清,精神淡漠,认知能力下降,言语不清。双侧瞳孔等大等圆,大小约3 mm,对光反射存在,双侧鼻唇沟对称。四肢肌张力正常,双侧病理征阴性。余查体不合作。

辅助检查:颅脑CT、MRI检查(见图12-1,A～F)提示,脑室引流术后,双侧侧脑室血样信号;双侧侧脑室周围及胼胝体膝部软化灶;双侧大脑半球白质少许缺血变性灶。

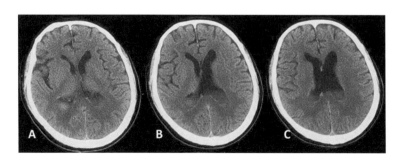

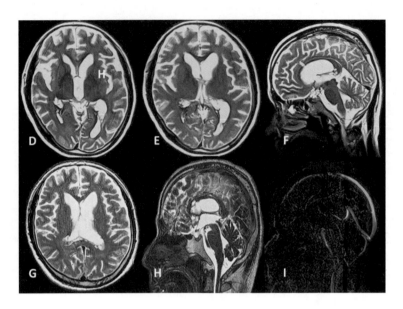

图 12-1　A～C:术前 CT 图像;D～E:术前 MRI 图像;G～I:磁共振脑脊液电影图像

磁共振脑脊液电影(见图 12-1,G～I)提示:中脑导水管脑脊液流速慢,尚通畅。

结合患者的症状、体征和颅脑 MRI 及 CT 检查结果,患者"交通性脑积水、脑出血术后"诊断明确,与患者家属充分沟通病情后决定行手术治疗。入院后积极完善心、肺等各项术前相关检查,排除手术相关禁忌证后,在全身麻醉下行腹腔镜辅助脑室-腹腔分流术。

手术过程:患者全麻成功后取仰卧位。标记以左侧冠状缝前和中线旁开各 2.0 cm 为中心的长约 4 cm 弧形切口、脐下长约 1 cm 直切口、腹部正中剑突下长约 1.5 cm 直切口(见图 12-2)。于脐下切开长约 1 cm 直切口,建立人工气腹,置入腹腔镜并建立左腹部人工通道。腹部正中剑突下切开长约 1.5 cm 直切口,沿腹白线切开腹直肌前、后鞘,显露腹膜并打开。自剑突下切口制作皮下隧道,向上置入导管至耳后皮下,切开导管尖端长约 1 cm 直切口,将分流管自导管内引至腹腔端(见图 12-3,A～B)。腹腔镜下将分流管腹腔端置入肝膈间隙(见图 12-3C)。依次切开头皮、皮下组织,骨膜下剥离,乳突牵开器牵开,颅骨钻孔一个。取脑室端分流管垂

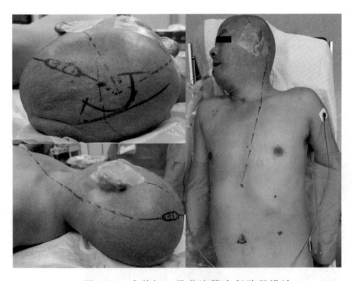

图 12-2　术前切口及分流管走行路径设计

直双侧外耳道连线方向进入约 6 cm，见清亮脑脊液流出。固定分流管，连接脑室端分流管和分流阀，调整皮下位置后，将分流阀门与耳后分流管连接（见图 12-4），按压分流阀，腹腔镜下见腹腔端分流管口处脑脊液流出通畅，撤出腹腔镜。头部刀口依次缝合帽状腱膜、皮下和皮肤各层；腹部刀口依次缝合腹膜、腹直肌鞘和皮下、皮肤各层。手术顺利。

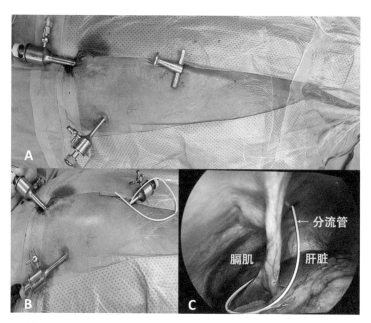

图 12-3　A：向上置入导管至耳后皮下；B：分流管被引至腹腔端；
C：腹腔镜下将分流管腹腔端置入肝膈间隙

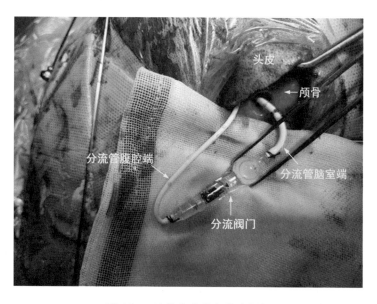

图 12-4　连接分流管与分流阀门

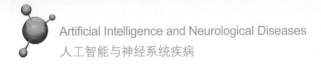

案例二

患者,女,80岁。因"动作迟缓、步态不稳、记忆力下降8个月余"入院。患者8个月前无明显原因及诱因出现动作迟缓及平衡障碍,具体表现为行走速度减慢、步距变短、起坐困难、左上肢摆臂动作减少、面部表情减少等,同时出现呆滞、反应迟钝、记忆力下降,并逐渐出现二便失禁;不伴随震颤、头痛、恶心、呕吐、嗅觉减退、流涎等。于院外行颅脑MRI检查提示脑积水、脑梗死,未予特殊诊治。为进一步明确诊断及治疗就诊于神经外科。患者自发病以来,饮食、睡眠可,二便失禁,体重未见明显变化。既往高血压病史10余年,平日自行服用"阿托伐他汀、氨氯地平"药物控制。10年前曾行"子宫切除术"。

体格检查:老年女性,神志清,精神可。记忆力、计算力粗测减退,定向力、判断力粗测正常。双侧嗅觉粗测正常,远近视力、视野粗测正常。双侧瞳孔等大等圆,直径约2.5 mm,对光反射灵敏,位置居中。眼球各方向运动灵活,光反射存在。无明显面瘫、舌瘫。双耳听力粗测正常。四肢肌张力正常,双上肢肌力5级,双下肢肌力4级。共济运动:左右侧指鼻试验、跟膝胫试验欠稳准。快复动作灵活。闭目难立征阴性。感觉系统检查未见明显异常,四肢腱反射(++)。双侧 Babinski sign 阴性,脑膜刺激征阴性。

辅助检查:颅脑 CT 及 MRI 结果提示(见图12-5,A~H):脑内多发缺血灶、软化灶;脑积水可能;脑白质疏松、脑萎缩。

磁共振脑脊液电影结果提示(见图12-5,I~L):中脑导水管脑脊液电影未见异常。

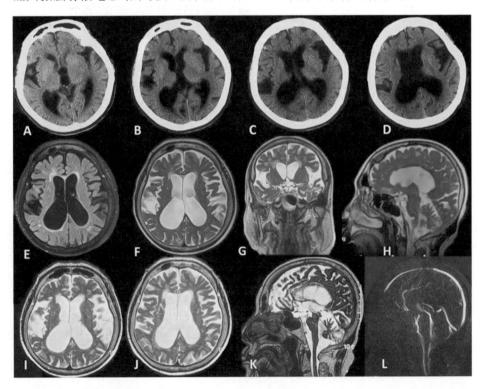

图12-5　A~D:患者术前 CT 平扫图像;E~H:患者术前 MRI 图像;I~L:患者术前脑脊液电影图像

结合患者的症状、体征和颅脑 MRI 及 CT 检查结果,患者"正常压力性脑积水、高血压病、陈旧性脑梗死"诊断明确,与患者家属充分沟通病情后决定行手术治疗。入院后积极完善心、肺等各项术前相关检查,排除手术相关禁忌证后,在全身麻醉下行腰大池-腹腔分流术。

手术过程:患者全麻成功后取左侧卧位,屈膝、屈髋并使背部垂直于床面(见图 12-6)。分别标记 L3～L4 椎间隙水平、髂前上棘长约 3 cm 的直切口及麦氏点长约 4 cm 直切口(见图 12-6A、B)。常规消毒铺巾,首先打开腹膜,然后腰穿置管针穿刺进入蛛网膜下腔,见澄清透明脑积液流出置入引流管约 20 cm。制作皮下隧道,连接分流阀门并将其压力调整至 140 mmH$_2$O,将阀门置入髂嵴下方(见图 12-6C、D),见脑脊液自分流管腹腔端流出通畅后,将腹腔端置入右侧髂窝方向约 20 cm。反复消毒后逐层缝合,手术顺利。

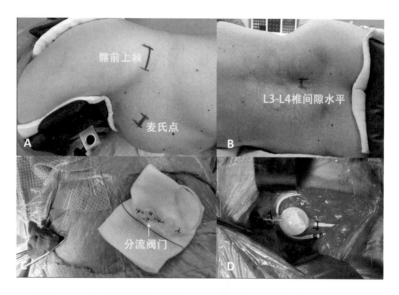

图 12-6　A、B:体位及切口设计;C、D:分流阀门连接后置入髂嵴下方

康复过程:两位患者均于术后第 2 天常规复查 CT,未见术后迟发性出血、水肿,并确认分流管放置位置,与术前颅脑 CT 检查相比,见幕上脑室系统相对缩小。请康复科及针灸科会诊开展康复治疗。出院后联系康复医院或当地医院康复科继续行康复训练,并嘱患者每半年复查 CT 或 MRI,必要时至神经外科调整分流阀门压力。

医工结合点:CT、MRI、脑脊液电影等辅助检查可明确脑积水的类型及病因,有助于指导治疗方案的选择;通过选择抗虹吸多档位可调压分流阀门,搭配具有抗菌性能的分流管组成分流系统,可在实现体外无创调压的同时,最大限度地防止并发症发生;应用高清腹腔镜辅助脑室-腹腔分流术,可将分流管腹腔端准确置入肝膈间隙,避免分流管远端被大网膜包裹覆盖,其切口相较于原腹部切口更加微创,减轻患者痛苦;术后及时请康复科介入,尽早开展康复训练并制订个性化康复计划,将更加有益于患者功能恢复。

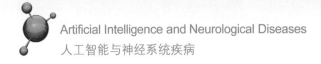
思考题

梗阻性脑积水与交通性脑积水的鉴别与治疗方法。

案例解析

一、疾病概述

（一）定义和病理生理

脑室系统主要由两侧大脑半球内的左、右侧脑室，间脑内的第三脑室，小脑与延髓、脑桥间的第四脑室及脉络丛构成。脑脊液是一种无色透明、无功能的细胞外液，充满脑室系统、蛛网膜下腔和脊髓中央管，处于不断产生、循环和回流的平衡状态，具有保护、支持、缓冲和物质交换的作用。脑脊液的生成以脑室脉络丛为主，少数为室管膜上皮及毛细血管。由侧脑室脉络丛生成的脑脊液经室间孔流入第三脑室，再与第三脑室脉络丛产生的脑脊液经中脑导水管流入第四脑室，与第四脑室脉络丛产生的脑脊液汇合，经第四脑室正中孔及两个外侧孔流入周围蛛网膜下腔，再流向大脑背面的蛛网膜下腔，最后经蛛网膜颗粒渗透到以上矢状窦为主的硬脑膜窦内，进入血液循环（见图 12-7）。

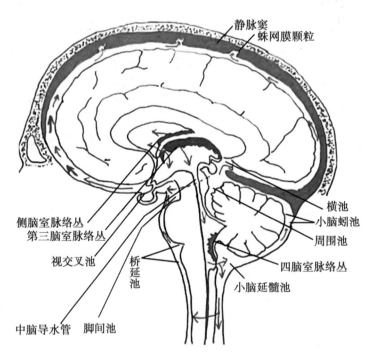

图 12-7　脑脊液循环途径示意图

由各种原因引起的脑脊液分泌过多、循环受阻或吸收障碍，导致脑脊液在其循环路径中的脑室系统和/或蛛网膜下腔内积聚，脑室系统扩大，脑实质受压，称为脑积水。脑积水可见于不同年龄段，其临床表现多为颅内压增高症状。

（二）发病率

由于调查方法、人群和调查年份的不同，国内外研究中呈现的结果存在临床和统计学上的异质性，脑积水在人群中的总发病率难以统计。瑞典近期的两次回顾性流行病学调查显示，普通人群中约有 3.7% 患有脑积水；50 岁以上的老年人口中约有 1.6% 患有特发性正常压力性脑积水，65 岁以上的老年人群中约有 3.7% 患该疾病。新生儿脑积水的发生率为 0.3%～0.4%。若脑积水作为新生儿唯一先天性病变，发生率为 0.09%～0.15%；伴有脊膜膨出和脊柱裂者中，发生率为 0.13%～0.29%。

（三）病因及发病机制

脑积水的发病机制可归纳为脑脊液分泌过多、循环受阻、吸收障碍或其中二者及以上同时存在。婴幼儿以先天发育异常多见，而成人以继发性脑积水多见。

脑积水有多种分类方法。根据发病年龄不同，可将其分为成人脑积水与儿童脑积水；根据颅内压的高低，可将其分为高颅压性脑积水与正常压力性脑积水；根据发病部位是否位于脑室内，可将其分为脑室内脑积水与脑外脑积水；根据病程长短不同，可将其分为急性、亚急性和慢性脑积水；根据病情进展与否，可将其分为进展性脑积水和静止性脑积水；根据脑脊液循环途径有无梗阻发生，将其分为梗阻性脑积水与非梗阻性脑积水（交通性脑积水）等。

以下将根据上文所述脑积水三大发病机制来列举脑积水的常见病因：

（1）脑脊液分泌过多：常见于脉络丛乳头状瘤/癌、脉络丛增生等。

（2）脑脊液循环阻塞：主要由先天畸形、炎症、脑室内出血、颅内占位性病变引起。先天性畸形主要包括丹迪-沃克综合征（Dandy-Walker syndrome）、中脑导水管狭窄闭塞等。颅内占位性病变主要包括各种良恶性肿瘤、寄生虫、脓肿等产生占位效应的病变。

（3）脑脊液吸收障碍：主要包括颅内感染、颅脑外伤、蛛网膜粘连、蛛网膜颗粒发育不良、脑室系统发育不良、静脉窦狭窄闭塞、脑脊液成分变化等。

（四）临床表现

1.一般症状

一般症状主要包括头痛、视力下降、尿失禁、步态障碍等。

（1）头痛：以双侧额部疼痛多见，晨起或卧位时加重，坐位时缓解。随病情的逐渐发展，患者夜间疼痛加重，且出现全头持续性剧痛，对其睡眠及生活质量造成严重影响。

（2）视力障碍：极度扩张的脑室系统压迫损伤枕叶皮质或搏动性压迫视交叉时，可引起视力下降，甚至失明。若中脑顶盖部受压，可引起分离性斜视及上视功能障碍。若展神经受牵拉，可引起眼球外展受限和眼球内斜。

（3）膀胱功能障碍：临床上主要表现为尿频、尿急、尿失禁。小部分尿失禁患者会表现为尿急症状，大多数患者表现为排尿感觉减退，进而使排尿行为不受控制。尿流动力学检查显示，多数患者有逼尿肌功能亢进、膀胱容量缩小、最大尿流率下降和残余尿量增加。膀胱功能障碍可能与前扣带回、前额叶皮层及基底神经节受压有关。

（4）步态与平衡障碍：是特发性正常压力脑积水最常见的症状。主要表现包括抬脚高度降低、步距缩短、黏滞或冻结步态、转身困难、行动迟缓、精细运动障碍等。下肢功能

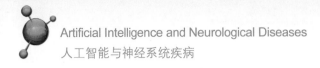

障碍相比上肢更加严重,并呈对称性。一般没有肢体僵直、静止性震颤、摆臂困难等类似帕金森病表现。脑积水引起的共济失调多表现为躯干性,而因小脑半球病变产生的梗阻性脑积水,其共济失调多表现为肢体性。纹状体及皮质脊髓束受损是导致步态和平衡失调的重要因素。

(5)颅内压增高症状:以头痛、恶心、呕吐、视神经盘水肿为主要表现。恶心、呕吐时常伴有头痛,与头部位置无关。由颅内压增高导致的视神经盘水肿可进一步致视力障碍。高颅压性脑积水是由于脑脊液循环通路上的脑室系统和蛛网膜下腔阻塞,引起脑室内平均压力或搏动性压力增高,导致脑室扩大且一直不能代偿所致。

(6)认知障碍:认知障碍通常隐匿发生而不易发觉。早期认知障碍主要表现为精神运动速度、注意力、词语流畅性及执行能力降低。记忆受损主要表现为近期回忆障碍,而再认能力相对保留,病情进展后会逐渐出现全面认知损害。在一些早期智力损害的患者中,可能会同时出现智力受损及焦虑,如狂妄、幻想和语无伦次,也可有行动缓慢、动作僵硬等类似帕金森病的表现。研究认为,脑室颞角的脑脊液容量增加、海马受压是脑积水认知功能减退的重要原因。

(7)情感障碍及精神症状:情感及精神障碍症状进展较慢,常超过数周或数月才出现。临床上多以行为异常、妄想、幻视、不合理性言语等为多见,有时与认知障碍表现难以区分。随病情进展,逐渐发展至主动活动减少。

2.局灶性症状

先天性脑积水可因脑室系统极度扩张而使头颅迅速增大、颅缝分离、颅骨变薄、头发稀疏、头皮变薄发亮、头皮血管怒张,头部叩诊呈"破壶音"(Macewen征阳性),重者叩诊头部时有震动感;脑积水严重时眶顶受压,使眼球下移,巩膜外露,形成"落日征";当脑积水导致延髓神经传导束受压迫,可引起下脑干功能障碍,婴幼儿可出现吮吸和进食困难,可伴有特征性的高音调啼哭;当迷走神经受牵拉时,可出现喉鸣音;三脑室前部及下视丘、漏斗部受累时,可致内分泌紊乱,如性早熟、发育迟缓等。

二、疾病的诊断、治疗及康复

(一)诊断

1.临床症状

当成人出现头痛、恶心、呕吐、共济失调、认知障碍、膀胱功能障碍等症状中的一种或多种,婴幼儿出现头大脸小、眼球下落、斜视、额部皮肤光亮紧张、静脉血管怒张等头颅异常增大的典型体征时,均应怀疑脑积水可能。若既往患有可能引起脑室扩张的疾病,如蛛网膜下腔出血、脑膜炎、颅脑损伤等,同时出现典型脑积水症状,应高度怀疑脑积水可能。

2.辅助检查

(1)CT和MRI:这两项检查对脑积水的诊断有极高的临床价值,有助于明确病因、分类和鉴别其他原因引起的脑室扩大,且可观察分流手术后脑室变化情况,追踪分流手术的效果。无论何种类型的脑积水,MRI或CT检查均可发现病变部位以上的脑室及脑池扩大,其中最典型的表现是侧脑室颞角和额角变钝、变圆。第三脑室的扩大也较为典型。若拟行腰大池-腹腔分流术,术前应行腰椎 MRI 以排除严重的腰椎管退行性病变。临床诊断脑积水过程中常需要于 MRI 或 CT 上观测的指标与征象包括:

1)埃文斯指数(Evans index,EI):侧脑室额角最大宽度与同一层面最宽颅内径比值。EI≥0.3 通常提示脑室扩大。对于某些健康老年人亦可发现 EI≥0.3。

2)z-埃文斯指数(z-Evans index,z-EI):侧脑室额角在垂直于冠状面方向的最长径除以该层面颅骨中线直径。z-EI 为 EI 的补充指标,可协助诊断特发性正常压力脑积水。

3)脑/脑室比率(brain/ventricle ratio,BVR):平行于正中线的侧脑室最高点到脑实质边缘的距离与冠状面上侧脑室额角最大宽度的比值。同时测量 EI、z-EI、BVR 三种指标有助于特发性正常压力脑积水的诊断。《特发性正常压力脑积水临床管理中国指南(2022)》指出,当 EI<0.3 时,z-EI>0.42,BVR 值<1.0(anterior commissure 平面)和(或)1.5(posterior commissure 平面)有助于"可能的"特发性正常压力脑积水诊断。

4)蛛网膜下腔不成比例扩大(disproportionately enlarged subarachnoid space hydrocephalus,DESH):DESH 征是指侧裂池以上及大脑凸面中线两侧的蛛网膜下腔及脑沟变窄、致密,而侧裂以下、大脑凸面下部及腹侧的脑沟、脑池增宽,从而形成对比鲜明的大脑蛛网膜下腔不对称性增宽或变窄影像(见图 12-8)。DESH 征是特发性正常压力性脑积水的特异性影像学表现,具有高度的敏感性及特异性。该征象于 MRI、CT 均可显著呈现,可能是脑脊液吸收功能障碍的标志。

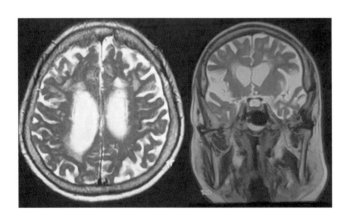

图 12-8　蛛网膜下腔不成比例扩大(DESH 征)

5)胼胝体角(callosal angle,CA):是双侧侧脑室内壁所成的夹角,于冠状位影像上测量。目前多认为 CA<90°为异常。

6)脑室周围白质改变:DTI 可显示脑室周围白质和深部白质传导束异常改变。

(2)脑脊液动力学检查

1)脑脊液释放试验:通过腰椎穿刺释放 30～50 mL 脑脊液,观察患者意识、步态、排尿等方面的变化,预测分流术的效果。放液后 8 小时和 24 小时分别评估一次患者的症状变化情况,若为阴性,应在 72 小时内复查。

2）持续腰大池放液试验：若无法排除血管性痴呆、帕金森病、阿尔茨海默病等疾病的可能，可行腰穿置管持续引流脑脊液。建议释放脑脊液量为 150～200 mL/d，连续引流 72 小时，观察患者临床症状改善情况。

3）评估结果判定：折返行走测试改善 10% 以上和（或）MMSE 评分增加 3 分以上为阳性。

4）脑脊液灌注试验：腰椎穿刺测颅内压后，连接三通阀门，在阀门两端分别连接注射器及连续压力描记器。以脑脊液正常分泌两倍的速度将生理盐水注入蛛网膜下腔，待压力描记器读数稳定后，记录并计算脑脊液吸收阻力。脑脊液吸收阻力＝（描记器测得数值－腰穿测得颅内压）/注射速率，单位为 mmHg/(mL·min)。脑脊液吸收阻力的测定可预测脑脊液分流手术的疗效，并为脑脊液分流术中分流阀门初始压力的设定提供一定参考。脑脊液吸收阻力越高，分流术效果越好。

（3）核医学检查：SPECT 能发现大脑半球各部位血流量的变化，并可能揭示代谢与脑积水症状的关系及分流手术效果。一些其他核医学技术，如多巴胺转运体闪烁术、氟脱氧葡萄糖-正电子发射断层扫描术，其有效性有待证实。

（二）治疗

1.脑积水的治疗原则

脑积水的治疗主要包括药物治疗和手术治疗两种。减少脑脊液生成手术和脑脊液分流手术是主要的外科治疗方法。对于轻型患者以及作为术前的临时准备，可采取药物治疗。对于梗阻性脑积水且有明确占位病因，手术切除占位以恢复脑积液循环系统通畅为首选方案。对于非占位因素引起的脑积水，应首先确定是交通性脑积水还是梗阻性脑积水。对于交通性脑积水，目前最常用的治疗方案是脑脊液分流手术。对于梗阻性脑积水，除了 2 岁以下儿童外，尤其是小于 6 个月的婴儿，可行神经内镜辅助下第三脑室底造瘘术。对于婴幼儿的复杂性脑积水，如脑室分隔、囊肿形成等，可应用导航系统和内镜进行脑室内分隔造瘘、导水管成形等，并结合第三脑室底造瘘术，而非脑脊液分流术。

2.手术治疗

（1）解除脑脊液循环受阻病因的手术：对于梗阻性脑积水且梗阻病因明确的，手术治疗解除病因为首选方案。对于颅内肿瘤占位效应导致的梗阻性脑积水，最重要的是切除颅内占位性病变。对于松果体区占位导致的梗阻性脑积水，若肿瘤学标志物强烈提示为生殖细胞瘤可能，可行第三脑室底造瘘或脑室-腹腔分流术，同时术中应用神经导航技术及脑室镜获取肿瘤组织送检病理，明确分期、分型后再行放射治疗，无须术中切除全部肿瘤。

（2）减少脑脊液分泌的手术：包括脉络丛切除术、神经内镜下脉络丛电灼术，现已很少应用。

（3）脑脊液分流手术：脑脊液分流手术是目前治疗脑积水应用最多的手术方式。最常用的是脑室-腹腔分流术（ventriculo-peritoneal shunt，VPS）、腰大池-腹腔分流术（lumbar-peritoneal shunt，LPS）和神经内镜下第三脑室底造瘘术（endoscopic third ventriculostomy，ETV）。脑室-心房分流术、脑室-矢状窦分流术、侧脑室-枕大池内分流术、脑室-颈静脉分流术、脑室-乳突造瘘术等既往也有应用,但因损伤较大、效果不确切或并发症较多等原因,现已很少使用。

1)VPS:该术式是目前国内外最常用的脑脊液分流手术。通过穿刺侧脑室额角或枕角,借助皮下隧道器械建立皮下隧道,经由颈部向胸壁及腹壁皮下延伸,在麦氏点处穿透腹壁,将导管置入腹腔,并牢固固定(见图12-9a)。该技术方案成熟、效果确切、易于掌握。常见的并发症包括脑内血肿、癫痫发作、硬膜下血肿、感染、分流过度、小脑扁桃体下疝、分流管堵塞等。

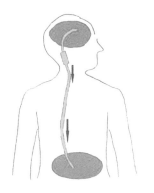 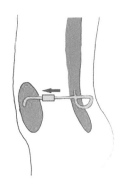

（a）脑室-腹腔分流术　　　　（b）腰大池-腹腔分流术

图12-9　脑室-腹腔分流术与腰大池-腹腔分流术示意图

2)LPS:该手术又称"脊髓蛛网膜下腔-腹腔分流术"。通过带有分流阀门的分流管,将脊髓蛛网膜下腔与腹腔连通,使脑脊液经脊髓蛛网膜下腔分流至腹腔(见图12-9b)。目前随着分流管材料的不断更新、多档位可调压分流阀门的使用,使该手术方式的临床应用案例不断增多。已有多项研究表明,LPS与VPS疗效相当且并发症更少。LPS相比VPS的优点在于无须对脑组织进行穿刺,降低了颅内并发症发生率,且操作更加简单、手术时间更短,更加安全、微创。但LPS亦有分流不足、分流过度、分流管堵塞、神经根性痛等并发症可能,且其疗效缺乏大型前瞻性研究。严重脊柱脊髓疾病、小脑扁桃体下疝畸形或腰骶部严重压疮患者慎行LPS。

3)神经内镜下第三脑室底造瘘术(ETV):该技术是在高清神经内镜直视辅助下,在第三脑室底处打造一直径约5 mm的瘘口,打通第三脑室底膜(Liliequist膜),使第三脑室与脚间池联通。其优点包括:手术简便,耗时短;无异物置入;造瘘口直径大,极少发生堵塞,疗效稳定;符合脑脊液生理循环特点;并发症发生率低。然而ETV术后仍可能因瘘口闭合、脑脊液吸收障碍等因素导致手术失败及并发症的发生。

3.药物治疗

目前尚无治疗脑积水的特效药物。药物治疗一般针对轻症患者,同时也可用于术前临时缓解症状。用药目的主要是减少脑脊液分泌和增加脑脊液吸收,可选用的药物包括神经保护剂、抗感染药物、抗氧化药物、利尿剂等。一般常用的药物有氢氯噻嗪、乙酰唑

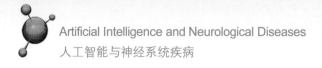

胺、氨苯蝶啶等,以乙酰唑胺抑制脑积液分泌作用最强。

（三）康复

1.认知功能康复

在整个治疗过程中认知功能的康复占据举足轻重的位置,应贯穿治疗全程。目前针对认知功能障碍的主要康复方法有作业疗法、计算机辅助和虚拟认知康复、电磁刺激疗法等。因患者的认知障碍表现复杂多样,应根据患者的具体情况制定个体化的方案,尽可能地利用周围有益的环境因素给予患者良性刺激,促成良性循环,促进其认知功能的改善。

2.膀胱功能康复

膀胱功能的康复目标是使膀胱具有适当的排空能力及控制能力,在保证排尿功能的同时防止尿路感染。康复方法主要包括间歇性导尿、手法辅助排尿、药物治疗、膀胱电刺激术等。患者应定期复查尿常规及尿培养,必要时进行膀胱冲洗、耻骨上膀胱造瘘等。

3.肢体运动功能康复

患者术后应早期进行肢体功能主动及被动训练。肢体运动功能康复的目标是纠正异常运动并改善运动控制能力,促进精细运动,提高运动速度,逐渐恢复对日常生活技能的掌握,从而提高生活质量。在进行运动功能训练的同时,可结合神经肌肉促进技术,进一步提高肢体运动协调能力及实用步行能力。

三、医工交叉应用的进展与展望

脑脊液分流手术至今仍是治疗各种类型脑积水的主流手术方式。其中脑室-腹腔分流术占据主导地位,腰大池-腹腔分流术因其在国外日渐盛行,以及相对于脑室-腹腔分流术更加明显的优势,越发受到国内神经外科医生的关注。然而,无论是脑室-腹腔分流术还是腰大池-腹腔分流术,其原理皆为借助分流系统将脑室系统内过多的脑脊液经管道分流至腹腔内。因此,分流系统在脑脊液分流手术中占据着举足轻重的地位。

分流系统主要由分流阀门、储液囊、分流管三部分组成。分流阀门是用于分流脑脊液的植入设备。储液囊是与阀门连接配合引流脑脊液并储存脑脊液的装置,术后可通过穿刺储液囊抽取脑脊液或注射其他液体,同时也可检测整个分流系统的通畅度。分流管是引流脑脊液的管道。分流系统植入成功后,脑室系统内的脑脊液在压力差的驱动下被引入分流系统内,流经分流阀门及储液囊进入腹腔,被吸收能力强的腹膜二次吸收。整个分流系统的阻力主要由分流管和分流阀门产生(见图 12-10),每 1 cm 分流管可产生 1 mmH_2O 的阻力。可调压分流阀门通过体外磁场来改变其内部弹簧装置的张力,进而使自身阻力发生改变,最终改变整个分流系统的阻力。部分可调压分流阀门还会搭配重力型抗虹吸阀门,能够在人体处于直立位时额外提供 $200\sim350$ mmH_2O 的阻力,而在水平位时不提供阻力,由此抵抗体位改变时因重力产生的虹吸效应,防止脑脊液过度分流的发生(见图 12-11)。

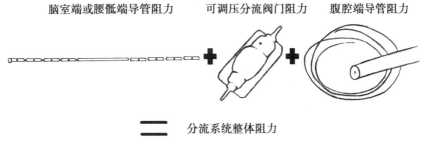

脑室端或腰骶端导管阻力　　可调压分流阀门阻力　　腹腔端导管阻力

分流系统整体阻力

图 12-10　系统阻力计算

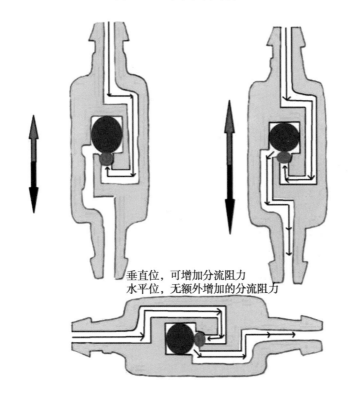

垂直位，可增加分流阻力
水平位，无额外增加的分流阻力

图 12-11　重力型抗虹吸阀门及其工作原理

　　最早应用的分流管材料多为聚乙烯橡胶管，这种材料组织相容性差且易折断、堵塞，导致分流术后并发症较多，包括过度引流、低颅压综合征、分流管断裂、分流管折叠、蛛网膜炎、感染等。进入 20 世纪 70 年代，随着工业技术的逐渐成熟和材料科学的发展，硅胶材料分流管逐渐开始投入应用，目前使用的脑脊液分流管多由钡浸渍硅胶或表面具有水凝胶的钡浸渍硅胶以及聚丙烯制成，也有一些分流管使用钛金属及合成硅树脂制成（见图 12-12）。这些分流管材料具有更好的组织相容性、长期的稳定性及良好的抗磁性，能够降低蛛网膜炎、阻塞、感染等术后并发症发生的可能。

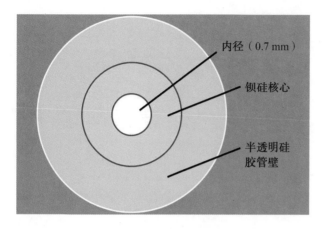

内径（0.7 mm）

钡硅核心

半透明硅胶管壁

图 12-12　分流管材料

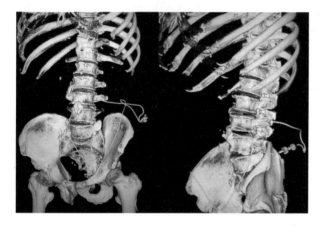

图 12-13　术后三维重建

早期使用的分流阀门多为单向固定压力分流阀门，分流阀门按照预先设置好的压力置入患者皮下后将无法再行压力调节。而分流术后患者颅内压多呈动态变化，分流阀门的压力亦需动态调整，否则有脑脊液过度引流、反流的风险。因此多数患者需承受二次或多次调压手术，增加痛苦。目前所使用的分流阀门已更新为多档位可调压分流阀门，同时具备抗虹吸、抗强磁能力。根据能够提供的阻力上限分为标准、低压、高压和超高压阀门（见表12-1）。当可调压阀门置入后，应用磁力调压工具可实现体外无创压力调节。多档位压力能够更好地适应不同患者术后脑脊液压力变化，避免患者二次调压手术的痛苦，最大限度地防止过度引流等并发症的发生。若术后怀疑存在分流系统梗阻，还可借助 CT 进行三维重建（见图 12-13），排查有无分流管堵塞、缠结等。

表 12-1　多档位可调压阀门种类　　　　　　　　　　　　　单位：mmH$_2$O

分类	位置				
	No.1	No.2	No.3	No.4	No.5
标准阀门	30	70	110	150	200
低压阀门	10	40	80	110	140
高压阀门	50	100	150	220	300
超高压阀门	80	150	230	330	400

参考文献

[1]王忠诚.王忠诚神经外科学[M].2版.武汉:湖北科学技术出版社,2015.

[2]赵继宗.神经外科学[M].4版.北京:人民卫生出版社,2019.

[3]中华医学会神经外科学分会,中华医学会神经病学分会,中国神经外科重症管理协作组.中国特发性正常压力脑积水诊治专家共识(2016)[J].中华医学杂志,2016,96(21):1635-1638.

[4]郭洪渠,沈红.特发性正常压力脑积水的临床治疗进展[J].中国临床神经外科杂志,2020,25(5):75-77.

[5]中国微循环学会神经变性病专业委员会脑积水学组,中华医学会老年医学分会,北京神经变性病学会.特发性正常压力脑积水临床管理中国指南(2022)[J].中华老年医学杂志,2022,41(2):123-134.

[6]LIU J T,SU P H. The efficacy and limitation of lumboperitoneal shunt in normal pressure hydrocephalus [J]. Clin Neurol Neurosurg,2020,193:105748.

[7]HUA R,LIU C,LIU X,et al. Predictive value of cerebrospinal fluid biomarkers for tap test responsiveness in patients with suspected idiopathic normal pressure hydrocephalus [J]. Front Aging Neurosci, 2021, 13:665878.

[8]XIE D,CHEN H,GUO X, et al. Comparative study of lumboperitoneal shunt and ventriculoperitoneal shunt in the treatment of idiopathic normal pressure hydrocephalus [J]. Am J Transl Res,2021,13(10):11917-11924.

[9]NAKAJIMA M,MIYAJIMA M,AKIBA C,et al. Lumboperitoneal shunts for the treatment of idiopathic normal pressure hydrocephalus:A comparison of small-lumen abdominal catheters to gravitational add-on valves in a single center [J]. Oper Neurosurg (Hagerstown),2018,15(6):634-642.

[10]LILJA-LUND O,KOCKUM K,HELLSTRÖM P,et al. Wide temporal horns are associated with cognitive dysfunction, as well as impaired gait and incontinence [J]. Sci Rep,2020,10(1):18203.

[11]ANDERSSON J,ROSELL M,KOCKUM K,et al. Prevalence of idiopathic normal pressure hydrocephalus:A prospective, population-based study [J]. PLoS One,2019,14(5):e0217705.

[12]JARAJ D,RABIEI K,MARLOW T, et al. Prevalence of idiopathic normal-pressure hydrocephalus [J]. Neurology, 2014, 82(16):1449-1454.

[13]ELKE H ,ALINA J ,JULIA M ,et al. Diffusion tensor imaging in patients with adult chronic idiopathic hydrocephalus [J]. Neurosurgery,2010(5):917-924.

第十三章 原发性三叉神经痛的个体化综合治疗

学习目的

1.了解原发性三叉神经痛的定义、病理生理、病因及发病机制。

2.熟悉原发性三叉神经痛的临床表现和诊断方法。

3.熟悉原发性三叉神经痛个体化综合治疗的医工结合现状及进展。

4.了解射频热凝术和经皮穿刺三叉神经半月节球囊压迫术的治疗原理。

案例

患者,男,65 岁,既往体健。约 7 年前无明显原因及诱因出现右侧面部发作性电击样疼痛,以面颊部为著,持续数秒至数分钟后可自行缓解,洗脸、刷牙、咀嚼等动作可诱发疼痛,无头晕、恶心、呕吐等其他不适。患者到当地医院就诊,诊断为右侧三叉神经痛,给予口服卡马西平治疗,初期治疗效果尚可。近半年来患者自感疼痛较之前明显加重,口服药物效果欠佳,为求进一步诊疗,来我院就诊,门诊以"右侧三叉神经痛"收住入院,拟行手术治疗。患者自发病以来饮食、睡眠差,大小便未见异常,体重无明显下降。

体格检查:神志清,精神可,右面颊查及疼痛扳机点,其余神经系统查体无异常。

辅助检查:三叉神经磁共振平扫+增强检查(见图 13-1)示双侧三叉神经脑池段形态及信号未见异常,双侧三叉神经上缘见流空血管,3D-TOF 呈高信号,CE-3D-SPGR 提示上述血管明显强化;另见左侧三叉神经与一条 3D-TOF 等信号血管关系密切。轴位 T2WI 示脑内多发高信号。检查结论:右侧三叉神经与右侧小脑上动脉关系密切,左侧三叉神经与左侧小脑上动脉及小静脉关系密切,其意义请结合临床。脑内多发缺血变性灶可能,脑萎缩,请结合临床及其他相关检查。

临床诊断:①右侧原发性三叉神经痛(第 2 支)。②脑内多发缺血变性灶,脑萎缩。

诊疗计划:结合患者现病史、体格检查及三叉神经磁共振增强检查结果,临床诊断为右侧原发性三叉神经痛(第 2 支)。患者入院后积极完善心、肺等各项相关检查,排除手术相关禁忌证,结合患者年龄、身体条件、病情、手术疗效等诸多因素,与患者及家属充分交流沟通后,决定在全身麻醉下行右侧乙状窦后入路三叉神经显微血管减压术。

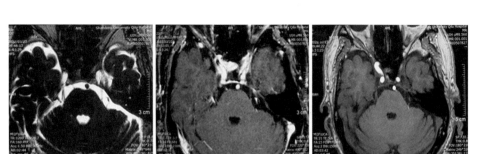

A：三维稳态采集快速成像扫描序列（three-dimensional fast imaging employing steady-state acquisition，3D-FIESTA）；B：对比剂增强序列（CE-3D-SPGR）；C：三维时间飞跃序列（three-dimensional time of flight，3D-TOF）

图 13-1 患者三叉神经磁共振平扫＋增强影像

手术过程：患者全麻成功后，取左侧卧位，标记右耳乙状窦后长约 4.5 cm 直切口。常规术区消毒、铺无菌巾、局麻，依次切开皮肤、皮下及肌肉各层，自骨膜下剥离，牵开器撑开，磨钻、铣刀成型骨瓣，大小约 1.5 cm×1.5 cm，骨蜡封闭骨窗边缘，瓣形剪开硬脑膜。显微镜下牵开右小脑半球，缓慢释放小脑延髓外侧池脑脊液，脑压下降理想后，剪开蛛网膜，探查三叉神经脑池段全程，见小脑上动脉自头侧压迫三叉神经。将小脑上动脉与三叉神经分离后放置神经垫棉，见三叉神经减压良好（见图 13-2）。查无活动性出血，严密缝合硬脑膜，骨瓣复位并用吸收钉、板固定，依次缝合肌肉、头皮各层。手术经过顺利，术后患者清醒，拔除气管插管后安返病房。

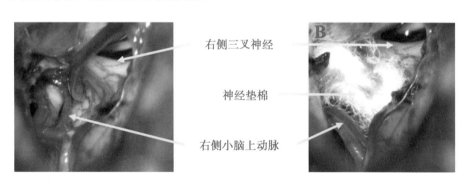

右侧三叉神经

神经垫棉

右侧小脑上动脉

图 13-2 术中所见：右侧三叉神经及责任血管（右侧小脑上动脉）

术后患者右侧面部发作性电击样疼痛即刻消失，右面部无麻木不适、无面瘫、无咀嚼无力，右耳无听力障碍，无声音嘶哑、吞咽困难，无复视、眩晕和共济失调，无发热、感染等手术并发症，手术切口愈合良好，术后 5 天顺利康复出院。

医工结合点：三叉神经痛被认为是"折磨人类最残酷的疼痛"，有人称之为"天下第一痛"。然而到目前为止，原发性三叉神经痛的病因及发病机制仍不清楚，长期患病可对人的生理、心理及精神状态产生巨大的影响。目前的观点一致认为，原发性三叉神经痛可采用药物、显微血管减压、射频热凝、半月节球囊压迫和立体定向放射等个体化、综合治

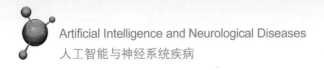

疗,使患者摆脱病痛,恢复正常的学习、工作和生活。

思考题

除了案例所述内容,通过医工结合,还有哪些方法可应用于原发性三叉神经痛的诊断和治疗,从而提高诊疗效果,使人们彻底战胜这一顽固性疾病?

案例解析

一、疾病概述

(一)定义和病理生理

原发性三叉神经痛(trigeminal neuralgia,TN),指局限在三叉神经支配区(见图 13-3)内的一种反复发作的短暂性阵发性剧痛。1756 年,法国的尼古拉斯·安德里(Nicolas Andri)首先将三叉神经痛列为一个单独的疾病,他也是第一个全面描述三叉神经痛临床表现及治疗的人。

最常见的假说认为,从有髓鞘的粗大 A 纤维到少髓鞘的 Aδ 和无髓鞘的 C 纤维的假突触传递导致了阵发性面部疼痛,这种脱髓鞘作用是由于神经根进入区有动脉或静脉压迫三叉神经所致。

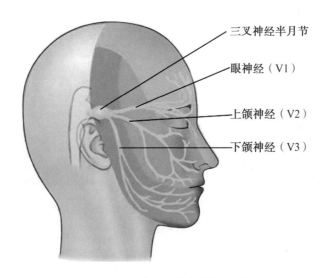

图 13-3 三叉神经及皮支分布区图解

(二)发病率

原发性三叉神经痛的发病率为 182.8 人/10 万,年发病率为 3 人/10 万～5 人/10 万。以女性多见,男女比例为 1:1.4,从青年至老年人均可发病,但多发生于中老年人,70%～80%病例发生在 40 岁以上,高峰年龄为 48～59 岁。世界卫生组织(WHO)最新调查数据显示,原发性三叉神经痛患者正趋向年轻化,人群患病率不断上升。原发性三叉神经痛多为单侧发病,右侧多于左侧。以三叉神经第二、三支分布区域多见,单纯第一支较少发病。

(三)病因及发病机制

原发性三叉神经痛的病因及发病机制尚不清楚,多数学者认为病变存在于三叉神经半月节及其感觉神经根内,可能与血管压迫、岩骨部位的骨质畸形、多发性硬化等因素导致对三叉神经的机械性压迫、牵拉及营养代谢障碍有关。近年来随着研究技术和方法的不断进步,研究人员发现机体免疫和生化因素也与三叉神经痛的病因和发病机制密切相关。

(四)临床表现

1.一般症状

本病表现为三叉神经分布区域内的反复发作的短暂性剧烈疼痛,可呈电击样、刀割样、撕裂样、针刺样或烧灼样剧痛,突发突止。每次疼痛持续数秒至数分钟,间歇期疼痛消失。疼痛可由说话、咀嚼、进食、饮水、风吹、寒冷、打哈欠、刷牙和洗脸等面部随意运动或触摸面部某一区域(如上下唇、鼻翼、鼻唇沟、颊部、口角、牙龈、眉毛、胡须等处)而诱发,这些敏感区称为"扳机点"或"触发点"。部分患者可有无痛缓解期,时间数天至数月甚至数年不等。

2.局灶性症状

少数患者表现为舌体一侧或舌缘疼痛,极少数患者仅有三叉神经分布区域麻木症状,而无疼痛发作,相应区域皮肤粗糙、着色。有些患者疼痛发作严重时可伴有患侧面部潮红、流泪、流涎、流涕,部分患者伴有面部抽搐,又称"痛性抽搐"。

3.心理、行为及精神症状

三叉神经痛被认为是"折磨人类最残酷的疼痛",有人称其为"天下第一痛"。因轻微刺激即可引发剧烈疼痛,患者为避免疼痛发作,常不敢洗脸、刷牙、漱口,畏惧吃饭、说话。长期患病可致营养不良,面容污秽、皮肤粗糙着色,对患者的精神和心理状态产生巨大影响。有些患者心情焦虑,烦躁易怒,有些患者精神活动处于抑制状态,情绪低落,悲观失望。长时间的抑郁使患者表情淡漠,对外界变化反应迟钝。

二、疾病的诊断、治疗、康复及预防

(一)诊断

原发性三叉神经痛的诊断主要依靠临床症状和相关辅助检查。

1.临床症状

本病主要表现为三叉神经分布区内反复发作的阵发性剧烈疼痛。疼痛大多为单侧,偶见双侧先后发病者。患者表现为撕裂样、电击样、针刺样、刀割样或烧灼样剧痛,可伴有患侧流泪、流涕、流涎或面部抽搐。本病存在触发点或扳机点,多位于上下唇、鼻翼、鼻唇沟、牙龈、颊部、口角等处,可由咀嚼、进食、饮水、吹风、寒冷、刷牙、洗脸、说话等动作诱发。部分患者可有无痛间歇期,无痛间歇期为数天至数月,甚至数年不等。

2.辅助检查

影像学检查对于排除继发性病变、手术患者的筛选、术中责任血管的识别以及对手术难度的预估都有重要意义(见图13-4)。

(1)CT:术前颅脑薄层CT扫描的意义在于鉴别肿瘤、明显的血管疾病、发现粗大的责任动脉、颅底骨质畸形,但无法显示颅神经及其周围的细小血管。

(2)三维时间飞跃法磁共振血管成像(three-dimensional time of flight MR angiography,3D-TOF MRA)及三维稳态采集快速成像扫描序列(Three-dimensional fast imaging employing steady-state acquisition,3D-FIESTA):

高场强常规序列MRI扫描能显示后颅窝脑实质、颅神经和血管,在发现桥小脑角区肿瘤或血管性疾病方面优于CT,但较难清晰显示细小的血管,以及三叉神经与邻近血管的关系。随着MRI检查技术的不断发展,尤其是3D-TOF MRA和3D-FIESTA等新技术的应用,不仅能发现压迫三叉神经的肿瘤,而且能发现压迫三叉神经的血管及血管性病变,能够清晰显示三叉神经与邻近肿瘤性病变和血管性病变之间的关系,克服了CT和常规MRI的缺陷,对明确诊断和指导三叉神经痛的治疗具有重要意义。

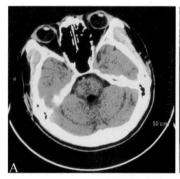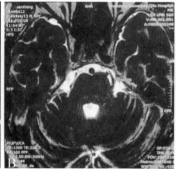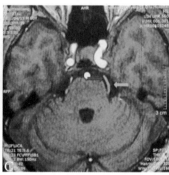

A:后颅窝薄层CT;B:三维稳态采集快速成像扫描序列(3D-FIESTA);

C:三维时间飞跃法磁共振血管成像(3D-TOF MRA)

图13-4 颅脑计算机断层扫描(CT)和三叉神经磁共振(MRI影像)(↑左侧三叉神经,↑左侧小脑上动脉)

(二)治疗

目前的观点一致认为,原发性三叉神经痛可采用药物治疗、显微血管减压术、射频热凝术、半月节球囊压迫术和立体定向放射治疗等个体化综合治疗。

1.药物治疗

对原发性三叉神经痛的疗效确切,尤其适合于治疗初发的原发性三叉神经痛患者。一线治疗药物包括卡马西平(200~1200 mg/d)和奥卡西平(600~1800 mg/d),此类药物最初用于治疗癫痫,后应用于原发性三叉神经痛的治疗。虽然卡马西平的疗效优于奥卡西平,但后者不良反应更小。常见的不良反应包括:

(1)神经系统损害:眩晕、嗜睡、共济失调、视力模糊、反应迟钝、意识模糊、抑郁、幻觉等。

(2)造血系统损害:白细胞减少、粒细胞缺乏、血小板减少、再生障碍性贫血等。

（3）胃肠道症状：口干、胃部饱胀、恶心、呕吐、食欲减退、腹泻、便秘等。

（4）肝肾损害：急性胆管炎、药物性肝炎、血尿、蛋白尿、高血压等。

（5）皮肤损害（变态反应）：瘙痒、荨麻疹、皮疹、斯-约综合征（Stevens-Johnson syndrome）或中毒性表皮坏死溶解症。

（6）其他：水潴留和低钠血症（或水中毒）。

多数患者在减量或停药后症状可消失或减轻。

二线治疗药物包括普瑞巴林、加巴喷丁、拉莫三嗪、匹莫齐特等，可考虑用于辅助治疗原发性三叉神经痛。中药治疗三叉神经痛是在中医辨证的基础上处方用药，常用的中成药有七叶莲、野木瓜、元胡止痛片、天麻丸、龙胆泻肝丸、牛黄上清丸、芍菊上清丸、毛冬青（毛披树）、颅痛宁等。

2. 显微血管减压术（microvascular decompression，MVD）

20 世纪 60 年代，加德纳（Gardner）提出血管对三叉神经的压迫是引起疼痛的原因之一，并采用血管减压的方法治疗三叉神经痛。1966 年，詹内塔（Jannetta）进一步发展了三叉神经显微血管减压术。目前，MVD 是治疗原发性三叉神经痛的首选外科治疗方法，术中将压迫三叉神经的责任血管分离推开后，在三叉神经与责任血管之间置入医用垫棉，以防止血管复位重新对三叉神经造成压迫。压迫三叉神经的常见责任血管依次为小脑上动脉及其分支、小脑前下动脉及其分支、岩上静脉属支、椎-基底动脉。MVD 是目前原发性三叉神经痛各种治疗措施中疗效最好和缓解疼痛持续时间最长的治疗方法，术后疼痛完全缓解率大于 90%，术后 1、3 和 5 年的疼痛完全缓解率为 80%、75% 和 73%。

3. 射频热凝术（percutaneous radiofrequency thermocoagulation，PRT）

1931 年，克尔施纳（Kirschner）率先介绍了半月神经节电凝术治疗三叉神经痛。1974 年，斯威特（Sweet）和威伯斯克（Wepsic）对射频热凝术的设备和技术进行了一系列改进，使射频热凝术治疗三叉神经痛被世界各地医师所广泛采用（见图 13-5）。三叉神经纤维的粗细与其传导速度密切相关。感觉神经纤维分为有髓鞘的 A 纤维和无髓鞘的 C 纤维两

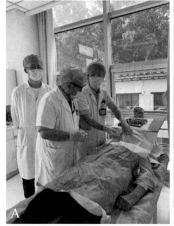
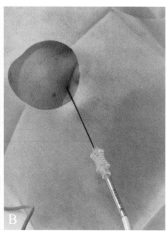

图 13-5　经皮穿刺三叉神经射频热凝术

种。A 纤维按粗细又分为 α、β、γ 和 δ 四种，它们的传导速度、刺激阈值等各不相同。一般认为传导痛觉的是直径较小的 Aδ 和 C 类纤维，传导触觉、温度觉的是直径较大的 Aα 和 Aβ 纤维。目前证实，Aδ 和 C 类纤维对射频电流和热的刺激比 Aα 和 Aβ 纤维敏感。在

射频电流的作用下,传导痛觉的 Aδ 和 C 类纤维一般在 70~75 ℃发生变性,停止传导痛觉冲动,而较粗的有髓纤维(Aα 和 Aβ)在这一温度下不会被破坏。因此,利用射频和逐渐加热的方法,可选择性破坏感觉神经的痛觉传导纤维而相对保留触觉传导纤维,达到既可解除疼痛,又可部分或全部保留触觉的目的。射频热凝术治疗原发性三叉神经痛的疼痛即刻缓解率为 91%~95%,由于电极针不能穿刺到位,或反复穿刺致使患者不耐受,或由于其他原因迫使手术终止者约为 5%,少有严重并发症发生。文献报道射频热凝术的疼痛复发率为 18%~28%,平均 25%,大部分病例在术后 1~2 年复发。

4.经皮半月节球囊压迫术(percutaneous balloon compression,PBC)

1978 年,马伦(Mullan)和利希特尔(Lichtor)改良了谢尔登(Shelden)等人发明的开颅压迫三叉神经半月节的方法,发明了经皮穿刺卵圆孔,球囊导管置入麦克氏(Meckel's)腔压迫三叉神经半月节治疗三叉神经痛的技术(见图 13-6)。该技术适用于经其他治疗方法无效或不能耐受药物治疗不良反应的原发性或继发性三叉神经痛。研究表明,PBC消除三叉神经痛的原理是损伤有髓鞘神经纤维,而该纤维正是引发三叉神经痛的触发器。PBC 不破坏人体生理结构,比外科手术或其他破坏神经根的治疗手段更有临床应用价值,是治疗三叉神经痛有效且方法简捷的措施,具有良好的应用前景。国外报道 PBC比射频热凝术疗效更高且并发症更少。多中心研究显示 PBC 术后疼痛即刻缓解率约为97.2%,2 年疼痛复发率约为 10.2%,5 年疼痛复发率约为 19.2%,10 年疼痛复发率约为28.5%,疼痛复发大多发生在术后第 2~3 年。

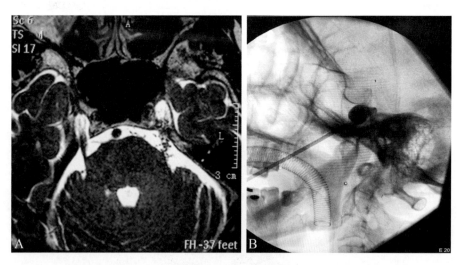

A:畸形血管团压迫左侧三叉神经所致三叉神经痛,无法行开颅显微血管减压术;
B:根据具体病因,选择行经皮穿刺三叉神经半月节球囊压迫术。

图 13-6　经皮穿刺三叉神经半月节球囊压迫术

5.立体定向放射(伽马刀,γ 刀)

1949 年,瑞典拉尔斯·雷克塞尔(Lars Leksell)教授首先提出放射神经外科的理论。1953 年,他采用立体定向 X 线束治疗原发性三叉神经痛获得成功。伽马刀是根据立体几何定向原理,使用钴-60产生的γ射线对颅内特定部位选择性进行聚焦照射,使之产生局灶性坏死或功能改变以治疗疾病的一种方法,现已成为立体定向放射神经外科的一种主要治疗手段。放射线可在局部聚焦,而对周围组织几乎没有影响。伽马刀治疗三叉神经痛开始于20世纪90年代,最早用于照射部位是三叉神经半月节池,后续研究发现,以三叉神经出入脑干的部位作为照射治疗靶点,有效率较照射三叉神经半月节池明显提高。伽马刀治疗可使三叉神经感觉根变性,痛觉传入受阻而达到止痛的目的。伽马刀治疗后,疼痛一般在1～2个月开始逐步减轻直至消失。合适的照射部位和放射剂量是影响治疗结果的关键。研究显示,照射三叉神经脑桥入口处的有效率在85％以上,照射三叉神经半月节的有效率在65％左右。双靶点治疗比单靶点治疗可提高有效率,降低复发率。

(三)康复

部分三叉神经痛患者手术治疗后,患侧可能出现面部感觉减退、角膜反射减退、咀嚼无力、舌体麻木、面部带状疱疹、复视、眩晕和共济失调、周围性面瘫、听力障碍、低颅压综合征等并发症。应根据患者具体情况给予积极对症治疗,给予解痉、扩血管、抗病毒、激素、营养神经等药物治疗,注意眼角膜及口腔的护理,加强咀嚼肌功能锻炼,做好心理护理,条件允许时可行针灸、理疗、康复等配合治疗,以促进神经功能的尽快恢复。

(四)预防

原发性三叉神经痛的发病原因目前尚不明确,因此没有确切有效的预防措施。日常生活中应保持心情舒畅,切忌冲动、生气、郁郁寡欢。高血压患者应注意控制血压平稳。生活、饮食要有规律,保证足够的睡眠和休息,避免过度劳累。适当参加体育运动,锻炼身体,增强体质。寒冷天应注意保暖,避免冷风直接刺激面部。加强营养,饮食宜选择质软、易嚼食物,切不可多食油炸食物、刺激性食物等。

三、医工交叉应用的进展与展望

进入21世纪以来,随着脑与类脑科学的快速发展,原发性三叉神经痛的临床诊断与个体化综合治疗也取得了长足进步。

(一)诊断

1.三叉神经反射电生理学检测

脑干三叉神经诱发电位(brainstem trigeminal nerve evoked potential,BTEP)是一种客观评价三叉神经传导通路的电生理技术,是目前监测三叉神经功能的主要方法,其不受全身麻醉、肌松药物和患者意识的影响。原发性三叉神经痛患者BTEP主要表现为W2、W3波潜伏期延长,波幅降低或波形分化差。三叉神经体感诱发电位(trigeminal somatosensory evoked potential,TSEP)是另一种常用于三叉神经痛患者的临床评估筛查技术,患者通常在疼痛侧有不同程度的异常电位活动。

2.磁共振三维重建及3D打印技术

由于原发性三叉神经痛责任血管的类型、数量及其所压迫的三叉神经部位不同,都会对手术者判断责任血管造成困难,并影响MVD手术疗效。3D打印技术可根据患者疾病的自身特点和手术者的要求,精准并快速地打印出三叉神经局部病灶模型,术前即可明确责任血管与三叉神经的解剖关系,真正实现了个体化的精准治疗。术前患者均行3D-TOF MRA 及 3D-FIESTA 对脑血管情况进行检查,然后运用影像软件对患者影像资料进行三维重建,设计并制作出带有病灶位置标记的个体化 3D 打印导板,用于指导MVD 手术治疗。该技术可有效地进行术前责任血管定位,提高手术准确性,减少术后并发症的发生。3D 打印技术是当今最热门的生物医学研究方向之一,通过事先设计好的3D 数字模型,利用某些可黏合材料,如金属粉末、塑料等,打印出人们所需要的实物,具有"精准、快捷、个性化"等优点,逐渐被广泛应用于医用模型教学、手术辅助器械、人工骨骼和支架等医学领域。

(二)治疗

1.术中颅神经电生理监测

三叉神经入脑干区(root entry zone,REZ)完全减压后,三叉神经传导功能即刻或延迟改善,术后三叉神经痛症状可缓解。手术过程中通过 BTEP 的变化来判断责任血管的完全减压具有重要意义,这也是提高手术成功率的关键。在术中及术后 7 天内常规进行TSEP 监测,若 7 天内该电位消失,患者有较大可能获得良好的手术效果。研究表明,术中或术后 TSEP 消失与患者疼痛症状的消失存在显著的相关性。脑干听觉诱发电位(brainstem auditory evoked potential,BAEP)是目前应用最广泛的功能保护性神经电生理监测。MVD 术中对听神经不适当的牵拉、吸引及双极电凝灼伤,极易损伤听神经,导致术后听力下降或听力丧失。因此,术中监测 BAEP,并在发生预警时及时调整或暂停不当操作,可有效减少不可逆的听神经损伤,减少术后并发症。

2.血管减压植入物更新升级

MVD 手术减压植入物应该具备稳定的生物学特性和良好的组织相容性,植入颅内不会导致严重的排异反应,很少导致无菌性脑膜炎,很少诱发组织粘连和肉芽肿形成,不会随时间的推移而吸收变形。曾经用于 MVD 手术的减压植入物包括自体肌肉块、明胶海绵、硅胶海绵、聚乙烯醇(Ivalon)海绵、特氟龙(Teflon)棉、涤纶修补材料等。其中自体肌肉块、明胶海绵因易被吸引致术后复发而早已不用。硅胶海绵和 Ivalon 海绵因塑形困难,也少有应用。Teflon 棉的化学成分为聚四氟乙烯,用于植入垫开物时间较长,因其安全性和有效性而应用广泛。但也有报道指出,少数三叉神经痛患者 MVD 术后发生了与Teflon 棉有关的颅内肉芽肿,故建议寻找新的植入垫开物材料。近年来,国内人体植入物的管理日趋严格规范,因 Teflon 棉之前在我国没有注册和准入,故无法应用到 MVD手术中,直到 2019 年下半年,国家药品监督管理局审批通过了我国首个 Teflon 材质的神经血管减压垫片。2019 年之前,国内与 Teflon 棉材质相仿的允许用于人体手术并永久性植入的医用垫棉只有涤纶修补材料,其化学成分是聚对苯二甲酸乙二醇酯(聚酯纤维),在理化性质方面与 Teflon 棉相似。因植入体内后不被降解和吸收,与人体发生免疫反应的概率低,在临床上早已被广泛应用于房间隔缺损、室间隔缺损及疝气修补术。目前,国内开展 MVD 手术的神经外科中心采用的减压植入物绝大多数仍为国产涤纶修补材料,经过多年临床实践,其用于 MVD 手术的安全性、有效性以及长期随访疗效满意。

3.虚拟现实技术（virtual reality，VR）和计算机辅助设计技术（computer-assisted design，CAD）

虚拟现实技术是 20 世纪发展起来的一项全新的实用技术，即利用现实生活中的数据，通过计算机技术将其与各种输出设备结合，使其转化为能够让人们感受到的现象，这些现象可以是现实中真实的物体，也可以是我们肉眼所看不到的物质。

在经皮穿刺三叉神经半月节射频热凝术（PRT）和球囊压迫术（PBC）中，能否准确地穿刺到达颅底卵圆孔、顺利进入三叉神经半月节是手术成功的首要环节。即便是经验丰富的手术者，在"C"形臂 X 射线引导下徒手操作仍有一定的穿刺失败率，即使穿刺成功也经常需要进行针道的调整。穿刺针反复的试探与调整，大大增加了误穿破裂孔、眶下裂等颅底孔道以及穿破动静脉造成颅内血肿的风险。术前、术中结合患者颅脑 CT、MRI 等影像资料，利用 CAD 技术和 VR 技术重建颅脑三维影像，进行卵圆孔穿刺路径规划，通过对空间结构的辨识，实时调整经皮穿刺点和穿刺路径，不仅能有效规避穿刺路径被遮挡的风险，还可减小穿刺路径与卵圆孔开口方向的夹角，从而获得更大的可穿刺卵圆孔面积，提高了穿刺成功率，缩短了穿刺时间，减少了患者受到的辐射剂量及穿刺损伤（见图 13-7）。

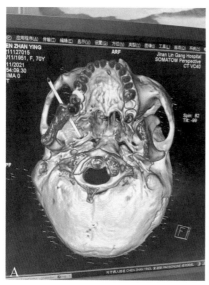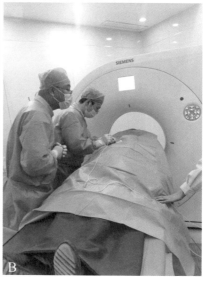

图 13-7　CAD 及 VR 技术引导下，经皮穿刺三叉神经半月节射频热凝术

4.术中神经导航定位和机器人辅助立体定向技术

神经导航技术（neuro-navigation）是将术前 CT、MRI 等影像数据融合后建立图像引导空间（见图 13-8A），借助光学或磁学跟踪仪，实时跟踪显示手术器械相对于颅脑组织和病变的位置关系，从而指导神经外科医生进行手术操作。神经导航技术实现了实时准确定位和最佳入路选择，对减少反复穿刺、提高穿刺成功率、降低手术风险和并发症具有重要的临床价值（见图13-8B）。

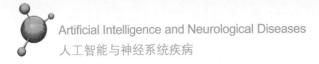
机器人辅助立体定向技术相较单纯神经导航引导下手术具有以下特点:机器人拥有刚性框架,机械臂完全参照术前规划轨迹运行,不易偏离轨迹,这是精准手术操作最可靠的保障;穿刺针的进针深度受到机械臂的严格限制,随着穿刺套针的逐渐深入,其尾端最终会被机械臂适配器阻挡;术中X线透视次数减少,患者的辐射暴露程度降至最低(见图13-8C)。但机器人辅助立体定向技术尚存在需要完善和探索的问题。首先,术前患者头皮需贴附定位标记点或安置头钉,术中需患者稳定的头位,这样才能确保精确的手术规划和导航注册,因此头架固定头位是必要步骤,这会给患者带来额外损伤,降低患者术后舒适度。其次,该技术术前准备步骤繁琐,影像学资料获取、融合,手术规划、注册,机械臂调整等过程均会延长手术时间,其技术细节和操作流程有待进一步调整和优化。

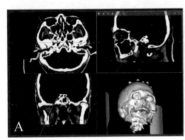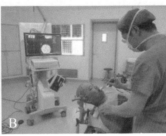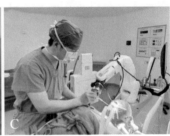

A:患者术前影像数据融合重建;B:神经导航引导下经皮穿刺三叉神经半月节球囊压迫术;
C:机器人辅助立体定向经皮穿刺三叉神经半月节球囊压迫术

图13-8　机器人辅助定向技术

5.PBC术中球囊压力监测

三叉神经半月节PBC手术是一种在球囊压力作用下机械性毁损三叉神经半月节的手术方法,其疗效与球囊的位置、形态、压力和压迫时间等密切相关。当球囊位于麦克氏

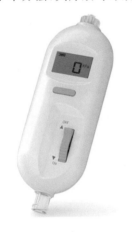

图13-9　球囊扩张压力泵

(Meckel's)腔内时,三叉神经半月节的毁损程度与术中球囊压力及压迫时间有关。如果球囊压力过大、压迫时间过长,三叉神经半月节毁损严重,术后患者会出现患侧面部严重麻木,部分患者甚至会出现患侧咀嚼无力等并发症。如果球囊压力过小、压迫时间过短,术后患者会出现疼痛不缓解或短期内复发,影响患者近期及远期效果。经验丰富的手术者根据患者术中影像及球囊形状判断充盈压力,可比较精准地毁损三叉神经痛半月节,达到较好的治疗效果,但术中球囊充盈时的压力缺乏明确的量化指标,对于初学者很难快速掌握,导致患者术后疗效不佳及并发症增加。无菌一次性球囊扩张压力泵(见图13-9)的研发很好地解决了这一问题。手术时,在球囊充盈和排空过程中,通过传感芯片感应显示球囊的压力范围,便于观察和控制有效的球囊压力。目前,PBC术中球囊压力监测是手术者的重要参考依据,控制合理的球囊压力范围能够提高手术疗效、减少手术并发症,更利于手术的可重复性和可学习性,特别有助于初学者掌握该手术方式。

参考文献

[1]中华医学会神经外科学分会功能神经外科学组,中国医师协会神经外科医师分会功能神经外科专家委员会,上海交通大学颅神经疾病诊治中心.三叉神经痛诊疗中国专家共识[J].中华外科杂志,2015,53(9):657-664.

[2]中华医学会神经外科学分会功能神经外科学组,中国医师协会神经外科医师分会功能神经外科专家委员会,北京医学会神经外科学分会,中国显微血管减压术治疗颅神经疾患协作组.中国显微血管减压术治疗三叉神经痛和舌咽神经痛专家共识(2015)[J].中华神经外科杂志,2015,31(3):217-220.

[3]于炎冰,张黎.中国显微血管减压术治疗脑神经疾患术中减压植入物专家共识(2016)[J].中华神经外科杂志,2016,32(10):976-977.

[4]吴承远,刘玉光.三叉神经痛[M].2版.济南:山东科学技术出版社,2008.

[5]刘磊,刘冲,迟令懿,等.CT三维重建技术在经皮三叉神经半月节球囊压迫术中的应用[J].中华神经医学杂志,2020,19(11):1090-1093.

[6] PAMIR M N, PEKER S. Microvascular decompression for trigeminal neuralgia: a long-term follow-up study [J]. Minim Invasive Neurosurg, 2006, 49: 342-346.

[7]BAECHLI H, GRATZL O. Microvascular decompression in trigeminal neuralgia with no vascular compression [J]. Eur Surg Res, 2007, 39:51-57.

[8]BERGENHEIM A T, ASPLUND P, LINDEROTH B. Percutaneous retrogasserian balloon compression for trigeminal neuralgia: Review of critical technical details and outcomes [J]. World Neurosurg, 2013, 79(2):359-368.

[9] MONTANO N, PAPACCI F, CIONI B, et al. The role of percutaneous balloon compression in the treatment of trigeminal neuralgia recurring after other surgical procedures [J]. Acta Neurol Belg. 2014 Mar;114(1):59-64.

[10]LV W, HU W, CHI L, et al. Factors that may affect recurrence of trigeminal neuralgia after percutaneous balloon compression [J]. J Clin Neurosci, 2022, 99(5): 248-252.

学习目的

1.了解狭颅症的定义、病理生理、病因及发病机制。

2.熟悉狭颅症的临床表现、诊断方法、治疗方式。

3.熟悉狭颅症综合治疗医工结合的现状及进展。

案例

患者,男,8月龄,因"家人发现患儿头颅外形异常8个月"入院。8个月前,患儿出生后家人即发现其头颅形态稍有异常,前额部隆起,就诊于当地市人民医院,诊断为发育异常、新生儿高胆红素血症、室间隔缺损,遗传代谢病检测等相关辅助检测未见明显异常,未进一步检查治疗。后患儿头颅形态异常逐渐加重,患儿家长携患儿到当地市人民医院儿科行神经心理测试,结果提示患儿智力明显落后于同龄儿,行颅脑CT检查考虑额缝早闭,遂转院就诊。门诊以"颅缝早闭"收住院,拟行手术治疗。

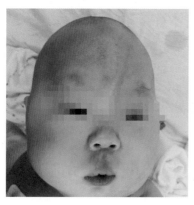

图 14-1　患儿正面照

注:患儿额骨中间隆起呈嵴状,为额缝早闭的典型特征。

既往史:患儿足月顺产,有轻度缺血缺氧病史。

家族史:父亲有颅面不对称病史,未治疗。其余家庭成员未见类似疾病。

体格检查:患儿神志清、精神可,应物能较好,双侧瞳孔等大等圆,直径约 3 mm,对光反射灵敏。额骨中间隆起呈嵴状(见图 14-1),其余颅面部无明显畸形。四肢活动灵活,肌力及肌张力正常。颅神经查体未见明显异常。脊神经查体未见明显异常。胸、腹、盆部查体未见明显异常。

辅助检查:颅脑CT提示额缝早闭,三角头畸形,额部骨嵴形成。颅脑三维 CT 可见顶枕部骨质虫噬样改变(见图 14-2)。

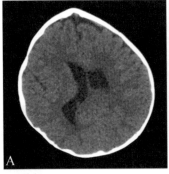
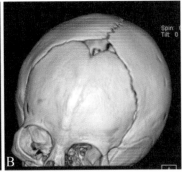
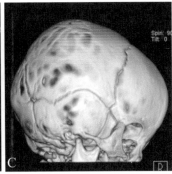

A:颅脑 CT 平扫提示额部颅骨呈尖状三角状畸形;B:颅脑 CT 三维重建前面观,可见形成骨嵴的额部颅骨;C:颅脑 CT 三维重建后面观,可见顶枕部骨质斑点状、虫噬样改变,为颅内高压导致的骨质吸收所致。

图 14-2 患儿颅脑三维 CT

入院诊断:额缝早闭(三角头畸形);室间隔缺损。

结合患儿的症状、病史、家族史及辅助检查,诊断"额缝早闭(三角头畸形)"明确。患儿狭颅症已经导致患儿脑发育受限、智力发育迟缓,手术治疗指征明确,若不手术治疗,或手术延迟,则可能造成不可逆性脑损伤及外观问题。与患儿父母沟通病情后,决定行颅缝再造术。

手术过程:患儿全身麻醉后,取平卧位,垫高头颈部,并用约束带固定身体防止滑脱(见图 14-3)。手术刀口设计为从左耳郭上缘至右耳郭上缘冠状长弧形切口。先将额部头皮向前翻开,顶部头皮向后翻开,然后将骨膜从颅骨上剥离,暴露双侧额、顶、颞骨。用高速磨钻在颅骨不同位置钻孔,铣刀进入骨孔并铣开颅骨,使其成为不同形状的片状颅骨,最后用可吸收颅骨钉板固定相邻的骨片,直至满意的弧度(见图 14-4),以达到重塑颅骨外形的目的。止血后,皮下放置引流管一根,依次缝合头皮各层。术后患儿清醒,拔除气管插管安返病房。

康复过程:患儿术后预防性应用抗生素防治感染,手术切口每 2~3 天消毒换药 1 次。术中头皮下留置的引流管在术后引流出淡血

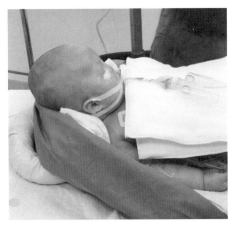

图 14-3 患儿手术时的体位及头位

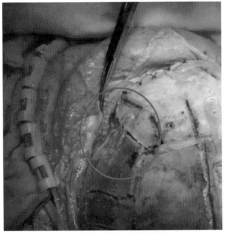

图 14-4 患儿手术时操作图

注:翻开头皮后,颅骨被铣刀做成骨片,并以可吸收颅骨钉板(蓝色圈内所示)固定相邻的骨片。

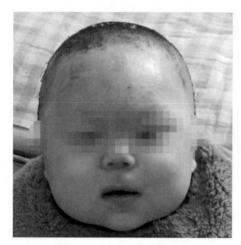

图 14-5 患儿出院前正面照

注:患儿出院前头颅外观明显改善,颅骨畸形消失。

性渗液少许,术后第 3 天拔除头皮下引流管,第 8 天拆除切口缝线,第 10 天出院。患儿出院时头颅外观较术前明显改善(见图 14-5)。出院后继续佩戴特制保护性头盔 3 个月,保护尚未完全愈合的颅骨。

医工结合点:术中可吸收钉板由接骨板、螺钉组成,配套器械有攻丝、螺丝刀。板与钉均由特殊材料制成,术中可用温无菌生理盐水加热塑形,再固定颅骨,达到随意固定不同形状颅骨的目的,约半年到 1 年后降解吸收。有利于头颅塑形的特制头盔的应用为患儿后续治疗提供了保障。

思考题

1.目前临床使用的可吸收板钉均为国外进口产品,未来如何构建具有我国自主知识产权的可塑形、可降解吸收、高强度、高安全性的可吸收固定材料?

2.头盔对畸形头颅矫形的生物物理学原理是什么?

案例解析

一、疾病概述

(一)定义和病理生理

颅缝早闭,又称"狭颅症"(craniostenosis),是一种颅骨先天发育障碍疾病,是由于一条或多条颅缝过早闭合或过早骨化,导致颅骨发育障碍而引起的颅骨畸形。依据不同的颅缝早闭情况,将狭颅症分为以下几个大类:矢状缝早闭、冠状缝早闭、额骨骨缝早闭、人字缝早闭、全骨缝早闭以及综合征类的颅缝早闭。其中,综合征类的颅缝早闭是指合并了面部畸形的颅面畸形综合征。

颅骨包括软骨化骨形成的颅底骨部分和膜化骨形成的颅盖骨部分。脑组织存在于颅骨及硬脑膜包绕围成的颅腔内,颅腔由 8 块颅骨组成,包括成对的顶骨和颞骨,不成对的额骨、蝶骨、筛骨、枕骨。颅腔的顶是穹隆形的颅盖,颅盖骨包括额骨、顶骨、部分颞骨和部分枕骨。颅盖骨起源于膜状的骨化中心,骨骼的形成与生长均从该中心向外扩展,扩展到一定程度各块骨会发生接触,骨与骨接触处借少量结缔组织相连形成缝隙,呈锯齿状,称为颅缝。有两处颅盖骨之间的间隙较宽,被结缔组织膜封闭,称为颅囟或囟门。生理情况下,各个颅盖骨在胎儿发育过程中不会融合,这种不连续性有利于胎儿出生时胎头通过母亲的产道。新生儿的颅缝不会融合,囟门也不会闭合(见图 14-6)。人的脑组织在生后 6 个月会增大一倍,2 岁时再增大一倍,因此 2 岁之前是人脑最重要的发育期,这种宽松的颅腔结构,配合了脑组织的快速生长。

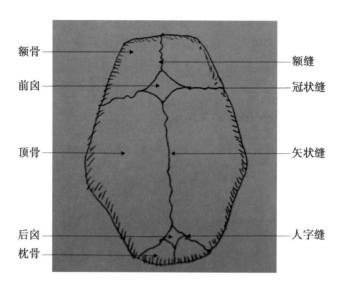

图 14-6 新生儿正常颅骨示意图

胎儿出生后,颅缝及囟门的闭合时间有其自然规律。后囟闭合时间为出生时至 3 个月,前囟闭合时间为 1.5 岁至 2 岁,额缝闭合时间为出生时至 2 个月,矢状缝闭合时间约为 22 个月,冠状缝闭合时间约为 24 个月,人字缝闭合时间约为 26 个月。若颅缝及囟门过早闭合或过早骨化,可导致颅骨畸形,除了造成美观问题以外,更重要的是可造成颅内压改变和脑发育受限,进而导致脑功能障碍,严重影响患儿的智力发育及脑各项机能。

（二）发病率

颅缝早闭的总体发病率为 1/2500～1/2000,占头颅畸形中的 38%,在先天性颅颌面畸形中位居第二位,仅次于唇腭裂畸形。矢状缝早闭占 40%～50%,可致舟状头畸形;冠状缝早闭占 20%～25%,双侧冠状缝早闭可致短头畸形,单侧冠状缝早闭可致额部斜头畸形;额骨骨缝早闭占 5%～15%,可致三角头畸形;人字缝早闭占 1%～5%,可致后部斜头畸形;全部骨缝早闭少见,可致尖头畸形。

（三）病因及发病机制

颅缝早闭的病因尚未完全明确,目前认为可能与以下因素有关,包括孕妇吸烟、孕妇患有甲状腺疾病、孕妇患有子宫畸形、孕期使用致畸药物、孕妇患有血液病、孕妇患有代谢性疾病、基因突变等。常见的医源性因素为脑积水患儿以低压分流管引流后的继发性颅缝早闭。不伴有畸形的原发性颅缝早闭患者多是散发病例,有人认为有一定的遗传性,可能是伴有突变的常染色体显性遗传。第 7 号、第 8 号或第 15 号染色体的部分区域缺失可能是导致颅缝早闭的原因之一。可能存在的基因突变包括成纤维细胞生长因子受体 1（fibroblast growth factor receptor 1,FGFR1）、成纤维细胞生长因子受体 2

（FGFR2）、成纤维细胞生长因子受体3（FGFR3）、MSX2、FBN1、POR等。

二、疾病的诊断、治疗、康复及预防

（一）诊断

1.临床表现

根据颅缝早闭的不同位置，产生的症状和体征也不同。单纯性颅缝早闭以颅盖骨畸形为主，面颅骨出现或不出现畸形（见图14-7）。综合征类的颅缝早闭，往往颅盖骨及面颅骨均有畸形。另外可有颅内压增高的表现，部分患者存在智力低下，部分患者出现癫痫发作，部分患者有脑积水、打鼾和睡眠呼吸暂停等症状。

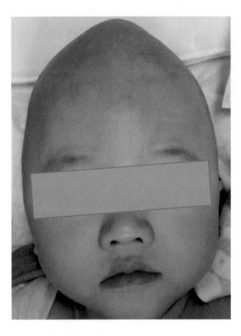

图14-7　尖头畸形

（1）舟状头畸形：由矢状缝过早闭合导致，是颅缝早闭中最常见的形式。头颅向侧方生长受限，向前后过度生长，导致额骨及枕骨突出。单纯的矢状缝早闭不会导致眼眶畸形。

（2）短头畸形：因双侧冠状缝过早闭合所致，头颅向前方生长受限，向左右过度生长，代偿性横径增宽及颅顶抬高。患儿表现为头颅增宽，前额宽平，颅中窝扩大，眼眶变浅，眼球明显突出，鼻梁下陷。该病患儿出生后几周即可出现明显的畸形。

（3）额部斜头畸形：因单侧冠状缝过早闭合所致，患侧冠状缝早闭后，该侧头颅生长受限，健侧代偿性生长，头颅双侧生长不对称，病变侧额骨扁平后缩，眶上缘抬高后缩。患侧脑组织生长发育受影响，前囟仍存在但偏向健侧。患儿几乎均伴有面部不对称畸形。眶鼻部畸形较显著，双眼间距变小，额部变窄，可有外耳不对称。

（4）三角头畸形：因额缝过早闭合所致，额缝部位的额骨鳞部两侧边缘向前凸出，呈锐角，从上面观头呈三角形，额骨短而窄，颅前窝变小变浅，两眼相距过近，额缝处有骨嵴样增厚，常与其他畸形合并存在。

（5）尖头畸形：又称"塔状颅"，为全部颅缝过早闭合所致。头颅向上生长呈塔形。颅底受压下陷，眼眶变浅，眼球突出，鼻窦发育不良，额鼻角消失，面中部可正常。头颅上下径增加，前后径变短，前囟闭合延迟。尖头畸形在2～3岁前可表现不明显，在4岁左右才出现典型的表现。

（6）后部斜头畸形：因人字缝过早闭合所致，单侧后枕部及颅底后部明显扁平、增厚。注意与姿势性斜头畸形的鉴别。

2.辅助检查

(1)计算机断层扫描:颅缝早闭,尤其是早期,单纯从外观往往较难与幼儿生长发育的正常变异相鉴别,可通过头颅 X 线平片、颅脑 CT 平扫及三维重建鉴别,可发现骨性联合的颅缝;三维 CT 重建尤其清楚,除了可见骨缝骨化,在颅内压较高的病例还能看到虫噬状的颅盖骨骨质吸收(见图 14-2)。

(2)磁共振成像:可观察到脑组织发育受限,局部与颅骨紧密接触,颅内压增高。

(3)其他辅助检查:颅缝早闭的患儿,可能同时合并唇腭裂、动脉导管未闭、室间隔或房间隔缺损、心律失常、发育迟缓等,需加做心脏超声及心电图、腹部超声、儿保评估等相应检查。

(二)治疗

目前颅缝早闭的治疗采取以手术治疗为主、头盔治疗为辅的综合治疗。手术治疗又分为大切口开放式手术和小切口内镜下手术。

1.手术治疗

颅缝再造术或颅盖成形术是治疗婴幼儿颅缝早闭的有效方法。手术核心是把畸形的颅骨拆卸,释放空间,彻底缓解大脑发育受到的限制,然后对颅骨进行切割,逐个塑形,再重新拼接成形。低幼儿颅盖骨具有伸展性,容易重新塑形,且 1 岁以内幼儿成骨潜能强,在切除颅骨部分骨质后的缺损自我修复方面具有优势,小的缺损可自发性骨化。因此,颅缝早闭手术应尽量在 1 岁以内实施,以利于改善颅骨畸形,降低其对脑组织生长发育的影响。

颅缝早闭传统手术方式为单纯颅缝再造术,简单地切开一条或多条骨缝,不能达到有效扩大颅腔的目的,术后复发率也较高。随着国内外学者对单纯颅缝再造术的深入研究,形成了颅盖成形术或颅骨成形术。近年来采用神经内镜微创手术治疗颅缝早闭也取得较大进展。近期研究表明,无论是大切口的颅骨成形术,还是小切口的内镜下颅缝再造术,出生后 6 个月之内行手术治疗比 6 个月后的疗效更好。

2.头盔治疗

(1)头盔治疗的历史:在中世纪的欧洲及古代的非洲,就有以布或夹板等原始材料包裹头部,用以矫正头部畸形的历史。但那个时代的方法过于原始,效果也无法保证,甚至会对儿童造成伤害。

现代的矫形技术开始于 20 世纪 80 年代。1979 年,美国的斯特林·克拉伦(Sterling Clarren)医生提出利用石膏取模,然后按照模型制作个性化头盔进行头颅矫形,取得了很好的效果。1987 年,权威学术杂志《自然》的一篇论文报道了多个病例总结,表明头盔对头颅畸形治疗效果显著。但早期采用的石膏取模方法过程繁琐,儿童难以接受,精准度也有待提高,加上当时诊断技术的限制,没有发现太多病例,导致头盔的使用没有大量推广。

2000 年,美国 Orthomerica 公司与加拿大 Vorum 公司联合,研发了头颅外形扫描的 StarScanner 扫描床,首次将 3D 数字化技术引入头颅畸形的治疗,通过数据分析数字化定制头盔,其被称为第二代头盔塑形技术。后来,StarBand 品牌的矫形头盔获得了美国食品药品监督管理局的认证。StarBand 矫形头盔于 2012 年获得中国国家药监局的批准,成为我国第一个获得批准的该类产品。目前,已开发出第三代头盔塑形技术,采用 3D 双模软件采集并处理头部信息,使得扫描更便捷、计算更高效、设计更个体化,使用高分子材料制作的头盔更轻便、强度更大、佩戴更舒适。

(2)头盔治疗的原理:头盔矫形的原理是通过头盔施加温和的外力作用于头颅,引导头颅朝着正常生理形态生长。头盔内表面并非全部与头颅接触,而是在头颅异常外突处限制其继续外突,在头颅异常凹陷处留出空间诱导其生长。国外专家共识认为,头盔治疗的最佳时机为出生后 4～6 个月。对于 1 岁以上是否适合行头盔治疗并没有达成共识,可能与不同研究涉及的不同人种、使用不同的头盔类型等因素有关。对年龄稍大的幼儿(如大于 2 岁),头盔矫形仍然有效,但改善率降低。

(3)头盔的种类:生理性斜头畸形可直接用头盔治疗,但病理性头颅畸形一般需手术治疗加术后头盔的配合治疗。术后头盔分为保护性头盔、矫形头盔、手术头盔等(见图 14-8)。标准化生产的保护性头盔不是按照婴儿头形个性化定制的头盔,不一定贴合良好,不能保证治疗效果。矫形头盔和手术头盔均是按照扫描数据个性化定制,可根据婴儿初始头形状态、年龄、术后头形变化等因素做周期性调整,可较满意地达到矫形功效(见图 14-9)。手术头盔不同于矫形头盔的地方在于采用透明材料制作,有利于观察手术切口的愈合情况及变化,同时起到矫形作用。

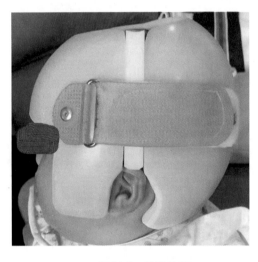

图 14-8　矫形头盔

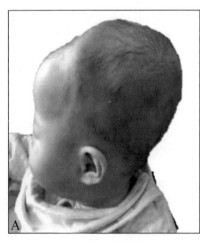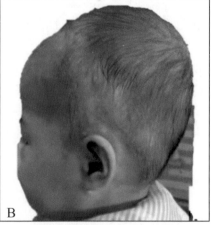

A:矫形前;B:矫形后

图 14-9　矫形头盔矫形前后的对比

（三）康复

狭颅症治疗后的康复及随访也需得到重视。随访项目包括查体、儿保评估、复查颅脑 CT 及 MRI，术后头颅外形照片及影像资料是评价手术或头盔治疗效果的客观指标。必须检测术后外形和功能的改善情况，并比较以便确定替代治疗是否能取得更好、更差或相似的结果。长期随访是必要的，必须贯穿于儿童的整个生长发育期。

（四）预防

虽然目前有些研究认为，狭颅症患儿存在基因突变及染色体缺失的可能，但狭颅症的病因仍然不明，尚无详细的机制解释该病的发生发展，目前尚无有效的方法预防该疾病的发生。早发现、早诊断、早治疗是本病诊疗的关键，随着患儿的生长发育，脑发育及颅骨发育定型，最终可能丧失最佳治疗时机。孕期应定期体检，若发现胎儿有颅面部发育异常的倾向，应做进一步检查，如胎儿 MRI、CT、染色体及基因检测等，及时咨询胎儿医学、儿科神经病学、小儿神经外科学等方面的专家，考虑继续妊娠或行人工流产。

三、医工交叉应用的进展与展望

狭颅症的治疗已有近百年历史，随着医学科学技术的快速发展，狭颅症的综合治疗也取得了长足进步。从过去的石膏塑形皮革头盔，到现在的 3D 扫描计算机辅助设计可调整塑形头盔；从过去的丝线、金属丝固定骨瓣，到现在的可吸收可降解材料固定骨瓣，科技创新促进了狭颅症手术治疗方式的进步。

（一）诊断及术前规划

1.术前 3D 打印模型预演

随着数字化技术、虚拟技术、医学科技的发展，3D 打印技术在医学领域的应用越来越多。3D 打印是一种快速成型技术，是计算机操控下的一种以数字模型为基础，将粉末状原材料（如金属或塑料等）与可黏合物质，通过三维立体、逐层打印的方式来构建物体的技术。3D 打印技术可应用于许多行业，如航空航天、机械制造、食物制作、衣物制作、医疗用品制作等。在医疗行业，3D 打印技术可用以制作人体模型、医疗器械、教学模型、手术模型、人体器官组织等。医生可通过 3D 打印技术将虚拟影像变成立体模型或工具，进而指导诊疗、教学互动，甚至器官移植。

具体到神经外科，3D 打印技术可用来制作立体镂空的脑血管模型、颅底骨或颅盖骨模型、颅脑肿瘤模型、脊柱脊髓模型等。术前 3D 打印头颅模型，提前设计狭颅症患儿颅骨手术的位置、方向及人造骨缝长度等，在模型上钻孔、铣开模型骨瓣并重新组装，预演手术思路，模拟颅骨重建后的形态，有利于熟练手术过程、预见性设计手术方式、提前矫正手术偏差，增加手术医生的信心和手术精准性，减少并发症的发生。但当前使用的模型多是 3D 打印羟基磷灰石材料或塑胶材料，且没有内里的模拟脑组织作为辅助。未来可研发更接近真实状态下的术前立体模型，如外层骨质更仿真，内里存在软胶结构模拟脑组织，使得术前模拟手术更加逼真，能更真实地反映手术情况。

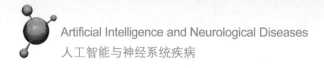

2.术中 CT 的应用

1969 年,豪斯菲尔德(Housfield)发明了 CT。多年来,临床需求促使 CT 技术不断革新,出现了术中 CT,也称为"移动 CT"。随着神经外科的迅速发展,固定在影像科机房内的 CT 已不能满足临床需要,移动 CT 的出现实现了床旁或手术中即可进行 CT 扫描,具有便利、灵活、实用的特点。在颅缝早闭手术关颅结束后,在手术室立刻予以 CT 检查,进行三维重建,观察手术塑形后的外观效果,对于塑形不佳的患儿可及时修复。但目前所使用的术中移动 CT 较为笨重,尚不能完全适应颅缝早闭手术的要求,未来需要医工交叉领域的学者进一步研发较轻便的移动 CT。

(二)治疗方式及材料

1.神经内镜的应用

神经内镜的理念是以尽可能小的创伤和较低的风险,用微创手术治疗神经外科疾病。其优点是切口小或利用自然腔道、视野高清、抵近观察。缺点包括视野局限于内镜前方狭窄区域、器械操作难度大、内镜手术医生成长周期较长等,但这些缺点阻挡不了神经内镜在神经外科各个亚专业领域的广泛应用。

神经内镜在颅缝早闭中的应用由来已久。内镜下行颅缝再造术,避免了冠状大切口的大创伤,减少了渗血量,操作时间短,手术效果与大切口开颅手术没有明显差异,降低了手术风险。但内镜手术并非适用于所有颅缝早闭,其适合于低幼儿早期的部分单颅缝早闭。对于复杂颅缝早闭或合并综合征类型的颅缝早闭,目前仍建议使用传统大切口。随着技术的发展,神经内镜在颅缝早闭的治疗中会逐步拓展应用适应证,这有赖于技术人员研制更新型、功能更全、操作更便利的内镜及配套器械。

2.术中固定颅骨材料

目前术中使用的 Rapidsorb 可吸收板钉由接骨板和螺钉组成,制作材料为 L-丙交酯-乙交酯共聚物。L-丙交酯占比 85%,其聚合物是半结晶体,具有高强度、降解时间长的特点;乙交酯在材料中占比 15%,其聚合物几乎呈非晶态且更具亲水性,降解时间约为 12 个月,降解过程中仍可保持坚固性。该共聚物材料可稳定存在 6～8 周,之后逐渐分解为乳酸和乙二醇酸,约 12 个月后完全降解为二氧化碳和水,对人体无害。但其也有需要进一步完善的地方,比如刚度较金属固定物仍然偏小。这有待于材料领域相关技术人员进一步研发刚度更大、不影响可塑性、可生物降解的新型材料。

Rapidsorb 可吸收板钉非终身植入物、符合术后患者美容需求、消除了潜在的骨生长限制、无应力遮挡的特点,决定了其作为狭颅症术中骨瓣固定物的优秀选择。射线透性决定了其对放射成像和放射治疗无伪影和干扰,更有利于影像学成像及放射治疗计划的制作。其作为第二代可吸收材料,安全性已得到论证。

参考文献

[1] KAJDIC N, SPAZZAPAN P, VELNAR T. Craniosynostosis-recognition, clinical characteristics, and treatment [J]. Bosn J Basic Med Sci, 2018, 18(2):110-116.

［2］STANTON E，URATA M，CHEN J F，et al. The clinical manifestations，molecular mechanisms and treatment of craniosynostosis ［J］. Dis Model Mech，2022，15(4):dmm049390.

［3］MACKEL C E，BONNAR M，KEENY H，et al. The role of age and initial deformation on final cranial asymmetry in infants with plagiocephaly treated with helmet therapy ［J］. Pediatr Neurosurg，2017，52(5):318-322.

［4］SCHICHOR C，TERPOLILLI N，THORSTEINSDOTTIR J，et al. Intraoperative computed tomography in cranial neurosurgery ［J］. Neurosurg clin N Am，2017，28(4):595-602.

［5］LI C，ZHU H，ZONG X，et al. History, current situation, and future development of endoscopic neurosurgery in China ［J］. World Neurosurg，2018，110(2):270-275.

［6］KALMAR C L，BUSHOLD J，CARLSON A R，et al. Safety of contemporary resorbable fixation systems for craniofacial reconstruction in pediatric patients ［J］. Plast Reconstr Surg，2021，148(4):838-848.